I0067579

Über die Dummheit.

Eine Umschau im Gebiete menschlicher Unzulänglichkeit.

Von

Dr. L. Loewenfeld

Nervenarzt in München.

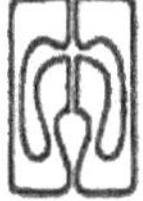

Wiesbaden

Verlag von J. F. Bergmann

1909.

Kgl. Universitätsdruckerei von H. Stürtz, Würzburg.

Vorwort.

□

Über die Dummheit ist mancherlei in alter wie in neuer Zeit, in Scherz und Ernst geschrieben worden. Die hier vorliegende Schrift ist die erste Arbeit, welche den Gegenstand eingehender und selbständig behandelt. Dieser Tatbestand mag zu gewissen Vorurteilen Anlaß geben, denen zu begegnen, ich nicht für überflüssig erachte.

In den letzten Jahren wurde in den ärztlichen Kreisen dem Schwachsinn erhöhte Aufmerksamkeit gewidmet, und die Zahl der Publikationen, die sich mit demselben beschäftigten, ist erheblich angewachsen. Manche mögen bei den nahen Beziehungen zwischen Dummheit und Schwachsinn geneigt sein, daraus zu folgern, daß damit auch die Dummheit genügend berücksichtigt und eine besondere Bearbeitung derselben überflüssig wurde. Diese Ansicht trifft nicht zu. Wenn auch die Dummheit vom Schwachsinn nicht scharf abzugrenzen ist, so bildet sie doch einen von diesem verschiedenen Zustand; sie gehört noch in die Breite der Gesundheit, der Schwachsinn in das Bereich des Krankhaften. Die Dummheit ist auch ungleich verbreiteter und deshalb in sozialer Hinsicht viel wichtiger als letzterer. Sie ist, wie sattsam bekannt, eine Macht, die im öffentlichen wie privaten Leben eine gleich bedeutende Rolle spielt, aber eine Macht, die wir nicht respektieren, sondern bekämpfen müssen, und die zu überwinden oder unschädlich zu machen, wir um so mehr Aussicht haben, je genauer wir sie kennen. Diese Sachlage dürfte die Umschau, die ich auf den hier folgenden Blättern unternommen habe, genügend rechtfertigen.

Ein Blick auf die Inhaltsübersicht wird zeigen, daß ich mich nicht mit einer Zusammenstellung des bereits Bekannten begnügte. Eine Reihe z. T. wichtiger Fragen, die wohl schon öfters gelegentlich gestreift wurden, hat in der Arbeit zum erstenmal eine eingehende Erörterung gefunden.

Meine Herrn Kritiker bitte ich, zu berücksichtigen, daß diese Schrift nicht entfernt den Anspruch erhebt, eine erschöpfende oder auch nur systematische Darstellung des Gegenstandes zu bringen. Die Dummheit ist ein so umfassendes Gebiet, daß es noch manchem Forscher lohnende Ausbeute liefern wird. Einer streng systematischen Behandlung des Gegenstandes stellten sich Schwierigkeiten von solcher Art entgegen, daß ich mich entschließen mußte, auf dieselbe zu verzichten.

München, April 1909.

L. Loewenfeld.

Inhaltsübersicht.

□

Seite

I. Abschnitt.

II. Abschnitt.

Seite

E. Dummheit als Folge von Erkrankung (pathologische Dummheit).

Intellektuelle Schädigung bei jugendlichen Individuen durch Gehirnhautentzündungen, Dementia praecox und schwere akute Infektionskrankheiten, im späteren Alter durch Gefäßerkrankungen des Gehirns und deren Folgezustände und andere Gehirnleiden. Die Heilungen mit Defekt bei Geisteskrankheiten. Das Verhalten der Intelligenz bei Neurasthenie, Hysterie, Epilepsie, Bromintoxikation. Wirkungen des habituellen Alkoholmißbrauches 70

F. Dummheit und Gehirn (die organische Grundlage der Dummheit).

Die Beziehungen zwischen Gehirnmasse und Intelligenz. Scheinbar widerstreitende Tatsachen. Die Bedeutung der Rindenausdehnung (Windungsentwicklung) und Rindendicke. Befunde bei Tieren. Die Beobachtungen von Jensen und Kaes. Eyrichs und meine Untersuchungen über die Beziehungen zwischen Kopfumfang und geistiger Entwicklung. Mängel der feineren Organisation des Gehirns die organische Grundlage der Dummheit 74

III. Abschnitt.

A. Dummheit und Lebensalter.

Allgemeines. Zeitliche Unterschiede in der geistigen Entwicklung der Kinder. Beschränkung der Untersuchung auf das schulpflichtige Alter. Die Kriterien der kindlichen Dummheit dieselben wie der des Erwachsenen. Die Aufsatzleistungen als Gradmesser der geistigen Begabung. Aufsatzleistungen von guten und schwachen Schülern aus 3 Volksschulklassen. Leistungen der beschränkten Schüler im Rechnen, in der Orthographie und im Lesen.

Die Dummheit der reiferen Jugend. Geistige Eigentümlichkeiten der reiferen Jugend. Zeitliche Unterschiede in dem Eintritte der geistigen Vollreife. Ungenügende Ausbildung der hemmenden seelischen

Seite

Scholastik. Verschiedene Auffassungen über die Leistungen des scholastischen Systems. Eigene Ansicht. Beispiele der Themata scholastischer Abhandlungen. Nachteiliger Einfluß des scholastischen Systems auf das Urteilsvermögen.

Verschiedene Arten wissenschaftlicher Irrtümer. Dummheiten in der Wissenschaft. Die absurden Ansichten über die Entstehung der Vögel. Das Märchen von der geschlechtslosen Entwicklung der Meergänse. Die Tierprozesse. Hexen- und Satansprozesse. Törichte Annahmen in der Medizin. Die Lehre von der Wanderung der Gebärmutter. Die Paracelsusschen Sympathiekuren. Bekämpfung neuer wissenschaftlicher Theorien durch einzelne Gelehrte und gelehrte Körperschaften. Verkehrte Beurteilung wichtiger Erfindungen durch Gelehrte.

Die Pseudowissenschaften (Geheimwissenschaften): Astrologie, Alchimie. Die praktische Kabbala . . . 190

D. Die Dummheit in der Politik.

Die verschiedenen Quellen der D. in der äußeren Politik der Einzelstaaten. Beispiele. Erklärung derselben. Die Bedeutung politischer Suggestivideen. Die D. in der Politik der Parteien. Die gegenseitige Kritik ihrer Programme. Die Torheiten in der Taktik. Die anarchistische Partei und ihre Ziele 215

VI. Abschnitt.

Die Dummheit der Massen und die Massendummheiten.

Verschiedenes Verhalten der Massenpsyche und der Einzelpsyche. Die Intelligenz der Masse unter dem Niveau der Intelligenz des Einzelindividuums. Beispiele hiefür. Einfluß der Masse auf die Einzelpsyche. Momente, welche hiebei beteiligt sind. Die gesteigerte Suggestibilität der Masse. Paniken im Kriege und an der Börse. Massenverbrechen. Die Masse als Stimmvieh, als Theaterpublikum.

Die Massendummheiten. Der Boulangismus und die Dreyfußaffäre in Frankreich. Die Spekulationsepidemien des 17. und 18. Jahrhunderts. Ähnliche

VII. Abschnitt.

VIII. Abschnitt.

Seite

IX. Abschnitt.

A. Die Dummheit in der Vergangenheit. Die Frage des intellektuellen Fortschrittes der Menschheit.

Die in Betracht kommenden Einzelfragen. Die Ansicht der Optimisten. Schwierigkeiten des Problems. Beschränkung der Untersuchung auf die mitteleuropäische Bevölkerung. Ausgang von der jüngeren Steinzeit. Zwei Reihen von Tatsachen, die für und gegen die Hebung des intellektuellen Niveaus seit der jüngeren Steinzeit sprechen.

Tatsachen der ersten Reihe. Abstand der Kultur der Gegenwart von der der jüngeren Steinzeit. Kompliziertheit der Beziehungen zwischen Kultur und Intelligenz. Bedeutung der Lebensfürsorge als Kulturantrieb. Verschiedenheiten in der Ausdehnung derselben bei Kulturvölkern. Ausgehen aller kulturellen Fortschritte von intelligenteren Einzelindividuen. Ursachen der Verbreitung von Kulturelementen: Zwang; Erkenntnis ihres Nutzens; Nachahmung von Gebräuchen höherer Stände. Mangel eines bestimmten Verhältnisses zwischen Kultur und Intelligenz einer Bevölkerung. Einfluß der Zunahme der Lebensfürsorge auf die Denktätigkeit. Verminderung dieses Einflusses nach Erreichung einer gewissen Kulturstufe. Intelligenzschädigende Wirkungen gewisser Kulturfortschritte. Bedeutungslosigkeit mancher Kulturelemente für das geistige Leben.

In der jüngeren Steinzeit (Pfahlbauten) die Anfänge der jetzigen Kultur in ihren wesentlichen Elementen bereits vorhanden. Fortschritte dieser Kultur in der Bronzezeit. Kulturzustände im 11. Jahrhundert n. Chr. Zunahme der intelligenteren Bevölkerungselemente. Ansammlung derselben in Klöstern und Städten. Die durch die Beschäftigung bedingte intellektuelle Tätigkeit der bäuerlichen und Arbeiterbevölkerung der Gegenwart. Kein erheblicher Unterschied gegenüber der jüngeren Steinzeit und Bronzezeit. Umstände, welche für einen intellektuellen Fortschritt dieser Bevölkerungselemente sprechen.

Seite

des intellektuellen Niveaus der Massen dienenden Maßnahmen.

a) Hygienische Maßnahmen. Berücksichtigung der intellektuellen Qualität des Partners bei der Gattenwahl. Die Unzulänglichkeit unserer derzeitigen Gesetzgebung zur Verhütung des Heiratens Schwachsinniger. Wichtigkeit des Kampfes gegen den Alkoholismus und die Trinkgewohnheiten unserer Bevölkerung. Alkohol und Schwachsinn.

b) Maßnahmen auf dem Gebiete des Volksbildungswesens. Vorschlag einer Ergänzung des Volksschulunterrichtes durch einen Sekundärunterricht bis zum 18. Lebensjahre. Die Bestrebungen verschiedener Vereine, insbesondere der Volkshochschulvereine zur Förderung der Volksbildung. Die Notwendigkeit größerer Ausdehnung und einer Organisation dieser Bestrebungen. Die Leistungen der Presse für die Volksbildung. Die Bedeutung der Volksbibliotheken in Stadt und Land.

c) Politische Maßnahmen. Die politischen Verhältnisse in Rußland und deren Bedeutung für das intellektuelle Niveau der Massen.

d) Die Beteiligung an Organisationen. Die Bedeutung dieser als geistiges Ferment für die Arbeiterkreise. Die Bildungsbestrebungen der Arbeiter und deren Förderung durch die Organisationen.

e) Wirtschaftliche Maßnahmen.

Schlußbemerkungen.

Zusätze.

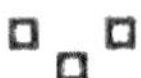

I. Abschnitt.

□

A. Einleitung.

□

Allgemeine und partielle Dummheit. Dummheit als Qualität einer intellektuellen Leistung.

Nach dem Sprachgebrauche kommt dem Ausdrucke Dummheit eine zweifache Bedeutung zu: Wir bezeichnen damit ebensowohl die intellektuelle Qualität eines Individuums als einer einzelnen seelischen Leistung, einer Handlung, eines Urteils, einer Ansicht. Soweit es sich um die Qualifizierung eines Individuums handelt, stempeln wir als Dummheit eine geistige Minderwertigkeit, eine Begabung, die unter dem Durchschnitte steht. Diese Minderwertigkeit betrifft jedoch, wie hier sogleich betont werden muß, ausschließlich das Gebiet der Verstandesleistungen (der Intelligenz). Gemüt und Wille bleiben hiebei völlig unberücksichtigt, und zwar aus dem einfachen Grunde, weil ein bestimmtes Verhältnis zwischen den Leistungen des Verstandes und dem Verhalten des Gemütes und des Willens nicht besteht. Ein Mensch von hervorragendem Verstande mag ein sehr wenig entwickeltes Gemüt, ein beschränkter Mensch andererseits ein sehr gutes Herz, d. h. großen Gefühlsreichtum besitzen. Ähnlich verhält es sich mit dem Willen. Mancher Hochbegabte scheitert im Leben, weil ein schwacher Wille ihn nicht befähigt, erhebliche Schwierigkeiten zu überwinden oder lockende Abwege zu meiden. Auf der anderen Seite mag ein Mensch mit mittelmäßigen Anlagen, ja selbst ein Beschränkter durch einen kräftigen Willen in den Stand gesetzt werden, ein Ziel andauernd zu verfolgen und sich dadurch empor zu arbeiten. Ferner kommt in Betracht, daß Dummheit als Bezeichnung der intellektuellen Qualität eines Individuums nicht eine gleichmäßige Herabsetzung aller intellektuellen Leistungen andeutet; es handelt sich hiebei nach der üblichen Auffassung nur um eine Schätzung des Durchschnittes oder wenigstens der wichtigsten intellektuellen Leistungen, welche das Bestehen einzelner besser entwickelter Fähigkeiten, selbst ausgesprochener Talente nicht ausschließt.

Im praktischen Leben sind wir nur selten in der Lage — gewöhnlich nur in Krankheitsfällen — das intellektuelle Inventar eines Individuums eingehend und nach allen Seiten zu prüfen und darauf unser Urteil über dasselbe zu basieren. Gewöhnlich glaubt man auf Grund der Kenntnis einzelner Seiten des intellektuellen Lebens einer Person sich ein Urteil über die Gesamtbegabung derselben bilden zu dürfen. Diese Unzulänglichkeit der Grundlage bedingt begreiflicherweise häufig Irrtümer, die in der Richtung der Über- wie der Unterschätzung liegen können. Einzelne gute Leistungen verleiten zu einem günstigen, einzelne schwache zu einem ungünstigen Urteile über die Gesamtbegabung. Schon in der Schule stoßen wir öfters auf eine derartige irrtümliche Taxation. Zurückbleiben in einzelnen Fächern veranlaßt die Lehrer, einen Schüler, der später sich als sehr begabt erweist, als gering befähigt zu klassifizieren, und es sind mir Fälle bekannt, in welchen den Eltern der Rat erteilt wurde, auf das Weiterstudieren eines Sohnes zu verzichten, der später ein bedeutender Gelehrter oder hervorragender Beamter wurde. Bei der Beurteilung Erwachsener wird häufig dem Grade der Begabung für praktische Angelegenheiten, dem sogenannten praktischen Sinne, eine zu große Bedeutung beigelegt. Ein Mensch, der es nicht versteht, seinen materiellen Vorteil zu wahren, sich den Anforderungen der Zeit und der Umstände anzupassen und für sein Vorwärtskommen günstige Gelegenheiten auszunützen, gilt als dumm. Dabei bleibt oft unberücksichtigt, daß der Mangel an sogenanntem praktischen Sinn im Einzelfalle von sehr ungleicher Bedeutung ist und auf die intellektuelle Gesamtbegabung z. B. beim Künstler oder Gelehrten nicht den Schluß gestattet, wie bei dem Geschäftsmanne oder Landwirte. In den Kreisen der Gelehrten hinwiederum mangelt es nicht an solchen, welche auf den Verstand des Geschäftsmannes, der durch seine Findigkeit Erfolge erzielte, mit einer gewissen Geringschätzung herabblicken, wenn dieser z. B. nicht imstande ist, die Bedeutung eines philosophischen Problems zu erfassen. Wieder andere sind geneigt, die religiöse, speziell die orthodoxe Gläubigkeit als ein Anzeichen von Beschränktheit zu betrachten. Vielfach wird auch der Mangel an Lebenserfahrung bei jugendlichen Individuen als Dummheit bezeichnet. Der Jüngling ist als solcher ein dummer Junge, das junge Mädchen ein Gänschen. Das Weib andererseits ist nach der Ansicht gewisser Schriftsteller wegen seines geringen Gehirngewichts, wie der Neger wegen seiner Rasse, mit einem physiologischen Schwachsinn behaftet.

Wir ersehen aus dem Angeführten, daß die Annahme der Dummheit auf sehr verschiedene Momente gestützt wird. Hieraus darf jedoch nicht gefolgert werden, daß dieselbe auf eine einheitliche und sichere Grundlage sich überhaupt nicht basieren, d. h. von einer gewissen subjektiven Willkür nicht befreien läßt.

Eine zuverlässige Richtschnur für unser Urteil in betreff der Dummheit können wir jedoch nur dadurch erlangen, daß wir von einer Unterscheidung der intellektuellen Einzelleistungen oder Fähigkeiten ausgehen: nämlich in solche, die man als intellektuelle Allgemein- oder Grundfähigkeiten bezeichnen kann, sofern dieselben bei jedem komplizierten psychischen Vorgang eine Rolle spielen und Spezialfähigkeiten, die nur auf bestimmten Gebieten intellektueller Tätigkeit zur Geltung kommen. Zu ersteren zählen Gedächtnis, die Fähigkeit der Begriffsbildung und Begriffsverwertung (Auffassungs- und Urteilsvermögen), Phantasie; zu letzteren z. B. musikalischer Sinn, das Talent für Mathematik, das Lehrtalent usw.

Mit Rücksicht auf diese Sonderung der intellektuellen Fähigkeiten ist die Unterscheidung einer allgemeinen und einer partiellen Dummheit erforderlich. Die Annahme allgemeiner Dummheit oder von Dummheit schlechtweg ist nur da gerechtfertigt, wo die intellektuellen Allgemeinleistungen mehr oder weniger den Charakter der Minderwertigkeit aufweisen; von partieller Dummheit darf man dagegen sprechen, wo es sich um sehr geringe Entwicklung oder Fehlen von Spezialfähigkeiten handelt, ein Manko, das sich auch bei den hervorragendsten Geistern findet. Letztere Definition erheischt jedoch eine Ergänzung. Die intellektuellen Allgemeinleistungen können, wie wir später sehen werden, infolge besonderer Umstände bei Beschränkten auf einzelnen Gebieten von besserer Qualität, bei Wohlbegabten andererseits von minderwertigerem Charakter sein. Die Annahme partieller Dummheit kann daher nicht auf die Spezialfähigkeiten beschränkt werden; wir müssen unter diesem Titel die Gesamtheit minderwertiger intellektueller Leistungen bei Gutbegabten zusammenfassen.

Soweit die allgemeine Dummheit in Betracht kommt, schwankt die intellektuelle Qualität, die wir als solche anzusprechen haben, je nach den Verhältnissen des Einzelfalles. Es läßt sich nicht behaupten, daß bei einem gewissen Niveau intellektueller Leistungen die Dummheit anfängt und das über dieses Niveau Hinausgehende der besseren Begabung zufällt, und zwar aus dem einfachen Grunde, weil die intellektuelle Entwicklung durch Erziehung, Bildung und die Lebensverhältnisse des Individuums bedeutend beeinflußt wird. Wir müssen daher, wenn wir die Begabung eines Bauern taxieren wollen, einen anderen Maßstab anlegen, als bei dem Städter, der höhere Schulen besucht hat und den gebildeten Klassen angehört. Ein Maß intellektueller Leistungen, das bei dem gebildeten Städter auf Dummheit schließen läßt, gestattet den gleichen Schluß nicht bei dem Landbewohner, der nur mangelhaften Volksschulunterricht genossen hat und eines jeden geistig anregenden Verkehrs ermangelt. Ein gebildeter Kaufmann z. B., der über Anwälte und Gerichte Ansichten äußern würde, die man bei Bauern häufig vernimmt, müßte ein Dummkopf sein, während die betreffenden Landbewohner trotz der Einfältigkeit ihrer Ansichten sich nicht als intellektuell minderwertige Vertreter ihres Standes betrachten lassen.

Der Glaube an die Wirksamkeit des sogenannten Wetterläutens gestattet bei einem in gut katholischer Gegend lebenden Landbewohner noch nicht den Schluß auf Dummheit, während der gleiche Glaube bei einem gebildeten, insbesonders naturwissenschaftlich gebildeten Städter eine derartige Annahme wohl rechtfertigen würde*).

---

*) Man könnte dagegen einwenden, daß der Regierungspräsident in Minden von der „Germania" heftig angegriffen

Eine Frage, deren Beantwortung auf mannigfache Schwierigkeiten stößt, ist, ob die Dummheit noch in das Gebiet des geistig Normalen gehört. In dieser Beziehung weicht die populäre Auffassung von den Ansichten mancher Vertreter der Wissenschaft ab. Nach ersterer steht die Dummheit zwar an der Grenze zwischen den normalen Begabungsgraden und den in das Gebiet des Krankhaften gehörenden intellektuellen Zuständen (dem Schwachsinn), ohne jedoch über das Gebiet des Normalen hinauszureichen. Die häufige Charakterisierung einer Person als „gesund und dumm" gibt dieser Ansicht genügend Ausdruck. In der Wissenschaft ist die Auffassung der Dummheit als unterste Stufe der normalen Intelligenz keineswegs allgemein anerkannt. Manche Autoren sind eher geneigt, dieselbe als leichteste Form des Schwachsinns in das Gebiet des Pathologischen einzureihen, zumal ein Kanon für die normale Intelligenz nicht existiert. So bemerkt Möbius: Für die wissenschaftliche Betrachtung kann die landläufige Dummheit gerade so eine krankhafte Abweichung sein, wie abnorme Kleinheit oder Schwachsichtigkeit usw. Möbius weist auch darauf hin, daß die Sprache das Wort dumm bei krankhaften Veränderungen gebraucht, indem man sagt, er ist durch Trinken, durch eine hitzige Krankheit dumm geworden*).

---

wurde, weil er das Wetterläuten und Anzünden geweihter Kerzen als Aberglaube bezeichnet hatte. Das Vorgehen der „Germania" ist jedoch kein Beweis dafür, daß die Redakteure dieser Zeitung selbst von der Kraft des Wetterläutens überzeugt sind. Das Vorgehen derselben kann auch lediglich durch den Wunsch veranlaßt worden sein, das Landvolk in seiner frommen Einfalt möglichst zu erhalten, da dies den klerikalen Einfluß bei denselben fördert.

*) Möbius: „Über den physiologischen Schwachsinn des Weibes." 6. Aufl. Seite 12.

Es ist vielleicht nicht ohne Vorteil, wenn wir nach statistischem Material für die Entscheidung der vorliegenden Frage suchen. Ein solches findet sich in der von Dr. Eyerich und mir veröffentlichten Arbeit „Über die Beziehungen des Kopfumfanges zur Körperlänge und zur geistigen Entwicklung". (Wiesbaden, J. F. Bergmann 1905.) Unter 935 Soldaten eines Regimentes fanden sich 168 beschränkte, gleich 18%. Wenn man auch annimmt, daß diese Qualifikation in einzelnen Fällen unzutreffend war, so weist doch die Höhe des angeführten Prozentsatzes schon darauf hin, daß es sich dabei nicht um einen krankhaften Zustand handeln kann. Diese Auffassung wird noch durch den Umstand gestützt, daß ein großer Teil der Beschränkten aus Individuen mit ansehnlichem Kopfumfange, also wohlentwickeltem Gehirn (56 cm und darüber) sich zusammensetzte. Krone*) fand unter 540 Schulkindern aus 40 Ortschaften Thüringens mit Einschluß von 7 Schwachsinnigen 148 Geringbegabte, ein Prozentsatz, der über das von Dr. Eyerich und mir Ermittelte weit hinausgeht. Es geht wohl nicht an, von den Schulkindern einer Dorfbevölkerung, die in bezug auf gesundheitliche Verhältnisse keinen besonderen ungünstigen Einflüssen unterliegen, mehr als 1/4 als in geistiger Hinsicht krankhaft zu betrachten.

Sehr beachtenswert für die vorliegende Frage sind auch die Ermittlungen Röses über die Zensuren an einer Reihe von Schulen.

Unter 2805 Kindern der katholischen Schule in Dresden waren

60 mit der I. Note (sehr gut)
1138 „ „ II. „ (gut)

*) Krone: „Physiologische und pathologische Beobachtungen in der Dorfschule." Ärztliche Sachverständigen-Zeitung 1905, Nr. 13 (ref. Zentralblatt für Nervenheilkunde 1906, S. 923).

1537 mit der III. Note (genügend)
70 „ „ IV. „ (ungenügend)

zensiert.

Die mit IV zensierten Schüler dürfen wohl selbstverständlich ohne weiteres als beschränkt betrachtet werden. Doch verdient zweifellos auch von denen mit III zensierten Schülern ein Teil gleichfalls diese Klassifikation. Wenn man annimmt, daß die Hälfte dieser Schüler sich in ihren Leistungen den mit II zensierten, die andere Hälfte sich den mit IV zensierten nähert und man letztere Hälfte als beschränkt betrachtet, so gelangen wir bezüglich des Prozentverhältnisses der beschränkten Schüler (838 unter 2805) zu einem Ergebnisse, das in auffälliger Weise mit den Ermittlungen Krohnes übereinstimmt.

Einfacher liegen die Verhältnisse bei den Schulen, welche 5 Noten haben und die beiden Noten 4 und 5 als ungenügend bezeichnen. Hier dürften die mit diesen Noten zensierten Schüler sicher als beschränkt qualifiziert werden.

Unter 243 Knaben und Mädchen der Volksschule in Clingen waren

13 mit der I. Note
51 „ „ II. „
109 „ „ III. „
51 „ „ IV. „
19 „ „ V. „

Unter 356 Knaben und Mädchen der Volksschule in Weissensee waren

25 mit der I. Note
104 „ „ II. „
91 „ „ III. „
101 „ „ IV. „
35 „ „ V. „

Unter 1290 Knaben der Nordhausenschen Volksschule waren

47	mit	der	I.	Note
431	„	„	II.	„
639	„	„	III.	„
162	„	„	IV.	„
11	„	„	V.	„

Unter 1274 Mädchen waren

104	mit	der	I.	Note
367	„	„	II.	„
617	„	„	III.	„
158	„	„	IV.	„
28	„	„	V.	„

Aus den mitgeteilten Daten ergibt sich, daß in einzelnen Schulen das Verhältnis der beschränkten zu den besser begabten Schülern mit dem von Krohne in Thüringer Landschulen Ermittelten übereinstimmt. In anderen Schulen hinwiederum ist die Zahl der als beschränkt zu betrachtenden Schüler eine geringere; doch beträgt dieselbe auch hier noch immer ungefähr 14%.

Wir sehen, daß, wie unsere Ermittlungen an Soldaten, so auch die Erhebungen in den Schulen ein Perzentverhältnis der Beschränkten ergeben, welches mit Entschiedenheit gegen die Annahme spricht, daß die als Dummheit zu bezeichnende intellektuelle Qualität als krankhafter Zustand aufzufassen ist. Abnorme Kleinheit und Schwachsichtigkeit finden sich ungleich seltener unter einer bestimmten Anzahl Erwachsener oder Kinder als Dummheit. Die Häufigkeit, in der wir letztere schon bei uns in gewissen Bevölkerungskreisen und Gegenden, noch weit mehr aber in manchen, von der Kultur weniger beleckten, außerdeutschen Ländern treffen*), nötigt zu der Annahme, daß wir es hier mit einer Intelligenzstufe zu tun haben, die noch als innerhalb der Breite der Norm liegend angesehen werden muß. Daß man auch durch Erkrankung dumm werden kann, spricht dagegen nicht. Ein Grad intellektueller Leistungsfähigkeit, der für den einen normal ist, kann für den andern krankhaft sein, soferne er einen durch pathologische Vorgänge herbeigeführten Rückgang bedeutet. Wir sehen ja ähnliches auch auf körperlichem Gebiete. Ein gewisses Maß körperlicher Leistungsfähigkeit, das bei dem einen normal ist, bedeutet bei dem anderen eine krankhafte Schwächung.

Die Qualifizierung einer intellektuellen Leistung als Dummheit bedeutet, daß wir dieselbe als Ausfluß einer allgemeinen oder partiellen geistigen Minderwertigkeit betrachten. Wenn diese Qualifizierung eine Berechtigung haben soll, so darf sie das Lebensalter des Individuums, seine Bildung, soziale Stellung und seine Lebensverhältnisse nicht unberücksichtigt lassen. Ein Benehmen, das wir bei einem Kinde natürlich und passend finden, mag sich bei einem Erwachsenen als Dummheit charakterisieren. Eine Ansicht, die wir bei einem Jüngling mit Rücksicht auf seine ungenügende Lebenserfahrung entschuldigen, betrachten wir beim gereiften Manne als Dummheit. Der Luxus, der bei einem Reichen als vernünftig zu erachten ist, wird zur Dummheit, wenn ein minder Bemittelter sich ihn gestattet. Gewisse Gebräuche, die für die Angehörigen des Offiziersstandes durch ihre Stellung gerechtfertigt sind, qualifizieren sich, weil sinnlos, als Dummheiten, wenn sie von An-

*) Die Frage, inwieweit die intellektuelle Minderwertigkeit der betreffenden außerdeutschen Bevölkerungskreise auf angeborene Veranlagung oder Ungunst der Lebensverhältnisse, Mangel an Schulunterricht, geistiger Anregung etc. beruht, muß hier unberücksichtigt bleiben.

gehörigen anderer Stände nachgeäfft werden. Man moquiert sich mit Recht über den Bauer, der in Kleidung und Sprache den Städter zu kopieren sich bemüht, und über den Städter, der ohne das Zeug dazu zu haben, sich als Bauer gerieren will. Eine Schmeichelei, die in einem Falle sehr wohl angebracht sein mag, kann sich in einem anderen Falle als vollendete Dummheit charakterisieren.

Bei der Qualifizierung intellektueller Leistungen von Einzelindividuen wie von Massen (Gebräuchen, verbreiteten Ansichten) spielt die geistige Individualität des Urteilenden häufig eine ausschlaggebende Rolle. Es gibt wohl nur wenige Ansichten und Handlungen, die allgemein als Dummheit aufgefaßt werden. Die äußeren Verhältnisse des einzelnen, die Anschauungen, die ihm durch Erziehung und Milieu beigebracht wurden, politische und wissenschaftliche Meinungen machen zumeist ihren Einfluß geltend. Wer lediglich um einige Edelweiß zu pflücken, eine halsbrecherische Kletterei unternimmt, begeht wohl nach Ansicht aller besonnenen Leute eine Dummheit. Dagegen sind die Ansichten schon sehr geteilt, wenn die gleiche lebensgefährliche Kletterei zur Erreichung eines Gipfels unternommen wird. Es gibt besonnene, einsichtsvolle Personen, welche dergleichen für eine Dummheit halten, während die Anhänger des Alpinismus derartige Unternehmungen, wenn mit der nötigen Vorsicht durchgeführt, als wertvolles Mittel geistiger und körperlicher Stählung von anderen Gesichtspunkten abgesehen, schätzen. Die Anhänger des Vegetarianismus betrachten diesen als eine Angelegenheit von ungeheuerer hygienischer und kultureller Bedeutung, während viele intelligente Personen denselben lediglich als wertlose Schwärmerei, als Dummheit taxieren. Die Ausgleichung von Ehrensachen auf dem Wege des Duells, wie sie in den romanischen Ländern und in Deutschland üblich ist, betrachtet der Brite als Rest einer mittelalterlichen Dummheit — eine Ansicht, die auch bei uns von zahlreichen geistig hervorragenden Persönlichkeiten geteilt wird. Dies hindert aber nicht, daß in unseren militärischen und studentischen Kreisen dieser Modus der Behandlung von Ehrenangelegenheiten noch immer als etwas durchaus Berechtigtes und Sinnvolles angesehen wird. Unsere Kolonialenthusiasten halten alle Opfer für wohlangebracht, welche unsere überseeischen Besitzungen bisher erheischten, da sie sich von der wirtschaftlichen Entwicklung derselben riesige Vorteile für das Reich erwarten. Daneben fehlt es aber nicht an intelligenten Männern, welche den Wert unserer Kolonien weniger günstig beurteilen und in der Kolonialschwärmerei lediglich eine Dummheit erblicken. Ernst zu nehmende Kollegen haben mir gegenüber die Ansicht geäußert, daß sie die Bestrebungen zur Errichtung von Lungenheilstätten für eine Dummheit erachten, da diese ihren Zweck nicht erreichen können, während andererseits wieder viele Ärzte die Lungenheilanstalten als wichtigstes Mittel zur Bekämpfung der Tuberkulose ansehen. Die Forderung sexueller Aufklärung der Jugend, die heutzutage von so vielen Seiten mit Nachdruck erhoben wird, wird von anderen hinwiederum als Dummheit charakterisiert. Man glaubt, daß dadurch mehr geschadet als genützt wird. Die Ansprüche der Frauenrechtlerinnen auf politischem und rechtlichem Gebiete gelten der Mehrzahl der gebildeten Männer der Gegenwart noch als Dummheiten, über die man zur Tagesordnung übergeht. Es gibt kaum eine auf Reformen auf irgend einem Gebiete abzielende Bestrebung, die nicht von einer Klasse, einer Partei, einer Korporation einer Richtung zur Dummheit gestempelt wird, weil die Betreffenden von ihrem Standpunkte aus, d. h. bei ihrem durch Partei-, Standesinteressen etc. eingeengten geistigen Horizonte die Nützlichkeit resp. Notwendigkeit der betreffenden Reformen nicht einzusehen vermögen. Auch bei Beurteilung der alltäglichsten Angelegenheiten macht sich der Einfluß der Individualität in auffälliger Weise geltend. Das Gros der Menschen ist überhaupt geneigt, alles, was ihren Anschauungen und Gewohnheiten zuwiderläuft, als Dummheit zu betrachten. Der Leichtlebige, für den das Geld Chimäre ist, hält die Sparsamkeit seines Freundes, der sich diesen und jenen Genuß versagt, für Dummheit; der Sparsame hinwiederum die Sorglosigkeit, mit der der andere von der Hand in den Mund lebt. Der mit dem altmodischen Hausrat Zufriedene erachtet das Bestreben seiner Bekannten, sich modern einzurichten, für Dummheit. Der in Gesundheitsangelegenheiten völlig Gleichgültige beurteilt ähnlich die Bemühungen anderer, in Speise und Trank, in Kleidung und Wohnung hygienische Grundsätze zu betätigen. Der Egoist, dem das liebe Ich über alles geht, sieht in der Rücksichtnahme und der Fürsorge für andere nichts als Dummheit.

Während in den vorhergehend erwähnten Fällen der einseitige Standpunkt des Urteilenden dessen Auffassung bestimmt, hängt in vielen anderen Fällen die Aburteilung einer Ansicht, Handlung oder Einrichtung als Dummheit lediglich davon ab, daß dem Kritiker ausreichende Grundlagen für ein zutreffendes Urteil mangeln. Was dem Fernstehenden und Uneingeweihten als unvernünftig, zwecklos, selbst bedenklich erscheint, erweist sich oft bei genauer Kenntnis der Sachlage als wohlbegründet. Wie oft kommt es vor, daß irgend ein folgenschwerer Schritt, den ein Mensch unternimmt, z. B. das Aufgeben einer Stellung, von seinen Freunden und Angehörigen als Dummheit bezeichnet wird, während sie zu einem anderen Urteile gelangen müßten, wenn sie die Summe der Beweggründe, die den Schritt veranlaßten, kennen würden. Im allgemeinen läßt sich wohl sagen, daß der intelligente und erfahrene Mensch viel zurückhaltender mit abfälliger Beurteilung der Ansichten oder Handlungen anderer ist, als der Beschränkte, da dieser die Motive derselben oft nicht einmal zu ahnen vermag.

□ □ □

B. Dummheit und Talent.

□

Wir haben im Vorhergehenden bereits gesehen, daß Dummheit und Talent nicht Gegensätze bilden, die einander ausschließen. Diese Erkenntnis hat sich auch schon Kant aufgedrängt, der bemerkt: „Torheit und Verstand haben so unkenntlich bezeichnete Grenzen, daß man schwerlich in dem einen Gebiete lange fortgeht, ohne bisweilen einen kleinen Streif in das andere zu tun“*). Die intellektuelle Begabung eines jeden Individuums setzt sich aus einer Reihe ungleichwertiger Faktoren — Fähigkeiten — zusammen. Der Intelligenteste zeigt nicht in allen Fächern des geistigen Haushalts gleich vorzügliche, der Beschränkteste gleich geringe Leistungsfähigkeit. Das Nebeneinander von ausgesprochenen Fähigkeiten und bedeutenden Mängeln auf intellektuellem Gebiete hat mitunter die Folge, daß das Urteil über die Gesamtbegabung eines Individuums schwankt, weil dem einen mehr die Vorzüge, dem anderen mehr die Mängel entgegentreten. Es ist daher nicht überflüssig, wenn wir im Folgenden zusehen,

*) Kant: „Träume eines Geistersehers, erläutert durch Träume der Metaphysik.“

welche besonderen Talente mit der als Beschränktheit zu bezeichnenden allgemeinen intellektuellen Minderwertigkeit, und welche Mängel andererseits mit guter, selbst hervorragender intellektueller Begabung vereinbar sind.

Am häufigsten begegnen wir bei Beschränkten einer größeren oder geringeren Befähigung für Handfertigkeiten, wozu auch die Kalligraphie zu rechnen ist, und Leistungen, die dem Gebiete der Kunst angehören, insbesonders Musik, Zeichnen und Malen. Ein sehr beschränkter Mensch mag ein treffliches musikalisches Gedächtnis besitzen und sich bei entsprechendem Fleiße auch die Technik eines Instrumentes in hohem Maße aneignen; allein in den Geist eines komplizierteren Musikwerkes tiefer einzudringen und in seinem Spiele denselben zum Ausdruck zu bringen, ist er nicht imstande. Ähnlich verhält es sich im allgemeinen mit der Befähigung für die bildenden Künste. Ein beschränkter Kopf mag es als Dilettant in der Malerei zu recht beachtenswerten Leistungen bringen. Ich selbst besitze verschiedene Belege hiefür, und auch unter den Künstlern von Beruf finden sich manche, die bei recht mäßiger Allgemeinbegabung unbestreitbares künstlerisches Talent besitzen. Daß die Beschränktheit sich sogar mit einem sehr hohen Grade künstlerischen Vermögens vereinigen kann, hiefür liefert der Maler Courbet, der als Mitglied und im Auftrage der Kommune die Zerstörung der Vendômesäule leitete, ein sehr prägnantes Beispiel. Unter den wahrhaft genialen Malern und Bildhauern finden wir jedoch, wie hier ausdrücklich hervorgehoben werden soll, keinen, der nicht auch eine treffliche Gesamtbegabung besessen hätte. Auf dem Gebiete der Mechanik leisten mitunter Beschränkte, vereinzelt sogar ausgesprochen Schwachsinnige Bedeutendes. So hatte ich selbst Gelegenheit ein schwachsinniges Dienstmädchen kennen zu lernen, welches für die Konstruktion von Maschinen weit mehr Verständnis zeigte, als bei dem Durchschnitte ihrer Klasse anzutreffen ist, und Reparaturen an Hausgeräten vorzunehmen vermochte, die gewöhnlich nur von den betreffenden Handwerkern ausgeführt werden. Forel kannte einen äußerst unbeholfenen und geistig allgemein sehr schwach begabten jungen Mann, der eine entschieden geniale Begabung für Maschinenkonstruktion besaß und verschiedene Erfindungen machte*). Über einen ähnlichen Fall berichtet Tredgold**). Ein 1835 geborener tauber und schwachsinniger Insasse des Earlswood Asylum, namens Pullen, der nie eine Schule besucht hatte, zeigte schon in früher Jugend ausgesprochenes Talent für Zeichnen und Schnitzen. In der Anstalt, in der er untergebracht war, gestattete man ihm alsbald, sich seiner Neigung gemäß zu beschäftigen. Er schmückte nicht nur die Wände der Anstalt mit einer Menge von Zeichnungen von hohem Kunstwerte, sondern verfertigte auch wundervolle Schnitzereien in Holz und Elfenbein und insbesondere Modelle von Schiffen, Transportdampfern und Kriegsschiffen, deren vollendetste bis in das kleinste Detail sich erstreckende Ausführung die Bewunderung aller erregte, welche dieselben sahen. Und dieser Mann, der ein so hervorragendes künstlerisches und mechanisches Talent besaß, lernte nicht mehr als die einfachsten Wörter lesen und schreiben und war völlig unfähig, sich in der Welt fortzubringen***). Auch im Rechnen, insbesonders soweit

*) Nach Forel hatte er eine bleibende und damals in Zürich allgemein adoptierte Erfindung in der Konstruktion der Webstühle gemacht.

**) Tredgold: Mental Deficiency (Amentia) 1908.

***) Und doch, bemerkt Tredgold über ihn, ist er offenbar zu kindisch und zugleich zu emotiv, unbeständig, des seelischen es sich hiebei um rein mechanische Gedächtnisleistungen handelt, zeigen die Beschränkten mitunter eine besondere Gewandtheit*). Das Gleiche gilt für die Aneignung fremder Sprachen, soweit hiefür Gedächtnis und Übung erforderlich sind. Gewöhnlich leisten jedoch hiebei die Beschränkten im mündlichen Gebrauche fremder Sprachen ungleich mehr als im schriftlichen**).

Besonders bemerkenswert ist der Kontrast zwischen geringer Allgemeinbegabung und geschäftlicher Tüchtigkeit, dem man bei den Angehörigen der Geschäftswelt (Kaufleuten, Industriellen) nicht selten begegnet. Die betreffenden Individuen zählen schon in der Volksschule gewöhnlich zu den schlechteren Schülern. In den Mittelschulen sind ihre Leistungen, von einzelnen Fächern abgesehen, zumeist so gering, daß sie früher oder später sich als unzulänglich für die Anforderungen des Unterrichts erweisen und die so sehr gewünschte Berechtigung für den Einjährigfreiwilligendienst nur mit

---

Gleichgewichts ermangelnd, um in der Außenwelt vorwärts zu kommen oder auch nur sich zu erhalten. Ohne eine ihn dirigierende Person würden seine hohen Gaben nicht ausreichen, ihm seinen Unterhalt zu verschaffen, und wenn dies auch der Fall wäre, so würde er bald infolge seines vollständigen Mangels an Besonnenheit und Vorsicht und der Unzulänglichkeit seines Verstandes (commun sense) zugrunde gehen.

*) Auch bei ausgesprochenen Imbezillen wird zuweilen eine außergewöhnliche rechnerische Begabung angetroffen. Ein von Dr. Langdon Down beobachteter 12jähriger imbeziller Knabe konnte mit Blitzesschnelle 3stellige Zahlen multiplizieren. Ein schwachsinniger Patient Dr. Howes konnte, wenn man ihm das Alter irgend einer Person sagte, in kurzer Zeit die Zahl der Minuten ihres Lebens ausrechnen. Ähnliches leistete ein Schwachsinniger, von dem Dr. Wizel berichtete. (Tredgold l. c.)

**) Forel berichtet sogar von einem Schwachsinnigen, der ein großes Sprachtalent besaß. Er sprach und schrieb korrekt und fließend deutsch, holländisch, englisch und französisch.

Not und Mühe oder überhaupt nicht erlangen. Diese für die theoretischen Unterrichtsgegenstände wenig befähigten und oft auch sehr wenig Interesse bekundenden jungen Menschen erweisen sich in den Geschäften, denen sie sich widmen, häufig entschieden als brauchbar und erzielen bei tüchtiger Schulung und andauerndem Fleiße bei selbständiger Geschäftsführung, wie in abhängiger Stellung bedeutende Erfolge. Es ist mitunter geradezu auffallend, wie beschränkt das Urteil dieser Leute, die in ihrem Geschäfte so trefflich ihren Vorteil zu wahren und allen Anforderungen ihres Kundenkreises zu genügen verstehen, über alle Angelegenheiten ist, die nicht in Beziehung zu ihrer Branche stehen. Ob es sich um ein Schauspiel, einen vielgelesenen Roman, ein Werk der bildenden Kunst, eine Erfindung von großer Tragweite, ein politisches Ereignis handelt — sie sind unfähig, sich über den Gegenstand ein Urteil zu bilden, das dessen Bedeutung einigermaßen gerecht wird, und dazu auch vielfach außerstande, ihre Gedanken in klarer, folgerichtiger Weise auszudrücken. Auch unter den Vertretern der gelehrten Berufe begegnen wir manchen, die trotz allgemeiner intellektueller Minderwertigkeit in einem bestimmten wissenschaftlichen oder praktischen Gebiete sich als tüchtige Kräfte erweisen. Bei den wenig begabten Angehörigen des zarten Geschlechtes finden wir keineswegs selten einzelne besonders entwickelte Fähigkeiten, welche zu irrtümlichen Urteilen über den Gesamtstand der Intelligenz der Betreffenden führen mögen. So zeichnen sich manche sehr beschränkte Mädchen und Frauen durch Geschick in weiblichen Handarbeiten, andere durch ausgesprochene wirtschaftliche Talente aus. Letztere verstehen es, eine treffliche Küche zu führen, den Hausstand stets in bester Ordnung zu halten und bei beschränkten Mitteln durch Ökonomie und Fleiß noch Ersparnisse zu machen.

Diese trefflichen Hausfrauen, die jedes Speise- und Stoffrestchen nützlich zu verwenden wissen, stehen ratlos da, wenn es sich um Angelegenheiten handelt, die nicht den Haushalt betreffen, urteilen über Gegenstände von allgemeinem Interesse mit der Naivität von Kindern und sind völlig unfähig, in die geistige Individualität ihrer Angehörigen einzudringen. Bezüglich des Gedächtnisses ist hier noch zu bemerken, daß, wenn dasselbe auch im allgemeinen bei der Dummheit mehr oder weniger mangelhaft ist, es doch auch einzelne Beschränkte gibt, die ein treffliches Gedächtnis besitzen. Insbesondere kann das Gedächtnis für einzelne Vorstellungsgebiete, Namen, Zahlen, geschichtliche und geographische Daten sehr entwickelt sein; selbst bei Schwachsinnigen findet man mitunter auffällige Gedächtnisleistungen*).

□

*) Die auffälligen Gedächtnisleistungen bei Schwachsinnigen betreffen in der Regel nur bestimmte umgrenzte Gebiete. So hat, wie Tredgold erwähnt, ein 65 jähriger hochgradig schwachsinniger Mann, Insasse vom Earlswood Asylum eine besondere Neigung für Biographien. Man darf ihm nur den Namen irgend einer hervorragenden Person der älteren oder neueren Zeit nennen, und in einem stetigen, ununterbrochenen Redestrom erfolgt ein vollständig detaillierter Bericht über deren Geburt, Leben und Tod. Er hat auch ein gewisses Verständnis für die Ereignisse, von denen er spricht.

Ein imbeziller junger Mann aus meinem Bekanntenkreise hatte ein auffallendes Interesse und Gedächtnis für geographische Daten. Er studierte beständig Landkarten. Wenn man ihm z. B. irgend einen europäischen Fluß nannte, war er sofort imstande, die an demselben gelegenen Städte anzuführen. Bei manchen Schwachsinnigen und Idioten betreffen die bedeutenden Gedächtnisleistungen lediglich die Merkfähigkeit.

Ein 22 jähriger epileptischer Idiot, den Dr. Martin Barr beobachtete, der weder lesen noch schreiben konnte und spontan nur zusammenhanglose Worte sprach, konnte alles,

Wenn wir uns nunmehr fragen, welche intellektuellen Mängel sich andrerseits bei im allgemeinen gut oder sogar hervorragend begabten Personen finden, so ist vor allem das Fehlen jeder Anlage für Kunstleistungen, speziell Mangel musikalischer und zeichnerischer Begabung zu erwähnen; auch Talent für Mathematik wird häufig vermißt, mitunter sogar bei intellektuell sehr hochstehenden Personen*). Mit der Fähigkeit zur Aneignung fremder Sprachen ist es ebenfalls mitunter schlecht bestellt, was mit individuellen Eigentümlichkeiten des Gedächtnisses zusammenhängen mag. Bei bedeutenden Künstlern und Gelehrten ist, wie wir schon andeuteten, öfters der Mangel an sogenanntem praktischem Verstande auffällig. Während die Betreffenden auf dem Gebiete ihrer Berufstätigkeit Bedeutendes, selbst Geniales leisten, erweisen sie sich den praktischen Anforderungen des Lebens gegenüber als unzulänglich; sie verstehen es insbesondere nicht, mit Geld wirtschaftlich umzugehen und ihren materiellen Vorteil zu wahren, auch wenn dies ohne besondere Schwierigkeiten geschehen kann. Daß dieser Mangel an praktischem Sinn nicht notwendig mit der künstlerischen oder wissenschaftlichen Begabung zusammenhängt, zeigt zur Genüge der Umstand, daß auch manche große Künstler und Gelehrte es verstehen, ihre

---

was ihm vorgesprochen wurde, gleichgültig ob in seiner Muttersprache oder einer fremden fließend und mit richtiger Betonung nachsprechen. Ein von Dr. Langdon Down beobachteter Imbeziller gab ganze Seiten aus einem gelesenen Buche wörtlich wieder, ein anderer konnte den Inhalt einer eben gelesenen Zeitung, ein dritter sogar in umgekehrter Folge das Gelesene wiedergeben. (S. Tredgold l. c.)

*) Paul Heyse z. B. hat bezüglich seiner Person diesen Umstand selbst hervorgehoben. Auch von Goethe ist es bekannt, daß die Begabung für Mathematik bei ihm nur sehr wenig entwickelt war, ebenso von Hammerling.

Leistungen entsprechend materiell zu verwerten und mit ihrem Erwerbe wirtschaftlich umzugehen. Das Bohèmetum ist kein Charakteristikum großen Geistes, wenn auch mancher hervorragende Künstler und Schriftsteller demselben zeitweilig verfiel. Die Gedächtnisleistungen zeigen auch bei wohlbegabten Individuen, und zwar sowohl in Bezug auf die sogenannte Merkfähigkeit, wie die Reproduktion weiter zurückliegender Erlebnisse, bedeutende Schwankungen. Speziell sind die Unterschiede in den Leistungen der einzelnen Sinnesgedächtnisse sehr auffällig. Bei einem Künstler, der ein hervorragendes optisches Gedächtnis besitzt, kann das akustische (das Gehör) sehr wenig entwickelt sein; Personen, die ein ausgezeichnetes musikalisches Gedächtnis haben, mögen im übrigen nur mäßige Gedächtnisleistungen aufweisen. Ein Mann, der sich eines ausgezeichneten Gedächtnisses für Tatsachen erfreut, kann ein schlechtes für Namen und Zahlen besitzen. In bezug auf die Reproduktion weiter zurückliegende Ereignisse stoßen wir in einzelnen Fällen auf Mängel, die wir den betreffenden Personen in Anbetracht ihrer Intelligenz und Bildung nicht zutrauen würden. So konnte mir ein hervorragender, mit dem Professortitel ausgezeichneter Künstler das Jahr seiner Vermählung ebensowenig wie die Todesjahre seiner Eltern genau angeben. Bemerkenswert ist auch, daß manche intellektuell hervorragende Männer des Rednertalentes ganz entbehren und dadurch genötigt sind, auf öffentliches Auftreten zu verzichten. In Bezug auf das zarte Geschlecht ist hier noch zu erwähnen, daß manche sehr intelligente Frauen durchaus kein wirtschaftliches Talent besitzen, auch kein Geschick für Handarbeiten zeigen.

Wir müssen hier nun noch bei dem auffälligen Umstande etwas verweilen, daß, während beschränkte

Individuen mitunter in ihrem Berufe sehr Tüchtiges leisten und auch außerhalb desselben, soweit es sich um materiellen Erwerb handelt, ihren Vorteil verstehen, nicht wenige geistig hervorragende Personen den praktischen Angelegenheiten des Lebens gegenüber eine Unbeholfenheit und Unzulänglichkeit zeigen, die mit ihren sonstigen intellektuellen Leistungen schwer vereinbar erscheint. Es frägt sich hier, ob unsere Erfahrungen über den Einfluß des Unterrichts und der Übung auf die Entwicklung der intellektuellen Allgemeinfähigkeiten zur Erklärung der in Betracht kommenden Tatsachen genügen, oder ob wir die Annahme besonderer Talente, die bei geringer Allgemeinbegabung vorhanden sein, bei guter fehlen können, nötig haben. Man könnte hier an ein besonderes Talent für den kaufmännischen Beruf oder ein umfassenderes für praktische oder geschäftliche Angelegenheiten denken. Berücksichtigen wir zunächst erstere Frage, so ergibt sich Folgendes: Jede anhaltende berufliche Tätigkeit führt dazu, daß die intellektuelle Leistungsfähigkeit für das betreffende Gebiet gesteigert wird. Der erfahrene Arzt ist oft imstande, mit einem Blicke sozusagen eine sehr komplizierte Sachlage richtig zu erfassen, wenn es sich um einen Kranken und dessen Umgebung handelt; derselbe Arzt mag aber von einem an Intelligenz unter ihm stehenden Handwerker, dem er die Ausführung einer Arbeit übertragen hat, übervorteilt werden und in der dadurch geschaffenen Rechtslage auch bei längerem Nachdenken zu keinem Ergebnisse kommen, während der zu Rat gezogene Jurist sofort über die einzuleitenden Schritte im Klaren ist. Der beschränkte Kaufmann ist, insbesondere wenn er seinen beruflichen Interessen seine volle Aufmerksamkeit widmet und tüchtige Unterweisung durch einen Lehrherrn gefunden hat, imstande, sich die für seine Branche erforderliche Warenkenntnis, wie die nötige Vertrautheit mit den Einrichtungen des Geschäftsbetriebes und den Anforderungen der Kundschaft zu verschaffen. Er ist auch in der Lage, die auf dem umgrenzten Gebiete seiner Branche gewonnenen Erfahrungen bei anderen geschäftlichen Transaktionen zu verwerten und so sich materiell emporzuarbeiten, während z. B. ein Gelehrter von weit bedeutenderer Intelligenz dies nicht vermag. Der letztere setzt seine intellektuellen Fähigkeiten ganz und gar in den Dienst der Wissenschaft; die praktischen Angelegenheiten des Lebens haben für ihn nur ein untergeordnetes Interesse; er kümmert sich um dieselben nur soweit, als unbedingt nötig, und die Folge ist, daß seine intellektuellen Fähigkeiten, speziell sein Urteilsvermögen in Bezug auf dieselben nicht geübt werden; er bleibt daher in dieser Hinsicht unerfahren, unbeholfen und abhängig von dem Urteile anderer Personen. Außerdem kommt in Betracht, daß manche große Künstler und Gelehrte es ihrer gar nicht würdig erachten, materielle Angelegenheiten in der Art wie andere Menschen zu behandeln, daher es auch verschmähen, Erfahrungen in Bezug auf dieselben zu sammeln und zu verwerten und sich dadurch vor Schaden zu bewahren.

Nach dem eben Dargelegten kann der Einfluß des Unterrichts und der Übung auf die Entwicklung des sogenannten praktischen Sinnes, d. h. der intellektuellen Befähigung für praktische Angelegenheiten nicht wohl in Zweifel gezogen oder gering veranschlagt werden. Es erscheint daher die Annahme eines speziell kaufmännischen, oder allgemeiner eines praktischen Talentes, ähnlich der Begabung für Musik oder Mathematik, nicht erforderlich. Wenn wir jedoch die großen Unterschiede, welche geistig bedeutende, im gleichen Berufe tätige Menschen in Bezug auf den praktischen

Sinn darbieten, berücksichtigen, so kann man den Gedanken nicht ohne weiteres abweisen, daß dieselben nicht lediglich von dem Grade der Übung, sondern auch von der Art der angeborenen Veranlagung abhängen mögen. Die Erfahrung zeigt, daß unter den Vertretern der gelehrten Berufe, auch unter den Künstlern sich solche finden, die auch den Anforderungen der mit ihrem Berufe nicht zusammenhängenden geschäftlichen Angelegenheiten sich völlig gewachsen erweisen, an denen, wie man zu sagen pflegt, ein Kaufmann verloren ist. Andrerseits begegnet man aber auch intelligenten Kaufleuten, die auch nach vieljähriger kommerzieller Tätigkeit keine geschäftsmännische Ader zeigen; die wohl zum Gelehrten taugen würden, zum Kaufmann aber verdorben sind. Daneben mangelt es nicht an Personen, die mit hervorragenden kaufmännischen Eigenschaften die Befähigung zum Gelehrten vereinigen. Ein besonders markantes Beispiel dieser doppelten Veranlagung repräsentiert Dr. Schliemann, der bekanntlich sich als Kaufmann Reichtümer und als archäologischer Forscher gewaltige Verdienste erwarb.

Im Bereiche jener Wissenschaften, in welchen zwischen Theorie und Praxis unterschieden wird, stößt man auf die Tatsache, daß hervorragende Theoretiker nicht immer gute Praktiker sind und umgekehrt. Die Fähigkeit, sich wissenschaftliche Kenntnisse anzueignen, und die, dieselben praktisch zu verwerten, stehen keineswegs immer auf gleicher Höhe. So hat man bei unseren Juristen die Wahrnehmung gemacht, daß diejenigen, welche sehr gute Examensnoten sich erwarben, in der Praxis sich mitunter weniger bewährten, als Leute mit schlechteren Noten.

Wenn man alle diese Tatsachen berücksichtigt, kann man sich der Ansicht nicht verschliessen, daß Unterweisung und Übung allein die Unterschiede in Bezug auf die Befähigung für praktische Angelegenheiten bei intellektuell wohlbegabten Personen nicht zu erklären vermögen. Die vorliegenden Erfahrungen sprechen vielmehr dafür, daß Unterschiede in der angeborenen Veranlagung der Einzelindividuen bestehen, derart, daß die einen mehr für die Erfassung des Konkreten, Realen, (Praktischen), die anderen für die des Abstrakten (der Theorie) qualifiziert sind und nur eine kleinere Gruppe in beiden Hinsichten gleich gute Veranlagung besitzt.

□

Anhang:

Der Fall Courbet.

Der Maler Courbet bildet meines Wissens das auffälligste und interessanteste Beispiel einer Vereinigung hoher künstlerischer Begabung mit ausgesprochener allgemeiner Beschränktheit. Zwar sind die Kunstkritiker über die künstlerische Bedeutung Courbets nicht ganz einig, insofern einzelne ihn geradezu als Genie betrachten, während andere ihn nur als bedeutendes Talent gelten lassen; hohes künstlerisches Vermögen wurde ihm indes von keiner Seite abgesprochen. Den äußeren Lebensgang des Malers können wir hier nur kurz berühren. Gustave Courbet wurde am 10. Juli 1819 als Sohn wohlhabender Bauersleute in Ornans bei Besançon geboren, war von seinem Vater für den Advokatenberuf bestimmt und kam mit 20 Jahren nach Paris, wo er, statt nach dem Wunsche seines Vaters die Rechte zu studieren, die Ateliers von August Hesse und Steuben besuchte und sich der Kunst völlig widmete. Die Richtung, welche er in der Malerei vertrat, war die des unverfälschten Realismus, und er wurde in Bezug auf diesen der Gründer einer Schule oder Sekte. Der Realismus Courbets war jedoch nicht das Resultat irgend welcher Überlegungen, sondern in der Art seines Talentes begründet. „Sein absoluter Mangel an Phantasie," bemerkt Maxime Descamps, „die unüberwindlichen Schwierigkeiten, die er empfand, wenn es galt, ein Gemälde zu komponieren, hatten ihn dazu gebracht, den sogenannten Realismus zu begründen, d. h. die genaue Wiedergabe der natürlichen Dinge ohne Unterschied, ohne Auswahl, wie sie sich dem Blicke darbieten."

Camille Lemonnier nennt Courbet den grand peintre bête, den Maler der groben Materie, der nicht einsah, warum man etwas malen solle, was man nicht unter den Füßen fühlte. Der Kunstrichtung Courbets erwuchsen zahlreiche Gegner; seine Bilder wurden von den Ausstellungen vielfach zurückgewiesen; trotz alledem gelang es ihm, da er kein Mittel, das ihm förderlich schien, verschmähte, sich einen bedeutenden Namen und Vermögen zu erwerben. Infolge seiner Beteiligung an dem Kommuneaufstand 1871 wurde er mit der Zerstörung der Vendômesäule betraut, die er auch ausführte. Vor dem Kriegsgerichte, das ihn nach seiner Gefangennahme abzuurteilen hatte, suchte er auf die demütigste Weise sein Vorgehen zu entschuldigen, und er wurde auch nur zu einer sehr mäßigen Strafe (6 Monate Gefängnis) verurteilt. Nach seiner Freilassung begann er jedoch alsbald über seine vandalische Tat sich in weniger bescheidener Weise zu äußern und sich damit zu brüsten, daß er die Säule bezahlen werde, bis sich schließlich die Regierung veranlaßt sah, ihn beim Worte zu nehmen und von ihm 323 091 Frs. Schadenersatz beanspruchte. Dies war dem sehr am Gelde hängenden Meister etwas zu viel; er entfloh in die Schweiz und starb dort am 31. Dezember 1877, nachdem er in längeren Verhandlungen mit der Regierung sich zu jährlichen Zahlungen von 10 000 Frs. verpflichtet hatte. Courbet war ein Mensch von dürftiger Schulbildung, er konnte nicht orthographisch schreiben, und es wird von ihm berichtet, daß der Anblick eines Buches ihn in Zorn versetzte und daß er vor einem Tintenfaß geradezu zurückprallte. Seine Lektüre beschränkte sich im wesentlichen auf die Zeitungen, die sich mit ihm beschäftigten. Die Beschränktheit äußerte sich bei ihm vorwaltend in geradezu maßloser Eitelkeit und Selbstüberschätzung, mit der entsprechende Unterschätzung Anderer Hand in Hand ging. Als die Jury der Weltausstellung 1855 die von Courbet eingereichten 40 Bilder nicht sämtlich annahm, veranstaltete er eine separate Ausstellung derselben, die, da es sich zum größten Teile um Selbstporträts des Malers handelte, lediglich seiner persönlichen Eitelkeit diente. Das Glaubensbekenntnis, das er in Form einer Vorrede dem Kataloge beizugeben für gut fand, war wahrscheinlich von einem Freunde verfaßt. Das Kreuz der Ehrenlegion, das ihm im Jahre 1870 von der Regierung verliehen wurde, wies er in einem an den Minister gerichteten (ebenfalls von einem Freunde verfaßten) Schreiben voll hochtrabender Phrasen zurück, und er rühmte sich nachträglich, daß seit dem Kreuze Christi kein Kreuz in der Welt so viel von sich reden gemacht habe, als das ihm zugedachte. Ernstzunehmende Personen, welche Courbet genau kannten, versichern, daß er bei der Zerstörung der Vendômesäule von persönlichen Motiven bestimmt wurde. Courbet war nämlich der Ansicht, daß durch Napoleons Ruhm der seinige beeinträchtigt werde. Seine Gemälde erschienen ihm, wie Rosenberg bemerkt, bedeutender, als gewonnene Schlachten, das Konkordat und der Code civile. Selbst Meyer-Gräfe, der Courbet als Künstler sehr hoch stellt, kann nicht umhin, zuzugeben, daß seine Überhebung über seine Zeitgenossen an Frechheit grenzt. Als Beleg führt der Autor Folgendes an: 1862 sagte er einmal zu Corot: „Wer sind heute die wirklichen Maler in Frankreich? — Ich! — lange Pause — und dann Sie!" Und Corot äußerte später einem Freunde gegenüber: „Wenn ich nicht dabei gewesen wäre, hätte er mich gerne vergessen." Ebenso, wie über seine Zeitgenossen, erachtete er sich über die Meister früherer Jahrhunderte erhaben. Das Urteil, das er über die Heroen der Renaissance, Tizian, Lionardo da Vinci usw. fällte, war so geringschätzig, daß es geradezu Empörung hervorrief. Die Selbstüberschätzung Courbets beschränkte sich jedoch nicht auf seine künstlerischen Leistungen. Er betrachtete sich als eine Art Universalgenie und wollte auch als Philosoph, Moralist und Politiker Geltung erlangen. Und doch war er bei seiner mangelhaften Bildung nicht imstande, ein philosophisches Werk zu verstehen. Seine Sozialtheorie war ebenso läppisch, wie seine Auffassung der Politik, die er als eine Art Bierulk betrachtete. Selbst Graf d'Ideville, welcher der Künstlerschaft Courbets die größte Anerkennung zollte, konnte nicht umhin, zuzugestehen, daß ihm „der Philosoph, Moralist und Politiker Courbet als Idiot erscheine". Die Dummheit Courbets war schon zu seinen Lebzeiten in den Kreisen, mit welchen er verkehrte, wohl bekannt und Gegenstand vielfacher Verhöhnung und Ausnützung. Diese Dummheit hätte jedoch allein keinen genügenden Boden für seine gigantische Selbstüberschätzung geliefert, es mußten ihr andere ungünstige Momente zur Hilfe kommen. Solche bildeten die alkoholischen Neigungen des Künstlers — er war Potator — und die üble Gesellschaft, die sich um ihn scharte, zum Teil, weil sie von ihm Nutzen zog. Diese Leutchen machten sich den Spaß, ihm einzureden, daß er alles könne, was er wolle, daß er ebensowohl Philosoph, Nationalökonom und Staatsmann, wie Künstler sei. Jahre hindurch fortgesetzt verfehlten diese törichten Reden nicht, die Aufgeblasenheit des Künstlers, dem infolge seiner Beschränktheit jede Selbstkritik fehlte, ins Maßlose zu steigern.

Der Fall Courbets zeigt uns deutlich, wie sehr die intellektuelle Taxation des Individuums von dessen Lebensumständen abhängt. Wäre Courbet wie sein Vater Bauer geblieben, und hätte er als solcher, wie er es als Künstler tat, seinen materiellen Vorteil mit rücksichtsloser Energie verfolgt, so hätte man sicher keine Berechtigung gehabt, ihn als beschränkt anzusehen. Bei dem Künstler Courbet dagegen, der in der großen Weltstadt lebte und auch auf anderen Gebieten, als dem der Kunst sich hervortun wollte, mußte der Abstand zwischen seinem künstlerischen Vermögen und dem Grade seiner intellektuellen Allgemeinbegabung in einer Weise hervortreten, daß man nicht umhin konnte, ihn als Schwachkopf zu betrachten. Der Fall Courbet ist aber auch ein recht bemerkenswerter Beleg dafür, daß unter den intellektuellen Gaben die Kunsttalente eine ganz besondere, Stellung einnehmen. Das eine oder andere dieser Talente kann bei sehr niederem Stande der Allgemeinbegabung gut, sogar bedeutend entwickelt sein. Andrerseits können aber auch diese Talente bei Individuen von bedeutender Intelligenz eine sehr geringe Entwicklung aufweisen oder selbst ganz fehlen. Man kann diese Erfahrung phylogenetisch dahin deuten, daß die Kunsttalente einen späteren Erwerb der menschlichen Rasse bilden als die übrigen intellektuellen Fähigkeiten*).

*) Vergl.: A. Rosenberg. Geschichte der Modernen Kunst 1894 und J. Meier-Gräfe. Courbet und Corot, Leipzig-Inselverlag.

II. Abschnitt.

□

A. Kriterien und besondere Formen der Dummheit.

□

Wenn wir uns nunmehr zu den Kriterien der Dummheit wenden, so geben uns schon die Synonima des Wortes: Beschränktheit, Begriffsstutzigkeit, Einfalt wichtige Fingerzeige. Vor allem kommt hier die Beschränktheit in Betracht. Das geistige Leben des Dummen spielt sich auf einem beschränkteren Gebiete, als das des Besserbegabten ab. Die Elemente, mit welchen sich seine geistigen Operationen vollziehen, seine Vorstellungen, sind weniger zahlreich und ihre Verbindungen minder mannigfaltig, als beim Intelligenten. Die Vorstellungsarmut betrifft ebensowohl die konkreten, durch die Sinnestätigkeit erworbenen Vorstellungen, als die Allgemeinvorstellungen (Begriffe), letztere sogar noch mehr, als die ersteren. Unter gleichen äußeren Verhältnissen gewinnt der Dumme weniger Vorstellungen von den Objekten und Vorgängen in seiner Umgebung, als der Intelligente, weil sein Interesse, die Außenwelt kennen zu lernen, geringer ist, sich auf das ihn unmittelbar Berührende beschränkt, und seine Aufmerksamkeit überdies an dem Oberflächlichen haftet. Der Wissenstrieb, der den Intelligenten veranlaßt, lediglich zur Erweiterung seines geistigen Gesichtskreises sich Kenntnisse von Personen und Dingen zu verschaffen und sich nicht mit der Wahrnehmung des an der Oberfläche sich Abspielenden zu begnügen, fehlt den Dummen gewöhnlich. Die Vorstellungsarmut des Beschränkten betrifft aber, wie schon bemerkt, noch mehr das Gebiet der Begriffe. Auch da, wo die Gunst äußerer Verhältnisse es ihm ermöglicht, durch die Anschauung eine Fülle interessanter Objekte und Vorgänge kennen zu lernen, ist der Gewinn, den er für seinen geistigen Besitz zieht, dürftig: „Ein Gigack flog über den Rhein, als Gänserich kam er wieder heim“, sagt das Sprichwort mit Recht.

Die Fähigkeit, aus den einzelnen Wahrnehmungen, die er zu machen Gelegenheit hat, das Gemeinsame und das Unterscheidende, das Wesentliche und das Unwesentliche zu abstrahieren und sich dadurch Begriffe zu bilden, ist bei dem Beschränkten wenig entwickelt. Die Begriffe, die er sich im Laufe der Jahre sammelt, sind daher nicht sehr zahlreich, dabei z. T. ungenügend ausgebildet, verschwommener, als beim Intelligenten, z. T. auch irrtümlich. Dies bildet für ihn eine fortwährende Quelle von Täuschungen und Schwierigkeiten. Elegante Kleidung z. B. ist für ihn ein Attribut des Reichtums; er wird daher dem elegant gekleideten Schwindler nur zu leicht zur Beute. Das Abschlagen einer Bitte verträgt sich nicht mit seinem Begriffe von Freundschaft, und er schreibt daher dem Freunde, der ihm in wohlmeinender Absicht einen Dienst verweigert, feindselige Gesinnung zu.

Mit der Vorstellungsarmut hängt die geringe Entwicklung des Auffassungsvermögens bei dem Dummen zusammen. Die Schnelligkeit und Richtigkeit der Auffassung der äußeren Objekte wird ihm dadurch erschwert, daß sein Vorstellungsschatz für die Verbindung und Einreihung des Wahrgenommenen nur wenig zahlreiche

Elemente zur Verfügung hat. Die Beschränkung des Auffassungsvermögens betrifft aber ganz besonders das begriffliche Gebiet. Was über die Grenze der täglich in gleichen Bahnen sich abspielenden und daher geläufigen Gedankengänge hinausgeht, findet nur schwer oder überhaupt kein Verständnis. Die vorhandenen geringzähligen Begriffe gestatten nicht das Erfassen ungewöhnlicher Ansichten und Forderungen. Daß ein Mensch um irgend eines naheliegenden materiellen Vorteils willen dieses oder jenes tut, begreift auch der Dumme ohne Schwierigkeit. Daß aber jemand aus idealen Gründen nicht nur auf Vorteile verzichten, sondern sogar materielle Schädigungen auf sich nehmen kann, ist ihm unverständlich. Er ist daher auch geneigt, als Schrulle oder Verrücktheit zu betrachten, was der Idealgesinnte sich als Ziel redlichsten Bemühens gesetzt hat. Die Unmöglichkeit, ideale Beweggründe zu erfassen, läßt den Dummen auch vielfach hinter rein menschenfreundlichen Bestrebungen egoistische Zwecke suchen und ihm erwiesene Güte als Schwäche deuten.

Der Beschränkung des Auffassungsvermögens kommt die der Urteilsfähigkeit gewöhnlich gleich. Diese hängt ebenfalls mit der dürftigen Entwicklung der Begriffe, außerdem aber auch noch mit der geringen Fähigkeit, Begriffe zu verbinden und zu verwerten, zusammen. Die Mangelhaftigkeit seines begrifflichen Besitzes gestattet dem Dummen ein Urteil in vielen Fällen nicht, in welchem dem Intelligenteren ein solches möglich ist. Letzterer ist z. B. in der Lage, sich über die Bedeutung eines politischen oder wirtschaftlichen Ereignisses ein selbständiges Urteil zu bilden, weil sein Vorstellungsschatz es ihm ermöglicht, die betreffenden Vorgänge einzureihen und zu rubrizieren. Der Dumme hat für diese Vorkommnisse in seinem

Vorstellungsbesitze keine Anknüpfungspunkte; er kann sie daher nicht deuten und ist bezüglich der Beurteilung derselben auf andere angewiesen, die ihm sowohl richtige als falsche Ansichten beibringen mögen.

Bei der Unselbständigkeit seines Urteils ist es begreiflich, daß je nach dem Einflusse, dem er momentan unterliegt, seine Ansichten über ein und denselben Gegenstand wechseln; daß er heute das ganz und gar verwirft, was ihm gestern sehr trefflich erschien, um dann morgen wieder sich für eine andere Ansicht zu entscheiden. Ganz besonders äußert sich aber die Urteilsschwäche des Dummen in falschen Schlüssen, zu welchen er auf sehr verschiedenen Wegen gelangt.

Am häufigsten ist wohl der Trugschluß, der durch das post hoc, ergo propter hoc veranlaßt wird. Daß die Aufeinanderfolge zweier Ereignisse kein Beweis für deren ursächlichen Zusammenhang bildet, wenn auch ein solcher in vielen Fällen tatsächlich besteht, geht über seinen Horizont. Die Unterschiede zwischen dem Möglichen, dem Wahrscheinlichen und dem Gewissen verwischen sich in seinem Geiste, der nur das Nächstliegende und Oberflächliche zu erfassen gewohnt ist. Die Fälle, in welchen zwei aufeinanderfolgende Vorgänge im Verhältnis von Ursache und Wirkung stehen, prägen sich ihm daher lebhaft ein, während die Rolle des Zufalls und der reinen Koinzidenz ihm entgeht. Der Trugschluß des post hoc, ergo propter hoc findet sich insbesonders auf dem Gebiete der Naturbeobachtung und der Medizin, und er hat auch in früheren Kulturperioden oft eine verhängnisvolle Rolle gespielt. Zieht ein drohendes schweres Gewitter über die Ortschaft hinweg, nachdem man in der Kirche mit dem Wetterläuten begonnen, so hat letzteres die Gefahr abgewendet. Die Besserung einer Krankheit, die nach der Anwendung irgend eines Hokuspokus eintritt, ist ein untrüglicher Beweis für die Heilkraft des gewählten Mittels. Die Verschlimmerung einer Krankheit oder der Eintritt des Todes nach der Anwendung eines von dem Arzt verordneten Mittels ein Beweis für falsche Behandlung. Das Fehlen eines Gegenstandes nach dem Weggehen einer Person ein Beweis für einen durch letztere verübten Diebstahl. Wenn die Kuh, nachdem eine gewisse weibliche Person den Stall betreten hat, keine Milch mehr gibt, ist sie von der Betreffenden verhext worden usw.

Ebenso häufig sind die falschen Urteile, die auf Täuschungen durch den Schein beruhen. Wer fleißig die Kirche besucht, ist ein gottesfürchtiger und rechtschaffener Mensch, dem man wohl vertrauen kann. Wer viel Geld ausgibt, muß auch viel besitzen. Was schwarz auf weiß gedruckt ist, muß wahr sein, denn wie könnte es sonst gedruckt sein? Wer den Mund recht voll nimmt, hinter dem muß etwas Tüchtiges stecken. Wer einem in einer Klemme Befindlichen ein Darlehen verweigert, ist herzlos, auch wenn für die Weigerung die triftigsten Gründe bestehen.

Nicht selten sind auch die unberechtigten Verallgemeinerungen. Wenn der oder jener nichts taugt, taugen alle seiner Kategorie nichts. Wenn dieser oder jener Anwalt nach der Ansicht des Dummen Unberechtigtes gefordert hat, sind alle Anwälte Spitzbuben. Weil der Richter ihn wegen eines unbedeutenden Reates verurteilt hat, urteilen alle Gerichte ungerecht. Weil eine Frau ihren Mann hintergangen, taugen alle Weiber nichts, ebenso bei einer weiblichen Person, weil dieser oder jener ein Mädchen verführt, taugen alle Männer nichts. Weil in einer Bank eine Unterschlagung vorkam, ist keiner Bank zu trauen, und der Dumme zieht es vor, seine Wertpapiere in einer Kommode aufzubewahren oder in einer Kiste zu verstecken.

Auch die Beeinflussung durch Dritte (Suggestion) kann, wie wir schon andeuteten, eine Quelle vieler falscher Urteile bilden. Diese Beeinflussung kommt um so leichter zustande, wenn der Suggerierende sich in autoritativer Stellung befindet. Reichhaltige Belege in dieser Richtung bilden Predigten und Wahlreden. So ist die Religion für den Dummen in Gefahr, wenn er diese oder jene Zeitung liest, oder wenn er seine Stimme bei der Wahl einem Liberalen gibt, nicht weil er dies selbst erschließt, sondern einfach, weil es der Herr Pfarrer gesagt hat. Er hegt auch keinen Zweifel, daß sich die von ihm zu entrichtenden Steuern gewaltig mehren, wenn er statt des X. den Y. wählt, weil dies der Wahlredner Meyer erklärte. Er hält auch den Sozialisten für schlimmer als den Antichrist, nicht weil er sich persönlich von der Gefährlichkeit der Sozialisten überzeugt hat, sondern weil das Parteiblättchen, das er liest, dies täglich verkündet.

Eine weitere häufige Quelle falscher Schlüsse des Beschränkten bildet Unzulänglichheit oder Unrichtigkeit der Prämissen. Er hält ein Unternehmen für gesichert, ohne über dessen Grundlagen genauer informiert zu sein, bloß weil einige ihm imponierende Namen bei demselben beteiligt sind. Er urteilt auf Grund einzelner unverbürgter Tatsachen abfällig über einen Menschen; liegt ein Verbrechen vor, so genügen ihm vage Verdachtsmomente, um einen Unschuldigen zu bezichtigen. Er glaubt ohne zureichenden Grund eine Nachricht innerhalb einer gewissen Zeit erhalten zu müssen und schließt aus deren Ausbleiben auf ein Unglück. Zieht sich ein Prozeß, dessen Entscheidung er aus Unkenntnis der Sachlage in Bälde erhofft, in die Länge, so ist Spitzbüberei der Anwälte oder Böswilligkeit der Richter im Spiele usw.

Die Urteilsschwäche des Dummen hat, abgesehen von den erwähnten Trugschlüssen, noch eine Reihe sehr beachtenswerter Folgen. Sie verhindert ihn zwischen Wesentlichem und Unwesentlichem, zwischen Regelmäßigem und Zufälligem, zwischen Glaubwürdigem und Unglaubwürdigem, zwischen Ernst und Scherz zu unterscheiden. Der Dumme führt von einem ihm erteilten Auftrage untergeordnete Details richtig aus, während er die Hauptsache vergißt oder verkehrt macht. Wenn er einen Vorgang erzählen soll, dessen Zeuge er war, verliert er sich in nebensächliche Einzelheiten und läßt das Wesentliche unberührt. Weil aus zufälligen Gründen dieses oder jenes Unternehmen ihm fehlschlug, hält er dasselbe überhaupt für aussichtslos und verzichtet auf weitere Versuche, auch wenn dieselben durch seine Lage geboten sind. Was seinen Erfahrungen und Anschauungen nicht entspricht, hält er für unglaubwürdig, und er sieht daher Schwindel und Täuschung in Behauptungen, die der Wahrheit entsprechen, und verhält sich gegen jede Aufklärung unzugänglich, die mit einer bei ihm feststehenden Meinung nicht in Einklang steht. Auf der anderen Seite wird er oft genug das Opfer schlau vorgehender Schwindler, wenn diese seine Ansichten über gewisse Dinge (Sympathiemittel, Hexen- und Gespensterglauben, Wahrsagekünste) oder seine durch keine Überlegung eingeschränkte Gewinnsucht auszunützen verstehen. Bald sind es ungeheure Erbschaften, die in Spanien oder außereuropäischen Ländern zu heben, bald in Kriegszeiten vergrabene und der Bergung harrende Schätze, die den Dummkopf zur Leistung der größten Geldopfer, selbst der Hingabe der letzten Ersparnisse bewegen. Mitunter genügt auch das in Aussichtstellen hoher Zinsen und Provisionen, um das gleiche Resultat zu erzielen.

Abergläubische, fromme Personen werden durch künstlichen Spuk veranlaßt, für die Erlösung armer

Seelen aus dem Fegefeuer die schwersten Opfer zu bringen; so war es z. B. in einem vor kurzem in München verhandelten Prozesse der Fall, und die Geldgier der Schwindler, die mit immer größeren Anforderungen zugunsten der armen Seelen hervortraten, machte die Betörten in keiner Weise stutzig.

Daß man, wenn der Arzt nicht helfen kann, zum Abdecker seine Zuflucht nimmt, ist etwas sehr Gewöhnliches, denn mit der ärztlichen Kunst ist es ja bekanntlich schlecht bestellt und der Abdecker oder Schäfer im Besitze uralter Heilgeheimnisse. Und selbst, wenn dieser, wie der Schäfer Ast, seine Wunderkünste mit dem abenteuerlichsten Hokuspokus umgibt, stört es den Zulauf der Masse nicht.

Wie häufig von denen, die nicht alle werden, Scherz für Ernst genommen wird, zeigen die Erfolge der scherzhaften Artikel mancher Zeitungen am 1. April.

□

Die Assoziationstätigkeit, d. h. das Denken, geht bei dem Dummen zumeist verlangsamt, schwerfällig vor sich. Der geistige Mechanismus arbeitet bei ihm mit einer gewissen Trägheit; das Vorstellungsmaterial, das er besitzt, ist weder reich, noch flüssig; die Vorstellungen reihen sich bei ihm daher langsam aneinander, und er gelangt nur schwer zu bestimmten Schlüssen. Es mangelt aber auch nicht an Beschränkten, die anscheinend eine größere geistige Regsamkeit und lebhafte Phantasie besitzen. Sie sind redselig, neugierig und ermüden durch ihre Unterhaltung den Verständigen. Ihr Gespräch dreht sich ganz vorwaltend um persönliche Angelegenheiten oder untergeordnete Vorkomnisse des alltäglichen Lebens, ihre Beschäftigung, ihre Berufsverhältnisse, ihr Befinden, häusliche Angelegenheiten oder das Tun und Treiben von Verwandten, Freunden,

Nachbarn, auch Stadtklatsch, Dinge, die die Zuhörer zumeist nicht interessieren. Besitzen diese Beschränkten besondere Liebhabereien — Sammelpassionen, Sport, Vereinswesen, insbesonders Politik — so bilden diese für sie eine unversiegbare Quelle für Erörterungen, in welchen weder neue noch tiefere Gedanken zutage treten. Bei diesen Individuen verbindet sich mit der Beschränktheit ihrer Gedankenwelt eine regere, aber ausgesprochen oberflächliche Assoziationstätigkeit. Was zeitlich und räumlich sich aneinanderkettet, reproduziert sich fast ausschließlich in ihren Gedankengängen, die geäußert sich vorherrschend als seichtes Geschwätz charakterisieren. Der tiefere Zusammenhang der Dinge beschäftigt ihr Denken nicht und spielt daher in ihren Gesprächen auch keine Rolle.

Mit der Gedankenarmut und der Oberflächlichkeit des Denkens hängt, wie wir später sehen werden, auch die bei diesen Individuen oft zu beobachtende törichte Neugier zusammen, welche sie veranlaßt, sich um Dinge zu kümmern, die ihnen völlig gleichgültig sein könnten, und ihre Bekannten mit Fragen über Angelegenheiten zu belästigen, die kein Verständiger berührt. Ihre Schwatzhaftigkeit setzt sie außerstande, Anvertrautes zu bewahren und über ihre An- und Absichten Schweigen zu beobachten, wo dies aus dem einen oder anderen Grunde ratsam wäre.

Die hier erwähnte Form der Beschränktheit findet sich vorwaltend bei weiblichen Individuen, ist aber auch bei dem starken Geschlechte durch ausgeprägte Exemplare vertreten. Ich erinnere mich aus meiner Universitätszeit eines alten Hauses von Studenten, der nach wechselvollen Schicksalen, die ihn nach Amerika verschlagen hatten, auf die Idee gekommen war, es mit der Jurisprudenz zu versuchen. Der gute Mann war sehr redselig und verschaffte uns durch lange

Bierreden, in denen er den ausgesuchtesten Unsinn in durchaus fließender Form vortrug, manche köstliche Stunde. Das brüllende Gelächter, das seine oratorischen Leistungen hervorriefen, betrachtete er als eine Beifallsäußerung, die ihn ermunterte, seiner Suada ungehemmten Lauf zu lassen.

□

Die Fähigkeit, die Aufmerksamkeit auf einen Gegenstand anhaltend zu konzentrieren, ist bei den Beschränkten im allgemeinen wenig entwickelt. Hiedurch wird nicht nur beim Lernen die Einprägung des Stoffes, sondern auch jede andauernde geistige Arbeit, bei welcher es sich um kompliziertere intellektuelle Prozesse handelt, erschwert.

Das Gedächtnis, speziell die Merkfähigkeit, ist bei dem Beschränkten zumeist ebenfalls mangelhaft entwickelt, und zwar sowohl in bezug auf die Genauigkeit der Einprägung, als die Dauer der Aufbewahrung der Eindrücke, doch finden sich in bezug auf die einzelnen Gedächtnisleistungen auffällige Unterschiede. Sehr wenig Begabte können für musikalische Eindrücke, Zahlen, Namen, Verse ein gutes Gedächtnis besitzen, während ihnen das Festhalten von Gedankenverbindungen abstrakten Inhalts, wie von Definitionen, sehr schwer fällt. In der Schule zeigen die Beschränkten häufig ganz befriedigende Leistungen in den Gegenständen, bei denen es sich um rein mechanische Einprägung eines Gedächtnisstoffes handelt, wie Geschichte, Geographie, Naturkunde, während in anderen Gegenständen ihre Leistungen sehr schwach ausfallen. In manchen Fällen ist aber auch das rein mechanische Einprägen eines Lernstoffes sehr erschwert. Was der Schüler am Abend lernt, hat er am Morgen vergessen, und er wird nicht selten des Unfleißes bezichtigt, da die Lehrer für derartige Gedächtnisschwächen nicht immer das richtige Verständnis besitzen.

Auch die Übungsfähigkeit, d. h. die Fähigkeit, durch Übung die Schnelligkeit einer Leistung zu steigern, ist bei dem Dummen in geringerem Grade als bei dem Begabten vorhanden. Der Dumme kommt auch bei Arbeiten, mit welchen er seit langer Zeit sich beschäftigte, nicht über ein gewisses mäßiges Tempo hinaus, während der Begabte durch Übung dahingelangt, ein gegebenes Pensum erheblich rascher zu erledigen, als es ihm anfangs möglich war.

□

Die Dummheit nimmt in ihrer Äußerung verschiedene Gestaltungen an, wobei das Milieu, dem das Individuum angehört, seine Bildungsstufe und sein Charakter eine Rolle spielen. Bei bäuerlichen Elementen tritt uns die Dummheit häufig in der Form der Dummpfiffigkeit oder Bauernschlauheit entgegen. Der Dumme glaubt in Verkennung seiner geistigen Schwäche durch gewisse Kniffe andere täuschen und übervorteilen zu können. Er stellt sich dümmer, als er ohnehin ist, heuchelt Unkenntnis von Dingen, in denen er wohl Bescheid weiß, gebraucht, statt den einfachen und geraden Weg in einer Sache zu gehen, Winkelzüge, um andere irre zu führen, hält mit der Wahrheit zurück, wo hiezu gar keine Veranlassung ist, und verhält sich ungläubig, wo er volles Vertrauen haben sollte. Bekannt ist, daß Bauern in Prozeßangelegenheiten öfters es recht schlau zu machen glauben, wenn sie ihren Anwalt falsch informieren und einen ihnen unbequemen Tatbestand ableugnen, in der Annahme, daß der Anwalt imstande sein müsse, auf Grund ihrer falschen Angaben den Prozeß zu gewinnen. In ergötzlicher Weise illustriert folgende, den „Fliegenden Blättern“ entnommene scherzhafte Erzählung die Bauernschlauheit.

„Die Gemeinde Schlaucherlhausen hatte ihren Wald um 150 000 Mark verkauft. Aber das Geld kam nicht in die dafür bestimmte öffentliche Kasse zur Anlegung. Der Amtmann wartete einige Tage, dann fuhr er selbst hinaus. „Was soll denn das sein!" rief er mit gestrenger Miene. „Wo ist denn das Geld? Muß es verloren gehen?" „O!" schmunzelte der Bürgermeister mit pfiffiger Miene, „das geht uns nicht verloren, wir bewahren es im Gemeindehaus." „Welch ein Leichtsinn!" grollte der Beamte. „Es kann Euch ja geraubt oder gestohlen werden." „Gar keine Red'," entgegnete das Haupt des Ortes schlau. „Wir haben eine Wach' zur Gemeindetruh' gestellt und eine an die Tür." „Pah," meinte der andere zornig. „Was soll das? Zwei Wachen, die kann man niederschlagen." „Unser Geld," schmunzelte der Gemeindevorsteher, „ist dann auch noch sicher." „Ja," rief der Amtmann verblüfft, „wieso denn?" „Schaun's", lacht der Bürgermeister geheimnisvoll, „wir habens ja ganz anderswo."

Die Dummpfiffigkeit beschränkt sich übrigens nicht auf die bäuerlichen Kreise; wir begegnen derselben in allen Klassen der Bevölkerung. Goethe hatte das Vergnügen, einen hochadeligen Vertreter dieser Geistesart (ehemaligen General) bei einer Badekur in Karlsbad kennen zu lernen und gab von der Unterhaltung, die dieser mit ihm pflog, folgenden amüsanten Bericht:

„Nicht war, Sie nennen sich Herr Goethe?"

Schon recht.

„Aus Weimar?"

Schon recht.

„Nicht wahr, Sie haben Bücher geschrieben?"

O ja.

„Und Verse gemacht?"

Auch.

„Es soll schön sein."

Hm!

„Haben Sie denn viel geschrieben?"

Hm! es mag so angehn.

„Ist das Versemachen schwer?"

So, so!

„Es kommt wohl halter auf die Laune an? ob man gut gegessen und getrunken hat, nicht wahr?"

Es ist mir fast so vorgekommen.

„Na, schauen S'! Da sollten Sie nicht in Weimar sitzen bleiben, sondern halter nach Wien kommen."

Hab' auch schon daran gedacht.

„Na, schauen S'! in Wien ist's gut, es wird gut gegessen und getrunken!"

Hm!

„Und man hält was auf solche Leute, die Verse machen können."

Hm!

„Ja, dergleichen Leute finden wohl gar — wenn s' sich gut halten, schauen S', und zu leben wissen — in den ersten und vornehmsten Häusern Aufnahme."

Hm!

„Kommen S' nur! Melden S' sich bei mir, ich habe Bekanntschaft, Verwandtschaft, Einfluß. Schreiben S' nur: Goethe aus Weimar, bekannt von Karlsbad her. Das letzte ist notwendig zu meiner Erinnerung, weil ich halter viel im Kopf habe."

Werde nicht verfehlen.

„Aber sagen S' mir doch, was haben S' denn geschrieben?"

Mancherlei, von Adam bis Napoleon, vom Ararat bis zum Blocksberg, von der Zeder bis zum Brombeerstrauch.

„Es soll halter berühmt sein?"

Hm! Leidlich.

„Schade, daß ich nichts von Ihnen gelesen und auch früher nichts von Ihnen gehört habe! Sind schon neue, verbesserte Auflagen von Ihren Schriften erschienen?"

O ja! Wohl auch.

„Und es werden wohl noch mehr erscheinen?"

Das wollen wir hoffen.

„Ja, schauen S', da kauf' ich Ihre Werke nicht. Ich kaufe halter nur Ausgaben der letzten Hand; sonst hat man immer den Ärger, ein schlechtes Buch zu besitzen, oder man muß dasselbe Buch zum zweiten Male kaufen; darum warte ich, um sicher zu gehen, immer den Tod der Autoren ab, ehe ich ihre Werke kaufe. Das ist Grundsatz bei mir, und von diesem Grundsatz kann ich halter auch bei Ihnen nicht abgehen."

Hm! (S. Bode, Goethes Lebenskunst.)

Das Gegenstück der Bauernschlauheit ist die auf einer Kombination von Gutmütigkeit und Beschränktheit beruhende Einfalt, die kein Arg kennt und allen Menschen Vertrauen entgegenbringt. Der Einfältige hält mit der Wahrheit nicht zurück, auch wenn er sich dadurch Schaden zufügt. Er glaubt das ungereimteste Zeug und hält jede Versicherung, ob im Scherz oder Ernst gemacht, für pure Wahrheit. Die Möglichkeit eines Betrugs liegt ihm bei seiner eigenen Ehrlichkeit so fern, daß er selbst dem plumpesten Schwindel zum Opfer fällt und wohlgemeinte Warnungen unbeachtet läßt. Der Einfältige begibt sich oft auch in Gefahr, ohne es zu ahnen, da er in seiner Harmlosigkeit an die Möglichkeit schlimmer Zufälle nicht denkt und deßhalb auch keine Vorsicht übt, wo solche dringend geboten ist.

Eine besonders widerwärtige Form, in der sich die Dummheit in gewissen Kreisen äußert, ist der Hochmut, in welchem dünkelhafte Selbstüberschätzung mit unbegründeter und törichter Geringschätzung anderer sich kombiniert. Die Selbstüberschätzung des Hochmütigen stützt sich gewöhnlich auf Verhältnisse, die durch keinerlei Verdienste des Betreffenden bedingt sind, wie: Abkunft und großen, ererbten oder zufällig erworbenen Besitz, Zugehörigkeit zu einer bestimmten gesellschaftlichen Klasse oder Korporation etc. Der Mann von höherer Intelligenz, der durch tüchtige oder hervorragende Leistungen sich eine bedeutende Stellung erworben hat, mag im Bewußtsein seiner Verdienste und seiner geistigen Überlegenheit von einem lebhaften Selbstgefühle erfüllt sein; er äußert dieses aber nie in der Form des Hochmutes. Dieser beruht auf einer Kritiklosigkeit, einer Unfähigkeit, die eigene Stellung im Leben und die Bedeutung anderer in der bürgerlichen Gesellschaft richtig zu erfassen; wir finden daher denselben, insbesondere bei jugendlichen Individuen, als Folge von Urteilsunreife. Hieher gehört der Dünkel, mit welchem Angehörige einzelner Studentenkorps lediglich wegen ihrer Zugehörigkeit zu der betreffenden Korporation auf die Nichtverbindungsstudenten, z. T. sogar auch auf die Mitglieder anderer farbentragender Verbindungen, z. B. Burschenschafter, herabsehen; ferner der Dünkel, den manche jugendliche Offiziere den Zivilisten im allgemeinen und der Geschäftswelt im besonderen gegenüber kundgeben, wenn sie es auch nicht verschmähen, durch eine Heirat aus letzteren Kreisen ihren reduzierten Verhältnissen aufzuhelfen. Den Witzblättern liefern die betreffenden Anschauungen gewisser studentischer und Offizierskreise reichen Stoff zu mehr oder weniger gelungenen Erfindungen.

Einen deutlichen Hinweis auf den studentischen Hochmut enthält auch manches Studentenlied. Es sei hier nur an die Strophe erinnert:

„Wo sind sie, die von Breitenstein
Nicht wanken und nicht wichen,

Die ohne Moos bei Bier und Wein
Den Herrn der Erde glichen?"

Die Studenten, die trotz Mangels des Nervus rerum sich den Herren der Erde gleich erachten, sind wohl wahre Typen einer durch Urteilsunreife bedingten Selbstüberschätzung.

Bekannt ist ferner der Hochmut, mit dem gewisse, insbesonders weibliche Angehörige der Aristokratie trotz Mangels an Besitz und sonstigen Vorzügen auf Nichtadelige, manche ohne eigenes Verdienst reich gewordene Parvenus auf die Minderbemittelten herabblicken.

Eine dem Hochmut nahestehende Äußerungsform der Beschränktheit ist das Protzentum, das durch Entfaltung von törichtem Luxus und Geldvergeudung der Welt zu imponieren sucht. Der Protz glaubt infolge seiner Urteilsschwäche, sich durch sein Gebahren ein Ansehen bei anderen Menschen verschaffen zu können, während er sich nur verächtlich und lächerlich macht. Wir begegnen dem Protzentum in den verschiedensten Gesellschaftskreisen, und je weniger Bildung der Vertreter dieser Eigenart besitzt, um so rohere Form nimmt die Betätigung desselben an. Das Protzentum des Bauern äußert sich in geringschätziger Behandlung Unbemittelter und Untergebener, in Bezahlung von Zechen für größere Gesellschaften, in dem Halten luxuriöser Fuhrwerke, Weingenuß und dergleichen, die Protzerei des reich gewordenen Kaufmanns in übertrieben eleganter Ausstattung seiner Wohnung, Einladungen, bei denen der Sekt, wie man sagt, in Strömen fließt und den Gästen der Reichtum des Wirtes in der aufdringlichsten Weise vorgeführt wird usw.

Eine Pflanze, die ebenfalls häufig auf dem Boden der Dummheit, aber doch nicht ausschließlich auf diesem wächst, ist die Eitelkeit, die übertriebene Schätzung des

Urteils anderer Menschen über die eigene Person. Zumeist offenbart sich dieselbe namentlich beim weiblichen Geschlechte in einer übermäßigen Sorge für die Gefälligkeit der äußeren Erscheinung, und wir finden diese bei nicht wenigen den sogenannten höheren Gesellschaftskreisen Angehörigen so weit gehend, daß sie den größeren Teil der Tagesbeschäftigung beansprucht. Die Wahl der Toiletten für die verschiedenen Tageszeiten und die verschiedenen Kreise, in denen man sich bewegt, die Anschaffung dieser Toiletten, sowie die auf möglichste Hervorhebung der körperlichen Reize und Ausgleichung vorhandener Mängel berechneten Verrichtungen bilden bekanntlich das Haupttagewerk vieler unserer Salon- und Modedamen. Was neben dieser Beschäftigung noch das Interesse dieser Damen in Anspruch nimmt, steht oft weit hinter dem zurück, was die Durchschnittsköchin interessiert. Diese Modedamen haben ihr allerdings nicht ganz vollwertiges Seitenstück in den Gigerln auf der männlichen Seite, die ihren Ruhm darin suchen, die Neuheiten der Mode in der krassesten Übertreibung an sich zu präsentieren. Das Bestreben des Gigerls, sich von der übrigen Menschheit durch Äußerlichkeiten zu unterscheiden, erstreckt sich jedoch nicht lediglich auf die Bekleidung und das Zubehör derselben, Stock und Regenschirm, sondern auch auf manche Gepflogenheiten, die Art und Weise des Grüßens und Dankens, des Handreichens, des Sprechens, der Körperhaltung etc. Wie groß indes die Sorge, die das Gigerl seinem äußeren Menschen zuwendet, sein und wie läppisch er auch gewisse Vorbilder nachahmen oder übertreiben mag, so geht doch sein Denken gewöhnlich nicht in dem Maße in Toilettenangelegenheiten auf, wie es bei manchen Modedamen der Fall ist. Ein gewisses Gigerltum schließt sonstige Brauchbarkeit des Menschen nicht aus und in den meisten Fällen ist die Gigerlitis mehr als Äußerung einer partiellen als allgemeinen Urteilsschwäche zu betrachten.

Auch jene Form der Eitelkeit, die übertriebenes Gewicht auf das Urteil der Menge über den Wert und die Leistungen der eigenen Person legt, findet sich nicht lediglich bei Wenigbegabten, sondern auch keineswegs selten bei intelligenten, selbst geistig hervorragenden Personen. Der eitle Beschränkte, der seine Fähigkeiten und Leistungen ebensosehr wie die Bedeutung des Urteils anderer überschätzt, legt auf das Lob das größte Gewicht, da er hierin einen Beweis seiner Tüchtigkeit erblickt. Er ist mitunter auch für die plumpesten Schmeicheleien, die seiner Einbildung Rechnung tragen, empfänglich. Um Auszeichnungen zu erwerben, strebt er auf das Eifrigste, z. T. aber auch mit den lächerlichsten Mitteln nach einem Titel, einem Orden, einem Amte oder auch nur einem Rekord. Kann er es nicht zu einer staatlichen Anerkennung in irgend einer Form bringen, so sucht er in einer Gesellschaft oder einem Vereine eine Würde zu erlangen, auch wenn diese mit schwerer Bürde verknüpft ist. Er läßt sich auch oft in Unternehmungen ein, denen er nicht gewachsen ist, lediglich um sich nicht nachsagen zu lassen, daß ihm der Mut oder die Mittel hiezu gefehlt hätten.

□

Tartarin.

Einen geradezu köstlichen Typus, eine Kombination von Einfalt mit Eitelkeit und Prahlsucht, wie er in solcher Ausprägung wohl nur in Südfrankreich gedeiht, hat Daudet in seinem Tartarin von Tarascon gezeichnet. Der edle Tartarin, ein moderner Don Quixote, dem es in seiner Vaterstadt an Gelegenheit zu Heldentaten fehlt, wird, obwohl keineswegs von mutigem Naturell, durch seine von törichten Mitbürgern mächtig aufgestachelte Eitelkeit auf die Idee gebracht, durch Löwenjagden in Algier sich Ruhm zu erwerben. Sein vernünftiges, die Bequemlichkeit liebendes und Gefahren abholdes Ego widersetzt sich zwar dieser Idee, doch läßt er sich in seiner Einfalt durch die Sticheleien seiner Mitbürger schließlich zur Ausführung derselben drängen. Er schifft sich, mit einem ganzen Arsenal von Waffen und Proviantvorräten versehen, nach Algier ein, um dort zu erfahren, daß in dem Territorium dieser Kolonie Löwen nicht mehr existieren. Diese Belehrung stößt bei ihm jedoch auf Unglauben, und er zögert nicht, schon in der ersten Nacht außerhalb Algier sich auf den Anstand auf Löwen zu begeben. Hiebei erschießt er ein Eselein, das er für einen Löwen gehalten, für welche Tat er von der Besitzerin Prügel erhält und außerdem weidlich zahlen muß. Diese Erfahrung macht ihn um nichts klüger. Nachdem er einige Zeit mit einer Kokotte, die als Maurin seine Einfalt trefflich auszunützen versteht, verbracht, zieht er wieder auf die Löwenjagd aus, durchstreift in Begleitung eines Schwindlers, der ihn bei der ersten günstigen Gelegenheit seiner Barschaft beraubt, verschiedene Gegenden Algiers und kommt, nachdem er, infolge eines Irrtums lediglich einen gezähmten blinden Löwen erschossen, schließlich von allen Mitteln entblößt nach Tarascon zurück, wo er sich als Löwenjäger von seinen Mitbürgern feiern läßt.

Im „Tartarin sur les Alpes“ läßt Daudet seinen Helden, der Präsident des Tarasconer alpinen Klubs geworden war und befürchtet, dieser Würde durch die Machinationen eines Konkurrenten verlustig zu gehen, in die Schweiz ziehen, um dort durch die Ausführung schwieriger Hochtouren sich mit Ruhm zu bedecken und so seinen Konkurrenten aus dem Felde zu schlagen. Nach einigen kleinen Abenteuern läßt sich der Held in seiner Einfalt von einem Landsmann den ungeheuren Bären aufbinden, daß die Berichte über die Schwierigkeiten und Gefahren der Gletscherbesteigungen nichts als ein Trick seien, durch den man diese Partien anziehender machen wolle. Tartarin läßt sich hiedurch auch bestimmen, obwohl völlig untrainiert, die Besteigung der Jungfrau und später auch des Montblanc zu unternehmen, ohne eine Ahnung von der Gefahr zu haben, in die er sich begibt.

Der Dichter ist so menschenfreundlich, den Helden hiebei nicht zugrunde gehen zu lassen.

Bei intelligenteren Personen nimmt die Eitelkeit nicht jene grotesken Formen an, in denen sie sich bei Beschränkten nicht selten präsentiert. Bemerkenswert ist aber, daß selbst manche unserer größten Geister von dieser Schwäche nicht ganz frei waren; dies war z. B. bei Goethe der Fall. Die geringe Anerkennung, die seinen Leistungen auf dem Gebiete der Naturforschung zu teil wurde, bedrückte ihn sehr und er fand in seinem unbestrittenen Dichterruhm keine Entschädigung.

Beachtenswert sind ferner noch einige intellektuelle Typen, welche durch Kombination der Dummheit mit anderen geistigen Eigentümlichkeiten entstehen. Die Verbindung der Dummheit mit höheren Graden von Suggestibilität (Beeinflußbarkeit) führt zu einer geistigen Unselbständigkeit, welche das Individuum nötigt, in seinem Denken und Handeln sich dem Urteile und Willen anderer blind zu unterwerfen. Derartige Individuen können begreiflicherweise als gefügige Werkzeuge zu den verschiedensten Zwecken ge- und mißbraucht werden, und es hängt lediglich von dem Charakter derjenigen ab, in deren Hände sie geraten, welche Wege sie einschlagen. Dies erklärt es, daß mitunter Personen sich an Verbrechen beteiligen, oder zur Ausführung solcher gebrauchen lassen, deren Charakter und Lebensführung keine Neigung zu derartigen Handlungen zu verraten scheinen*).

Das Gegenstück zu der erwähnten Variante bildet die Kombination von Dummheit und Eigensinn, die verbohrte Dummheit. Die Repräsentanten dieser Variante sind unfähig, sich durch vernünftige Erwägungen beeinflussen zu lassen, ihre Irrtümer und Vorurteile abzustreifen. Sie halten an einer Idee, einem Plane

*) S. weiteres hierüber in dem Abschnitte „Dummheit und Kriminalität".

fest, wenn ihnen auch dessen Durchführung zum offenbaren Schaden gereicht. Das Vergnügen, ihren eigenen Willen durchzusetzen, sich keinem anderen unterzuordnen, erweist sich für ihr Handeln bestimmender, als die Erwägung der Folgen.

Schwerwiegend für das Individuum und dessen Familie ist in vielen Fällen die Kombination von Dummheit und Leichtsinn. Dummheit führt an sich noch nicht notwendig zu Leichtsinn. Ein beschränkter Mensch kann, wenn er die richtige Erziehung genossen und in einem günstigen Milieu sich befindet, sparsam und arbeitsam sein und sich von jedem törichten Streiche fernhalten. Nicht selten aber gesellt sich, und zwar insbesondere infolge mangelhafter Erziehung und schlimmer Gesellschaft, zu der Beschränktheit der Leichtsinn, der die Pflichten des Berufs und der Lebensstellung vergessen und die sinnlosesten Handlungen begehen läßt. Wir begegnen dem Leichtsinn nicht nur beim Beschränkten, sondern auch bei wohlbegabten, selbst intellektuell sehr hochstehenden Menschen, insbesondere jugendlichen Alters. Der intellektuell gut Veranlagte ist jedoch weit mehr in der Lage, die Folgen seines Handelns zu überblicken, als der Beschränkte, und so begreift es sich, daß der Leichtsinn um so verhängnisvollere Folgen nach sich zieht, je weniger begabt das Individuum ist. Sinnlose Verschleuderung des Vermögens durch Spiel, Gelage, Unterhaltung von Maitressen, Schuldenmachen, Vernachlässigung des Berufes, Rücksichtslosigkeit gegen Eltern und andere Angehörige, auch manche fahrlässige Schädigung von Gesundheit und Leben anderer, ebenso auch schwerwiegende kriminelle Akte (Unterschlagungen, Wechselfälschungen) gehören in dieses Gebiet.

□ □ □

B. Dummheit und Leidenschaft.

□

Jede Leidenschaft hat die Eigentümlichkeit, daß sie den geistigen Gesichtskreis einengt, indem sie das Interesse des Individuums übermächtig auf einen Gegenstand konzentriert und dadurch die Berücksichtigung anderer, selbst wichtiger Momente verhindert oder wenigstens erschwert. Für den Beschränkten ist die Leidenschaft begreiflicherweise ungleich gefährlicher, als für den Intelligenten, da dieser vielfach wenigstens die Fähigkeit besitzt, gegen die Leidenschaft seinen Verstand zur Geltung zu bringen und dadurch dem Einflusse ersterer auf sein Handeln Schranken zu setzen. Das ist dem Beschränkten gewöhnlich unmöglich. Er verfällt der Leidenschaft wie einem Dämon, dessen er sich in keiner Weise erwehren kann. Sein an sich schon beschränkter Horizont wird dadurch in einer Weise eingeengt, daß er blind und taub wird für das, was jedermann sieht und hört, daß er Handlungen begeht, die mit seinem Charakter und seinen Gewohnheiten unvereinbar erscheinen, daß er die Warnungen von Verwandten und Freunden, die ihn vor Unheil bewahren wollen, nicht nur in den Wind schlägt, sondern sogar als Äußerungen übler Gesinnung betrachtet. Am häufigsten macht die Leidenschaft in der Form der Liebe ihren verhängnisvollen Einfluß geltend. Auch der Intelligente mag an dem Gegenstande seiner Neigung ungleich mehr Vorzüge und weniger Mängel finden, als andere Menschen, auch er mag, um eine Vereinigung mit dem Gegenstande seiner Neigung zu erlangen, wichtige Interessen beiseite setzen; allein eine so vollkommene Blindheit für die physischen und insbesondere die intellektuellen und moralischen Mängel des Liebesobjektes, wie wir sie bei den Beschränkten häufig finden, treffen wir bei den Intelligenten, von seltenen Ausnahmen abgesehen, auf die wir noch zu sprechen kommen werden, nicht. Und zu der Blindheit für die Mängel der Verehrten gesellt sich bei dem Beschränkten noch oft völlige Gleichgültigkeit gegen die sozialen und wirtschaftlichen Folgen eines Verhältnisses oder einer Verbindung mit derselben, auch wenn diese den Ausschluß aus der besseren Gesellschaft, den Verzicht auf eine Karriere oder wirtschaftlichen Ruin nach sich zieht. Der Beschränkte heiratet eine Kokotte, ohne an ihrer Vergangenheit Anstoß zu nehmen, ohne die sozialen Folgen einer solchen Verbindung irgendwie zu berücksichtigen. Er opfert unter Umständen einer Tänzerin oder Schauspielerin sein Vermögen, um dann wie eine ausgepreßte Zitrone beiseite geworfen zu werden. Er stürzt sich in Schulden, begeht mitunter sogar Verbrechen, um den Wünschen oder Forderungen seiner Geliebten Genüge zu leisten. Häufig wird auch bei dem Beschränkten die Liebe eine Quelle dauernder geistiger Unfreiheit und damit einer Steigerung seiner geistigen Inferiorität. Der dumme Liebende sieht alles durch die Brille seiner Frau, ihre Meinungen sind die seinigen, er vertritt das ungereimteste Zeug, wenn es von seiner Frau behauptet wird. Eine eigene Überzeugung kennt er nicht. Er haßt und liebt ohne allen Grund, weil seine Gattin solche Gefühle für eine gewisse Person hegt. Und diese Schwachköpfe werden von wenig verständigen Frauen noch häufig als Ideale von Ehemännern angesehen.

Auch andere Leidenschaften vermögen den Beschränkten in einer Weise zu beherrschen, daß er die törichtsten und gefährlichsten Handlungen begeht. Insbesondere gilt dies von dem Haß, der Rach- und Eifersucht und dem Spielteufel. Haß und Rachsucht verblenden den Beschränkten oft derart, daß er in dem

Eifer, seinem Gegner zu schaden, die Grube nicht sieht, die er sich selbst gräbt. Die Beschränktheit läßt den Eifersüchtigen bei den harmlosesten Anlässen Grund zu einer Erregung finden, durch die er sich selbst, wie den Gegenstand seiner Liebe quält. Die Beschränktheit führt auch oft zu einer Eifersucht in Bezug auf Personen, die Gegenstand einer sexuellen Neigung nicht bilden können. So ist es nicht selten, daß beschränkte Frauen auf ihre eigenen Kinder oder Geschwister eifersüchtig sind, wenn der Gatte diesen besondere Zärtlichkeit entgegenbringt. Sie wollen die Liebe ihres Mannes ganz allein besitzen, nicht einmal mit den Kindern teilen. Bei beschränkten Frauen kommt selbst eine Eifersucht der Beschäftigung des Gatten gegenüber vor, wenn dieser in seinem Berufe sozusagen aufgeht und darüber die Gattin etwas vernachlässigt. In köstlicher Weise hat Proelß *) die Eifersucht einer ebenso schönen als beschränkten Römerin auf die kapitolinische Venus geschildert, mit deren Überwachung ihr Gatte durch sein Amt als Galerieaufseher betraut war. Die gute Donna beruhigte sich erst, als ihr Mann seines Amtes bei dem steinernen Teufelsweibe enthoben und an ein Spital versetzt wurde, dessen Insassen keine Veranlassung zu eifersüchtigen Erregungen gaben.

Eine besonders widerwärtige Form der Verbindung von Dummheit und Leidenschaft repräsentiert der Fanatismus. Politische und religiöse Leidenschaften finden wir zwar auch bei Intelligenten sehr häufig, und es ist zur Genüge bekannt, daß viele hochbegabte Männer für ihre politische oder religiöse Überzeugung das Leben einsetzten; allein jener blinde Fanatismus, der keinerlei

---

*) Joh. Proelß: „Die schönste Frau.“ Novellen, Stuttgart, Verl. Bonz & Co.

Duldsamkeit gegen abweichende Meinungen kennt, der den Gegner mit den grausamsten Mitteln verfolgt, wächst doch nur auf dem Boden der Beschränktheit. So erklärt es sich, daß eine Masse um so leichter zu fanatisieren und zu Gewalttaten gegen Andersgläubige zu bestimmen ist, je niedriger ihr intellektuelles Niveau ist. Der Fanatismus entwickelt sich aber nicht nur mit Vorliebe auf dem Boden der Beschränktheit, er steigert diese auch, wie jede Leidenschaft, ganz außerordentlich, sodaß die Ergriffenen der Bedeutung und Folgen ihres Tuns sich nicht mehr bewußt werden. Die Scheußlichkeiten, die im Namen der Religion und der Freiheit so unzählige Male von fanatisierten Massen verübt wurden, bezeugen dies zur Genüge.

Wenn auch, wie wir im Vorhergehenden schon andeuteten, gute intellektuelle Begabung im allgemeinen einen gewissen Schutz gegen den Einfluß der Leidenschaft verleiht, so lehrt doch die Erfahrung, daß auch intelligente, selbst mit glänzenden Geistesgaben ausgestattete Personen zuweilen der betörenden Macht derselben in einem Maße, wie die Beschränktesten unterliegen. Soweit die Liebe in Betracht kommt, schützt auch Alter und reiche Lebenserfahrung, wie schon das Sprichwort besagt, nicht vor Torheit. In der Mehrzahl der Fälle erweist sich bei Intelligenten die durch die Übermacht der Liebe bedingte Dummheit als ein transitorischer Zustand. Der Intellekt befreit sich allmählich von den Fesseln der Leidenschaft, und wenn die Liebe sich damit auch nicht ganz und gar verflüchtigt, so stellt sich doch wieder eine besonnene Beurteilung der realen Verhältnisse ein, welche von törichten, verhängnisvollen Schritten abhält. Allein nicht immer gewinnt der Intellekt wieder die Oberhand über die Leidenschaft. Ich habe im Laufe der Jahre eine Anzahl wissenschaftlich gebildeter Männer von guter, zum Teil selbst höherer Intelligenz kennen gelernt (Ärzte, Juristen, Ingenieure, Künstler), die nicht etwa im Rausche einer seit kurzem bestehenden Passion, sondern nach langer, zum Teil jahrelanger Bekanntschaft sich zu einer Verehelichung entschlossen, von welcher sie die bescheidenste Erwägung der Sachlage hätte abhalten müssen. Zum Teil handelt es sich um Personen nicht von zweifelhafter, sondern zweifellos übler Vergangenheit, Personen, die noch dazu keineswegs mit körperlichen Vorzügen ausgestattet waren, zum Teil um Frauen, die um viele Jahre älter als der Mann, mit Kindern, aber nicht mit Mitteln gesegnet und auch aller intellektuellen Vorzüge bar waren. Es ist mir wahrscheinlich, daß die Mehrzahl der Betreffenden im Laufe des ehelichen Lebens aus der Verblendung erwachte, in welche die Leidenschaft sie versetzt hatte und zu einer nüchternen Beurteilung ihrer Ehehälften gelangte. Die Bürde, die sie sich aufgeladen hatten, war damit natürlich nicht abgestreift.

Welches Maß von Torheiten der Spiel- und Spekulationsteufel zu zeitigen vermag, zeigen nicht nur die verkrachten Existenzen jener Offiziere und Angehörigen der Aristokratie, die im „Jeu“ trotz ungünstiger Erfahrungen immer wieder ihr Glück versuchen und nicht selten noch in Monte Carlo das hereinzubringen glauben, was sie an den heimatlichen Spieltischen verloren. Es sind dies zweifellos zum erheblichen Teile beschränkte Individuen, die ohne Überlegung sich ihres Besitzes entäußern und noch dazu ihre Angehörigen in die schlimmste Klemme bringen; denn ein verständiger Mensch kann doch kaum ernsthaft glauben, daß er durch Würfelspiel oder die Roulette seine Vermögenslage zu bessern vermag. Unter den Spekulanten, die durch Börsenspiel oder andere gewagte Unternehmungen Reichtümer zu erwerben suchen und sich dabei zugrunde richten, finden sich zweifellos viele von Haus aus wohlbegabte Menschen, die durch ihre Leidenschaft so beherrscht und verblendet werden, daß sie zu einer kühlen Beurteilung der Geschäftslage und der Chancen ihrer Unternehmungen nicht befähigt sind. Gewinne verleiten sie, ihr Glück mit noch höheren Einsätzen zu versuchen, Verluste schrecken sie nicht ab, das gewagte Spiel fortzusetzen, bis der Zusammenbruch erfolgt. Auch manche sehr intelligente und vom Glücke lange Zeit begünstigte Spekulanten entgehen diesem Schicksale nicht. Der Spekulationsteufel sitzt ihnen so sehr im Blute, daß sie die Erfolge ihrer Geschäfte nie ruhig zu genießen vermögen, sondern durch dieselben nur zu neuen, kühneren Spekulationen verleitet werden, die schließlich fehlschlagen.

Ähnlich dem Spielteufel kann auch die Sammelleidenschaft intelligente Personen in einer Weise beherrschen, daß sie dieselben des nüchternen Urteils beraubt. Sie verwenden auf die Vermehrung ihrer Sammlungen Beträge, die nicht im Einklang mit ihren Vermögensverhältnissen stehen, und werden gelegentlich die Beute von Schwindlern, die ihnen Falsifikate zu hohen Preisen aufhalsen. Selbst zu verbrecherischen Handlungen kann diese Leidenschaft den Anstoß geben. Es sind mir Fälle bekannt geworden, in welchen Männer von tadelloser Vergangenheit sich verleiten ließen, Objekte, die ihre Passion besonders erregt hatten und durch Kauf nicht zu erlangen waren, zu entwenden.

□ □ □

C. Dummheit und Aberglaube.

□

Dummheit und Aberglaube finden sich so häufig vergesellschaftet, daß manche der Annahme zuneigen mögen, letzterer sei lediglich ein Produkt ersterer. Diese Auffassung ist nicht ganz zutreffend. Wenn wir über die Beziehungen der Dummheit zum Aberglauben Klarheit erlangen wollen, müssen wir zunächst der Frage nähertreten, was wir unter Aberglauben zu verstehen haben. Die Beantwortung dieser Frage stößt jedoch auf manche Schwierigkeiten, was schon aus der Tatsache erhellen mag, daß die Auffassung, zu welcher Lehmann in seinem trefflichen Werke „Aberglaube und Zauberei" nach längeren Auseinandersetzungen gelangte, keineswegs einwandfrei ist. Der Autor bemerkt: „Aberglaube ist jede allgemeine Annahme, die entweder keine Berechtigung in einer bestimmten Religion hat oder im Widerstreit steht mit der wissenschaftlichen Auffassung einer bestimmten Zeit von der Natur". Dagegen läßt sich geltend machen, daß das, was im Widerstreit mit der wissenschaftlichen Auffassung einer bestimmten Zeit steht, nicht bloß Aberglaube, sondern auch im Gegenteil ein bedeutender Fortschritt in der Erkenntnis sein kann. Die großen naturwissenschaftlichen Entdeckungen standen zum Teil keineswegs im Einklang mit den herrschenden Ansichten und konnten deshalb nur allmählich zur allgemeinen Anerkennung gelangen. Eine Definition des Aberglaubens, die auf allgemeine Geltung Anspruch erhebt, hat nicht lediglich die Beziehungen desselben zum religiösen Glauben und der Wissenschaft, sondern auch zum gewöhnlichen Irrtum zu berücksichtigen. Der Aberglaube ist ja ein falscher, ein irriger Glaube, sohin ebenfalls ein Irrtum, aber ein solcher von eigener Art und deshalb von dem gewöhnlichen Irrtum zu unterscheiden.

Dieser Forderung dürfte folgende Definition Genüge leisten: Aberglaube ist eine Annahme, welche weder in den Lehren einer bestimmten Religion, noch in dem augenblicklichen Stande der wissenschaftlichen Erfahrung eine Stütze besitzt — eine Annahme, welche, obschon längst widerlegt, sich dennoch erhalten hat und eine gewisse Verbreitung besitzt*). Der Aberglaube ist nicht das Geistesprodukt eines einzelnen Individuums oder der Gegenwart, wie es der gewöhnliche Irrtum sein mag, sondern etwas Überkommenes, Überliefertes, man

*) Da gewisse Vorstellungen sowohl vom Standpunkte der Religion, resp. einer bestimmten Konfession, als der Wissenschaft beurteilt werden können, so liegt es nahe, daß die Auffassungen darüber, was als Aberglaube zu betrachten ist, zum Teil erheblich schwanken müssen. So hat, wie Hansemann in „Der Aberglaube in der Medizin etc.", S. 86 erwähnt, die Inquisitionskongregation in Rom am 29. Juni 1903 festgestellt, daß es kein Aberglaube sei, wenn Papierbilder, welche die Madonna darstellen, in Wasser aufgelöst getrunken oder zu Pillen gedreht verschluckt werden, um Genesung von Krankheiten zu erlangen. Es ist wahrscheinlich, daß die Herren von der Inquisitionskommission einige Kenntnis von den Suggestionswirkungen besitzen, und sie haben deshalb vielleicht den Umstand in Betracht gezogen, daß die in Frage stehenden Papierteile, wenn der nötige Glaube an ihre Wirksamkeit vorhanden ist, Heilung herbeiführen können. Dies kann aber an der Auffassung der Wissenschaft nichts ändern, welche die Vorstellung, daß Papier, in Wasser aufgelöst oder zu Pillen gedreht ein Heilmittel bilden soll, in das Gebiet des Aberglaubens verweisen muß. Wir wissen auch, daß die Anwendung sogenannter Sympathiemittel mitunter auf suggestivem Wege Heilwirkungen erzielt. Der Glaube an Sympathiemittel bleibt trotzdem ein Aberglaube, weil man in den betreffenden Fällen die Wirkung nicht von der Suggestion, sondern von einem Mittel, das völlig ungeeignet ist, einen Einfluß auf eine Krankheit auszuüben, erwartet. Ebenso handelt es sich, vom wissenschaftlichen Standpunkte betrachtet, im obigen Falle um Aberglaube, weil offenbar dem Papier als solchem, nicht der Suggestion, die mögliche Heilwirkung zugeschrieben wird.

könnte sagen, eine Münze, die, obschon lange außer Kurs gesetzt, in gewissen Kreisen noch immer als vollgültig zirkuliert. Jeder Aberglaube, wie töricht er uns auch erscheinen mag, hat eine Vergangenheit. Bei näherer Prüfung erweist er sich als Überbleibsel einer früher auf religiösem oder wissenschaftlichem Gebiete herrschenden oder wenigstens im Volke sehr verbreiteten und auch von den Intelligenten geteilten Ansicht. Um nur ein Beispiel zu erwähnen, so bildet der Glaube an Sympathiemittel, den wir heutzutage als eine besonders stupide Spezies von Aberglauben betrachten, das Überbleibsel einer Anschauung, welche vor Jahrhunderten in der ärztlichen Welt sehr großen Anhang besaß.

Nach dem Angeführten erscheint es wohl begreiflich, daß Mangel geistiger Kultur und Beschränktheit einen sehr günstigen Nährboden für die Einpflanzung und das Gedeihen des Aberglaubens bilden. Der unterrichtete Intelligente sucht seine Anschauungen in Einklang mit der Erfahrung zu bringen und verzichtet den Ansichten anderer gegenüber nicht auf den Gebrauch seines Urteilsvermögens. Der Beschränkte und Ungebildete macht sich die Anschauung seiner Umgebung und auch deren Aberglauben unbesehen zu eigen und hält an letzterem infolge seiner Urteilsschwäche mit einer Zähigkeit fest, als ob es sich um unumstößliche Wahrheiten handle. Doch bildet auch höhere Intelligenz keinen absoluten Schutz gegen Infektion mit Aberglauben. Nicht einmal das Genie erweist sich ganz frei von diesem intellektuellen Unkraut. Doch ist ein wesentlicher Unterschied zwischen dem Aberglauben, dem wir in den Kreisen der Intelligenz begegnen, und dem der Beschränkten und Ungebildeten.

Daß man an einem Freitag nichts Wichtiges unternehmen, zu Dreizehnt nicht an einem Tische sitzen soll, die Erwähnung erfreulicher gesundheitlicher Verhältnisse durch die Hinzusetzung des Wortes „unberufen“ oder Klopfen auf den Tisch sozusagen sichern müsse, daß die Begegnung mit einem alten Weibe am frühen Morgen oder ein kleiner Unfall beim Aufstehen ein übles Vorzeichen für den betreffenden Tag bilde, sind Variationen des Aberglaubens, denen wir in der besten Gesellschaft nicht selten begegnen. Wenn man der Sache jedoch auf den Grund geht, so zeigt es sich, daß es sich hier um Anschauungen handelt, an denen man nicht deshalb festhält, weil man sie für unanfechtbar erachtet, sondern weil man die Mühe scheut, sich davon loszumachen.

Anders verhält es sich mit dem Aberglauben des intellektuell tiefer Stehenden und Ungebildeten. Dieser ist von der Begründetheit seiner abergläubischen Vorstellungen überzeugt, welche eine unübersehbare Menge von Angelegenheiten und Vorkommnissen des alltäglichen Lebens, wie außergewöhnliche Zufälle betreffen. Hier finden wir den Teufels- und Hexenglauben in der rohesten Form, den Glauben an Gespensterspuk, Sympathiemittel der abenteuerlichsten Art, die Zauberkraft von Leichenteilen, Wahrsagekünste durch Bleigießen, Kartenschlagen, die Vorbedeutung gewisser Träume usw. Die kursierenden Varietäten des Aberglaubens wechseln zum Teil wenigstens mit dem Stande der Allgemeinbildung und besonderen Verhältnissen. Der Hexenaberglaube war bis über die Mitte des 18. Jahrhunderts allgemein verbreitet und wurde selbst von den Gebildetsten geteilt. In Bayern fanden die letzten Hexenhinrichtungen 1754 und 1756, in Glarus 1785, in Posen 1793 statt. Die Strafbestimmungen gegen Hexerei wurden in Bayern offiziell erst durch das Strafgesetz vom Jahre 1813 aufgehoben. Mit der Einführung des Lottos in Bayern und während des Bestehens dieser Einrichtung gewann der Aberglaube von der Bedeutung gewisser Träume eine ganz außerordentliche Verbreitung. Alle möglichen Traumerscheinungen hatten einen bestimmten Zahlenwert, und die Traumbücher, welche die Übersetzung der Träume in Zahlen lehrten, waren sehr verbreitet. Die Abschaffung des Lottos hat dieser Form törichtsten Aberglaubens bei uns den Boden entzogen.

In Bezug auf die Verbreitung einzelner Varietäten des Aberglaubens zeigen sich bemerkenswerte territoriale Unterschiede. So ist der Vampyrglaube, der in Deutschland sich jedenfalls nur noch ganz sporadisch findet, in den südslavischen Ländern noch ziemlich verbreitet. Der Glaube an den bösen Blick ist meines Wissens in Deutschland überhaupt nicht mehr anzutreffen, während er in Italien, insbesondere Süditalien, den südslavischen Ländern und im Orient noch in vollster Blüte steht. In Süditalien findet sich dieser Aberglaube in allen Schichten der Bevölkerung und man sucht mit den verschiedensten Mitteln, insbesondere der sogenannten gettatura (Ausstrecken des Zeige- und Kleinfingers) gegen die Macht des mal'occhio sich zu schützen*). Es ist auch nicht zu leugnen, daß die rohesten und bedenklichsten Formen des Aberglaubens sich ganz vorwaltend auf dem Lande und in von der Kultur noch weniger beleckten Gegenden finden. In Bezug auf den Glauben an Wahrsagekünste besteht dagegen kaum ein Unterschied zwischen Stadt und Land. Die Strafbestimmungen, welche unsere Gesetze gegen

*) Wie tief dieser Aberglaube sitzen mag, hiefür liefert eine Mitteilung Aschaffenburgs einen Beleg. Nach dieser wurde sogar dem Papste Pius IX. der böse Blick zugeschrieben, und man erzählte sich in Rom ganz öffentlich, daß die frommgläubigen Italiener, während sie von dem Papste den Segen empfingen, gleichzeitig hinter dem Rücken das Zeichen der gettatura machten.

Gaukelei enthalten, verhindern nicht, daß sich selbst in unseren Großstädten noch Personen finden, die das Wahrsagegeschäft in der einen oder anderen Form berufsmäßig treiben und zum Teil eines lebhaften Zuspruches auch aus den sogenannten gebildeten Kreisen sich erfreuen. In den außerdeutschen Großstädten ist es in diesem Punkte keineswegs besser, nur daß hier zum Teil auch der Weg des Inserates zur Anpreisung von Wahrsagekünsten benutzt wird. So fand ich in amerikanischen Zeitungen häufig Inserate, in welchen Madame X. oder Y. sich als Schülerin der berühmten Lenormand zum Wahrsagen über Zukünftiges wie Vergangenes anbietet. In Paris wird das Wahrsagegeschäft vielfach in sogenannten Somnambulenkabinetten in recht lukrativer Weise betrieben. Die Wahrsagerinnen befassen sich gewöhnlich auch noch mit der Heilung von Krankheiten. Gilles de la Tourette hat in seinem Werke über den Hypnotismus mehrere Prospekte von Somnambulen mitgeteilt, aus denen ersichtlich ist, welcher Künste sich diese Personen rühmen und auf welches Maß von Aberglauben man auch in der Pariser Bevölkerung noch rechnen darf. Wir lassen zwei dieser Prospekte in Übersetzung folgen.

Mme MARIE

berühmte hellseherische Somnambule.

Diplomiert.

Zu konsultieren für Krankheiten und Nachforschungen jeder Art.

Künftiges aus der Hand.

Kartenschlagen. Ratschläge und Aufschlüsse.

Empfangszeit täglich von 9 Uhr morgens bis 7 Uhr abends.

Mäßige Preise.

Sie sagt den Personen, die sie mit ihrem Vertrauen beehren, was ihnen bevorsteht, was sie zu fürchten und zu hoffen haben.

Erleichterung und Heilung durch den Magnetismus. Beratung in der Wohnung und schriftlich.

◻

Sicherheit, Fortschritt, Wissenschaft.

M<u>ME</u> CHARLES.

Somnambule I. Klasse von Geburt.

Mitglied und Inhaberin der Medaille des elektro-magnetischen Institutes von Frankreich. Mitglied mehrerer gelehrter und humanitärer Gesellschaften etc.

Hat die Ehre, diejenigen Personen, die sie mit ihrem Vertrauen beehren wollen, zu benachrichtigen, daß sie bei ihr alle Aufklärung finden werden, die für ihre Stellung nützlich und notwendig sind. . . . . .

Obwohl sie sich gewöhnlich nicht mit Kartenschlagen befaßt, ist die Dame doch bereit, die Personen, die es wünschen, damit zu bedienen. Sie liest in gleicher Weise aus der Physiognomie, wie aus den Linien der Hand, eine Leistung, die ihr mehrere auszeichnende Erwähnungen eingetragen hat.

Experimentalsitzungen über Phrenologie.

Schlafsitzungen zu jeder Stunde zu reduzierten Preisen. Im Salon der M<u>ME</u> CHARLES sieht man die Person, die man liebt und diejenige, von der man geliebt wird.

So bedeutungsvoll auch die Beschränktheit für das Gedeihen von Aberglauben ist, so darf man doch nicht annehmen, daß die Ausbreitung des letzteren einen sicheren Index für die Durchschnittsintelligenz einer bestimmten Bevölkerung bildet. Wenn z. B. beim süditalienischen Landvolk sich zurzeit noch weit mehr

Aberglaube findet, als bei dem süddeutschen, so darf daraus nicht gefolgert werden, daß der durchschnittliche süddeutsche Bauer intellektuell erheblich über dem süditalienischen steht. In einer gutgläubigen Bevölkerung kann durch klerikale Einflüsse die Ausbreitung und Erhaltung von Aberglauben verschiedenster Art begünstigt und direkt gefördert werden. Dies ist in Süditalien zweifellos noch weit mehr der Fall, wie in Süddeutschland. Hiezu kommt der Umstand, daß in Süditalien, speziell auf dem Lande, noch ein erheblicher Teil der Bevölkerung ohne Schulunterricht aufwächst (die Zahl der Analphabeten ist dort noch eine sehr bedeutende). Die Unwissenheit bildet aber ebenfalls einen Faktor, welcher die Infektion mit Aberglauben ebensosehr begünstigt, wie die Dummheit.

□ □ □

D. Die Dummheit als Folge die geistige Entwicklung hemmender äußerer Momente.

Die Verdummung.

□

Über den Anteil, welchen an dem intellektuellen Verhalten des Erwachsenen die angeborene Veranlagung und äußere Faktoren (Milieu, Erziehung, Unterricht, Lebensschicksale) haben, gehen heutzutage die Ansichten noch erheblich auseinander. Darüber besteht jedoch keine Meinungsverschiedenheit, daß die in Frage stehenden Momente je nach ihrer Art auf die geistige

Entwicklung des Individuums in günstigem wie in ungünstigem Sinne einzuwirken imstande sind. Es liegt nahe, daß der Schaden, welchen ungünstige äußere Einflüsse nach sich ziehen, in den Einzelfällen je nach dem Grade der Begabung schwankt. Talente für einzelne Leistungen können bei Mangel an Übung und Anregung verkümmern, aber eine treffliche intellektuelle Alleingemeinbegabung gelangt auch unter widrigen äußeren Verhältnissen zum Durchbruch; eine solche kann nie zum Niveau der Dummheit herabgedrückt werden. Dies ist nur bei der allerdings weit vorherrschenden mittelmäßigen Veranlagung der Fall, und selbstverständlich kann eine von Haus aus bestehende Beschränktheit durch Momente, welche die geistige Entwicklung beeinträchtigen, gesteigert werden. In letzteren Fällen darf man von Verdummung sprechen.

Unter den Momenten, welche in dieser Richtung von Bedeutung sind, haben wir den Einfluß des Milieus bereits an früherer Stelle berührt. Vernachlässigung der Erziehung und des Unterrichtes haben besonders schwerwiegende Folgen. Erstere wirkt namentlich in dem vorschulpflichtigen Alter unheilvoll, da die Volksschule neben dem eigentlichen Unterricht auch eine erzieherische Tätigkeit ausübt. Man mag den Wert der in der Volksschule erworbenen Kenntnisse für das Leben höher oder geringer einschätzen, unzweifelhaft bildet schon ihr Erwerb für das heranwachsende Kind ein wertvolles Gut, da derselbe die Entwicklung der geistigen Fähigkeiten durch Übung fördert. Der Besitz einzelner in der Schule erworbener Kenntnisse, so speziell der des Lesens, ist jedoch von größerer Tragweite. Wenn bei uns auch viele Menschen, namentlich auf dem Lande, von ihrer Kenntnis des Lesens wenig Gebrauch machen, so darf man doch die Bedeutung derselben für den Bildungszustand der Massen und ihr intellektuelles Niveau nicht unterschätzen. Der Lesekundige ist imstande, seinen Vorstellungsschatz durch Lektüre ständig zu vermehren, neue Ideen in sich aufzunehmen und seine Anschauungen über die verschiedensten Gegenstände zu erweitern und zu verbessern, wodurch sein geistiger Horizont vergrößert und seine Urteilsfähigkeit gesteigert wird. Dieser Weg zur Hebung des intellektuellen Vermögens ist dem Leseunkundigen verschlossen.

Ähnlich nachteilig, wie Vernachlässigung, wirkt verkehrte Erziehung. Vor allem kommt hier die Einpflanzung von törichten und abergläubischen Vorstellungen und von Vorurteilen in Betracht. Die Schauergeschichten von Hexen und Gespenstern, vom Wauwau und anderen mystischen Ungeheuern, mit denen einfältige Mütter und Dienstboten die Kinder zum Teil zu unterhalten, zum Teil zu schrecken suchen, wirken nicht nur dadurch schädlich, daß sie die Phantasie der Kleinen vergiften und Ängstlichkeit hervorrufen, sondern auch dadurch, daß sie die Leichtgläubigkeit und Kritiklosigkeit fördern.

Auch durch unvernünftige Strenge in der Erziehung, das Verlangen unbedingten Gehorsams in allen Angelegenheiten und Unterdrückung jeder selbständigen Regung kann die geistige Entwicklung des Kindes beeinträchtigt werden. Durch dieses System wird in dem Kinde die Neigung zum eigenen Nachdenken und selbständigen Urteil erstickt, es wird daran gewöhnt, mechanisch das zu tun, was man von ihm erwartet, und so zur Maschine, statt zu einem denkenden Wesen ausgebildet. Verdummend wirkt auch das System der allzugroßen Güte und Schonung, das namentlich von Müttern öfters geübt wird, die Gepflogenheit, dem Kinde durch Nachhilfe eigenes Denken zu ersparen und die an seine Leistungsfähigkeit zu stellenden Anforderungen möglichst herabzuschrauben. Schwachbefähigte Kinder, bei denen es besonders wichtig ist, durch Übung die Entwicklung der intellektuellen Gaben zu fördern, werden dadurch besonders geschädigt, da die bei denselben gewöhnlich von Haus aus schon bestehende Neigung zur Denkträgheit hiedurch gesteigert wird. Auch verkehrte Unterrichtsmethoden, Überladung des Gedächtnisses mit totem Material unter Vernachlässigung der Denkübungen können dem jugendlichen Geiste schaden.

Es ist begreiflich, daß die Momente, welche auf das Einzelindividuum verdummend wirken, wenn sie bei einer größeren Anzahl an einem Orte lebender Individuen zur Geltung kommen, eine Massenverdummung zur Folge haben. Schon die isolierte Lage einer Ortschaft, die Entfernung derselben von den frequentierteren Verkehrswegen, kann ungünstig auf den intellektuellen Stand einer Bevölkerung wirken, und jene Tiroler Kleriker, welche die Anlage neuer Straßen zu verhindern sich bemühten, weil sie von einem größeren Fremdenzufluß eine Minderung der frommen Einfalt ihrer Schäflein befürchteten, hatten nicht unrichtig kalkuliert. Die Abgeschlossenheit verhindert das Eindringen neuer Ideen und die Beseitigung von Vorurteilen und anderen irrtümlichen Anschauungen. Sie begünstigt daher die geistige Stagnation und erschwert jeden Fortschritt. Man kann sich in unseren Gebirgsdörfern häufig davon überzeugen, wie förderlich die Zunahme des Verkehrs auf die Intelligenz der Bevölkerung wirkt, wenn diese Intelligenzmehrung auch nicht immer für den Fremden von Vorteil ist. Ähnlich wie die Isolierung wirkt die Verbreitung und Unterhaltung törichter und abergläubischer Vorstellungen in einer Bevölkerung, da hiedurch bei derselben Kritiklosigkeit und Leichtgläubigkeit und damit auch die Neigung zur blinden Unterordnung unter die geistliche Autorität genährt wird. Manche sind der Meinung, daß die absichtliche Verdummung des Volkes auf dem angedeuteten Wege lediglich eine Gepflogenheit des um seine Herrschaft über die Geister besorgten ultramontanen Klerus sei, und es ist auch nicht zu leugnen, daß dieser in den Ländern und an den Orten, in welchen er bisher die Macht besaß, sich redlich bemühte, die Hebung des intellektuellen Niveaus der Bevölkerung zu verhindern. Allein die ultramontane Klerisei hat sich keineswegs das Privileg der Volksverdummung angeeignet. Politische Agitatoren in verschiedenen Ländern und selbst gouvernementale Kreise arbeiten in der gleichen Richtung. Man darf gegenwärtig nur einen Blick auf die Verhältnisse in Österreich werfen. Da werden von politischen Agitatoren den Massen dieser oder jener Nationalität Ideen beigebracht, welche das Urteil derselben trüben und die törichtsten Handlungen zur Folge haben. Und wie steht es in Rußland? Weisen nicht das systematische Vorgehen gegen Universitäten und Gymnasien, die Beschränkung der Presse, die Vernachlässigung des Volksschulunterrichts, die Maßregelung derjenigen, die ihre politische Meinung zu äußern wagen, darauf hin, daß man die durch 100jährige Knebelung erzielte Verdummung des Volkes nicht zu beseitigen, sondern um jeden Preis zu mehren geneigt ist. Einer der hervorragendsten russischen Gelehrten der Gegenwart, v. Bechterew, äußert sich über das in Rußland befolgte System in folgenden bitteren Worten*): „Der schlimmste Feind aber, die größte Gefahr erwuchs der russischen Schule aus dem neuerdings stark um sich greifenden Nihilismus gegenüber allen

*) v. Bechterew: „Die Persönlichkeit und die Bedingungen ihrer Entwicklung und Gesundheit.“ Grenzfragen des Nerven- und Seelenlebens XLV. S. 23.

Bildungstendenzen. Aufklärung der Massen erschien als etwas Überflüssiges, ja als schädlich vom Standpunkte der allgemeinen staatlichen Idee. Volle Schriftunkundigkeit war die Frucht, die weiten Schichten des Volkes aus dieser unsinnigen Politik erwuchs, und für Millionen blieb die Gottesgabe der menschlichen Sprache auf das enge Gebiet persönlichen Gedankenaustausches beschränkt. Eine gute Vorstellung von dem tiefen Niveau russischer Volksbildung erhält man bei einer Vergleichung mit den Verhältnissen in Japan, wo es insgesamt 10 % Schriftunkundige in der Bevölkerung gibt, gegen 73 % in Rußland."

Auch die politische Unfreiheit, wie sie in Rußland und anderen absolutistisch regierten Ländern noch existiert, wirkt in gewissem Maße verdummend, da sie die Massen jener geistigen Anregung beraubt, die mit der aktiven Anteilnahme an staatlichen Angelegenheiten verknüpft ist, und sie verhindert, auf die Besserung ihrer Verhältnisse, soweit solche durch staatliche Mittel ermöglicht wird, und die Beseitigung von Mißständen Bedacht zu nehmen.

Ähnlich wie die politische Knechtung kann endlich auch ein andauernder materieller Notstand wirken. „Die Not", sagt das Sprichwort zwar, „macht erfinderisch"; sie veranlaßt den Menschen, alle seine Kräfte anzuspannen, um seine Existenz angenehmer zu gestalten. Dies trifft jedoch im allgemeinen nur für die Fälle zu, in welchen das Individuum die Aussicht hat, durch Anstrengungen einen Erfolg bezüglich seiner Verhältnisse zu erzielen. Andauerndes materielles Elend, das nicht zu beseitigen ist, drückt dagegen die geistige Regsamkeit herab und führt dadurch zum Stumpfsinn. Dies ist lediglich der Ausdruck einer Akkommodation an die bestehenden traurigen Verhältnisse, ohne welche diese nicht zu ertragen wären. Wird der Branntwein als Tröster in diesen Fällen verwendet, wie es so häufig geschieht, so sinkt das intellektuelle Niveau der Bedauernswerten noch tiefer.

□ □ □

E. Dummheit als Folge von Erkrankung.

□

Die pathologische Dummheit.

Neben der Dummheit, die auf angeborener, noch im Bereiche des Normalen liegender Gehirnveranlagung beruht, — hieher gehört die weit überwiegende Zahl der Fälle intellektueller Minderwertigkeit — finden wir nicht selten als Folge von Erkrankungen Zustände vermindeter geistiger Leistungsfähigkeit, die man ebenfalls als Dummheit bezeichnen kann. Im jugendlichen Alter sind es insbesondere Gehirnhautentzündungen und die als Dementia praecox bezeichnete, in vielen Beziehungen noch dunkle Gehirnerkrankung, welche diese Folge haben. Die intellektuelle Schädigung, welche letzteres Leiden herbeiführt, ist oft eine sehr schwere, und man darf die Fälle, in welchen es lediglich zu einer Abschwächung der geistigen Fähigkeiten, die man noch als Beschränktheit bezeichnen kann, kommt, als günstig verlaufende betrachten. Auch auf schwere akute Infektionskrankheiten, so z. B. Typhus, ist bei jugendlichen Individuen mitunter ein Rückgang der geistigen Fähigkeiten bis zum Niveau der Beschränktheit zurückzuführen. In den mittleren und vorgeschritteneren

Jahren werden insbesondere Gefäßerkrankungen des Gehirns, die zur Bildung von Erweichungs- oder Blutherden den Anlaß geben, häufig eine Ursache intellektueller Schädigungen verschiedenen Grades, und unter diesen finden sich auch Fälle, in welchen der geistige Rückgang noch innerhalb der Grenze der Beschränktheit sich hält. Ausgedehnte Gefäßerkrankungen des Gehirns (Arteriosklerose) können auch, ohne daß es zur Bildung von Herden der erwähnten Art kommt, eine mehr oder minder weitgehende Abschwächung der intellektuellen Leistungen nach sich ziehen. Das gleiche gilt von Gehirngeschwülsten und Kopfverletzungen. Außer der bereits erwähnten Dementia praecox hinterlassen auch andere Geistesstörungen mitunter intellektuelle Schädigungen, die hier in Betracht kommen. Man spricht in diesen Fällen von Heilungen mit Defekt. Die Abschwächung der geistigen Leistungen kann sich hier innerhalb der Grenzen der Beschränktheit halten, so daß der Betreffende doch noch eine gewisse Stellung im Leben auszufüllen vermag.

Unter den Neurosen bedingt die Neurasthenie zwar häufig eine Herabsetzung der intellektuellen Leistungsfähigkeit, doch ist diese im allgemeinen nicht von einer Art, daß sie zur Beschränktheit führt. Die Neurastheniker klagen zwar vielfach, daß sie dumm oder selbst blöde geworden seien, daß ihnen kompliziertere geistige Arbeiten schwer fallen oder überhaupt nicht mehr gelingen, daß ihnen plötzlich der Faden ausgehe, wenn sie etwas berichten wollen, wohlbekannte Namen nicht einfallen, daß sie bei der Lektüre den Sinn des Gelesenen schwer oder nicht auffassen und dergleichen mehr. Hiebei handelt es sich zweifellos um eine Abschwächung der geistigen Leistungen, die jedoch in ihrer Intensität schwankt und nur auf einer andauernden Ermüdung oder Erschöpfung des Denkapparates, nicht einer tieferen Schädigung desselben beruht und daher auch gewöhnlich einer Ausgleichung fähig ist. Das durch Neurasthenie bedingte Manko auf intellektuellem Gebiete betrifft gewöhnlich weit mehr die quantitative als die qualitative Seite und geht, was letztere betrifft, wie schon angedeutet wurde, von vorübergehenden Steigerungen abgesehen, nicht so weit, daß man von Beschränktheit sprechen kann.

Bei Hysterischen findet sich mitunter eine intellektuelle Minderwertigkeit, die bis zum ausgesprochenen Schwachsinn gehen kann. Ein hervorragender französischer Autor, Pierre Janet, hat geglaubt, als das Wesentliche der Hysterie eine Art von Geistesschwäche betrachten zu dürfen. „Die Hysterischen," bemerkt der Autor, „haben wie eine große Kategorie von Kranken nur das Denkvermögen eines Kindes, und der Charakter der Hysterischen ist nichts anderes als der Charakter der Geistesschwachen, der Kinder." Diese Auffassung kann nur durch Zufälligkeiten des Materials, an welchem Janet seine Studien machte, sich erklären. Von den Hysterischen, denen man in der Alltagspraxis begegnet, zeigt jedenfalls der größere Teil normale, manche derselben sogar hervorragende geistige Begabung, woraus der Schluß sich ergibt, daß die Beschränktheit, der wir bei an Hysterie Erkrankten begegnen, mit dem Wesen dieses Leidens nichts zu tun hat *).

Die Epilepsie führt bei von Haus aus wohlbegabten Individuen zu einer Schädigung der Intelligenz nur dann, wenn die Anfälle, in welchen das Leiden sich vorzüglich äußert, häufiger auftreten. Individuen, welche

*) Übereinstimmend mit meinen Beobachtungen erklärt Freud: „daß man unter den Hysterischen die geistig klarsten, willensstärksten, charaktervollsten und kritischsten Menschen finden kann".

nur in größeren Zwischenräumen von vereinzelten epileptischen Attacken heimgesucht werden und nicht erblich schwer belastet sind, können ihre geistigen Kräfte selbst bei vieljähriger Dauer des Leidens ungeschmälert bewahren. So hatte ich selbst in jüngster Zeit Gelegenheit, einen 70jährigen Herrn kennen zu lernen, der, obwohl seit seinem 18. Lebensjahre infolge eines Sturzes an Epilepsie leidend, sich noch vollster geistiger Frische erfreut. Bei häufigen, insbesondere serienweise auftretenden Anfällen wird die intellektuelle Abstumpfung, die sich anfänglich nur vorübergehend an die Anfälle knüpfte, allmählich dauernd, so daß sich ein Zustand mehr oder minder weitgehender Beschränktheit entwickelt. Der geistige Rückgang kann auch, wenn der Kranke länger am Leben bleibt, selbst bis zur völligen Demenz fortschreiten. Häufig wird bei Epileptischen, welche mit Brompräparaten behandelt werden, die durch das Leiden bedingte Abnahme der Geisteskräfte mit Unrecht auf den Bromgebrauch zurückgeführt. Es ist jedoch nicht in Abrede zu stellen, daß übermäßige Bromgaben einen Zustand ausgesprochener Stupidität (Gedächtnisschwäche und Erschwerung aller geistigen Operationen) herbeiführen können, was sich aus der hemmenden Einwirkung des Broms auf die kortikalen Vorgänge erklärt.

Ungemein viel häufiger als durch Brom werden durch habituellen übermäßigen Alkoholgenuß die Geisteskräfte in einer Weise geschädigt, die allmählich zu einem Zustand andauernder Beschränktheit führt. Kraepelin bemerkt hierüber (Lehrbuch der Psychiatrie): „Verhältnismäßig am wenigsten pflegt zunächst die Beeinträchtigung der geistigen Leistungsfähigkeit in die Augen zu fallen. Indessen beginnt sich regelmäßig beim Trinker eine merkliche Herabsetzung seiner Arbeitskraft herauszubilden. Eine wesentliche Rolle scheint dabei die Steigerung der Ermüdbarkeit zu spielen. Es wird ihm schwer, seine Aufmerksamkeit längere Zeit anzuspannen, neue, ungewohnte Eindrücke zu verarbeiten, sich in verwickeltere geistige Aufgaben hineinzufinden. Er liebt es daher, sich in bekanntem Geleise zu bewegen, hat weder Neigung noch Fähigkeit zu schöpferischer Gedankenarbeit. Infolgedessen verengt sich sein Gesichtskreis; seine geistige Ausbildung steht zunächst still, macht aber dann Rückschritte und führt zur Verarmung seines Vorstellungsschatzes und Abnahme seiner Urteilsfähigkeit. Dieser Vorgang wird ganz besonders begünstigt durch die niemals fehlenden Störungen des Gedächtnisses."

Wir können uns über die verdummenden Wirkungen anhaltenden, übermäßigen Alkoholgenusses nicht wundern, da schon bescheidene Alkoholgaben (etwa 1 bis 2 Liter Bier entsprechend) nicht nur die Schnelligkeit, sondern auch die Qualität der intellektuellen Leistungen herabsetzen und nach dem Genusse größerer Alkoholmengen noch nach 24—36 Stunden eine Verminderung der geistigen Arbeitskraft zu konstatieren ist.

□ □ □

F. Dummheit und Gehirn.

□

Die organische Grundlage der Dummheit.

Daß die geistige Beschränktheit ebenso wie hervorragende Intelligenz ihren Grund in der Gehirnbeschaffenheit hat, ist eine Tatsache, welche niemand bezweifeln kann, der einen gesetzmäßigen Zusammenhang der geistigen Verrichtungen mit der Tätigkeit unseres Gehirns zugibt. Indes haben die neueren Forschungen auf dem Gebiete der Gehirnanatomie und

Gehirnphysiologie noch keine völlige Klarheit darüber gebracht, von welchen Besonderheiten der Gehirnbeschaffenheit die Dummheit abhängt. Es lag wohl am nächsten, den quantitativen Faktor, i. e. die Masse des Gehirns verantwortlich zu machen, indem man von der Annahme ausging, daß ein kleineres Gehirn zu geringeren Leistungen befähigt sei als ein größeres. Zahlreiche Beobachtungen schienen zugunsten dieser Annahme zu sprechen. Das Gehirn der höchststehenden Affen bleibt an Umfang weit hinter dem des Menschen zurück; das Durchschnittsgewicht der Gehirne der niederststehenden Menschenrassen ist geringer als das der höherstehenden, das des Mannes größer als das des Weibes. Man hat auch bei Idioten und Imbezillen häufig auffallend niedrige, bei intellektuell hervorragenden Menschen erheblich über den Durchschnitt hinausgehende Gehirngewichte angetroffen. Diesen Beobachtungen stehen jedoch andere gegenüber, welche darauf hinweisen, daß die Masse des Gehirns allein für die geistige Begabung und damit auch für die Beschränktheit keine ausschlaggebende Bedeutung besitzt. Dies erhellt schon in recht deutlicher Weise aus manchen bei Tieren zu beobachtenden Tatsachen. So übertrifft die Gehirnmasse des Rindes um ein Vielfaches die des Pudels und des Jagdhundes, während die intellektuellen Leistungen letzterer weit über denen des Rindes stehen. Damit stimmen manche Erfahrungen beim Menschen überein. So hat man verschiedenfach sehr große Gehirne bei Individuen gefunden, welche sich während ihres Lebens keineswegs durch ihre geistigen Fähigkeiten auszeichneten, während manche berühmte Männer nur ein Gehirn von durchschnittlichem oder selbst unter dem Durchschnitte stehendem Gewichte besaßen*).

*) Am auffallendsten in dieser Beziehung war der Befund bei dem berühmten französischen Parlamentarier und

Da die vorliegenden Tatsachen die Annahme einer konstanten Beziehung zwischen Gehirnmasse und geistiger Entwicklung nicht gestatteten und der Ablauf der psychischen Prozesse an die Tätigkeit der Großhirnrinde gebunden ist, lag der Gedanke nahe, daß der Windungsreichtum der Großhirnhemisphären, i. e. die Flächenausdehnuug der Großhirnrinde von Bedeutung für die intellektuelle Begabung sein müsse. Auch für diese Annahme ließ sich eine Reihe von Erfahrungen geltend machen. Man fand bei geistig hervorragenden Personen häufig Gehirne mit auffallendem Windungsreichtum und bei wenig begabten Individuen solche mit sehr einfachen Windungsverhältnissen. Ähnliche Unterschiede ergaben sich bei einem Vergleiche der Gehirne von Angehörigen der höher- und der niederstehenden Rassen. Indes handelt es sich hier, wie bei dem Volumen des Gehirns um keine konstanten Vorkommnisse. Gehirne mit reicher Windungsentwicklung finden sich auch bei Personen, die sich nicht durch ihre geistigen Qualitäten auszeichneten, und einfache Windungsverhältnisse bei solchen von durchaus normaler Intelligenz. Die größte bisher beobachtete Flächenausdehnung der Großhirnrinde wies das Gehirn eines

---

Staatsmann Gambetta, dessen Gehirn nur 1241 g wog, also 150 g unter dem Durchschnitt aufwies. Ein Gegenstück zu Gambetta bildet der von Obersteiner mitgeteilte Fall eines im Wiener Versorgungshause verstorbenen Mannes von 58 Jahren von mittlerer Statur. Derselbe, ein Millionärssohn von mittlerer Begabung, dem die reichlichste Gelegenheit zur Entfaltung seiner Anlagen geboten war, leistete, abgesehen von der Vergeudung seines Vermögens, nichts Bemerkenswertes, obwohl er Besitzer eines ganz ungewöhnlich großen Gehirns war. Sein Gehirn wog nach Obersteiners Berechnung im frischen Zustande 2028 g, also etwas mehr als das Turgenjeffs, und zeigte mikroskopisch keine pathologischen Veränderungen.

36jährigen Ziseleurs von geringer Intelligenz auf, der ein schlechter Arbeiter und dem Trunke ergeben war*).

Auch bei Tieren ließ sich keine konstante Beziehung zwischen Windungsentwicklung und Intelligenz nachweisen. Zwar lehrt die vergleichende Anatomie, daß die Großhirnoberfläche bei allen Tierklassen bis zu den Säugern und auch bei diesen bei den geistig niederstehenden Ordnungen glatt ist. Allein andererseits ergibt sich bei den höherstehenden, mit Großhirnwindungen ausgestatteten Säugern, daß der Entwicklung der Windungen die der Intelligenz keineswegs stetig parallel geht. In ein und derselben Ordnung zeigen die kleineren Tiere meist nur glatte oder nur wenig mit Windungen versehene Großhirnhemisphären, die größeren Tiere dagegen zahlreiche Windungen, während die Intelligenz bei den großen und bei den kleinen Tieren durchaus keine entsprechenden Unterschiede darbietet. Für die Windungsentwicklung erweisen sich eben auch rein mechanische Faktoren höchst einflußreich, wie durch Untersuchungen unwiderleglich dargetan ist.

Die Tatsache, daß erhebliche, nicht auf pathologischen Prozessen beruhende Schwankungen in der Dicke der Großhirnrinde vorkommen, führte weiterhin zu der Vermutung, daß auf diesem Wege mangelhafte Flächenausdehnung der Rinde ausgeglichen werden könnte, und einzelne Beobachtungen schienen diese Ansicht zu stützen. Jensen**), welcher an 6 Gehirnen genaue Untersuchungen über die Rindendicke anstellte, fand bei einer Frau, welche bis in die 20er Jahre den Anforderungen einer niederen Lebenssphäre zu genügen imstande und, wenn auch nicht intelligent, jedenfalls auch nicht idiotisch

*) Siehe: „Die Umschau" Nr. 27, 4. Juli 1908, S. 533.

**) Jensen: Archiv für Psychiatrie, V. Bd., S. 587, 1875.

war, ein Gehirngewicht von nur 1065 g, dabei waren die Großhirnhemisphären mäßig windungsreich, die Furchentiefe und Furchenlänge, also die Gesamtoberfläche gering und zwar unter dem Normalen. Die Untersuchung ergab in diesem Falle eine sehr beträchtliche Dicke der Rinde (2,6 mm, die dickste Rinde von sämtlichen 6 untersuchten Fällen), und Jensen glaubte in diesem Umstande eine Erklärung dafür zu finden, daß die betreffende Person trotz der kümmerlichen Entwicklung ihres Gehirns den erwähnten Geisteszustand bis in die 20er Jahre zeigte. Als Gegenstück führte Jensen den Fall einer Idiotin mit Sprachmangel an. Hier besaß das Gehirn das respektable Gewicht von 1416 g, einen über dem Durchschnitte stehenden Windungsreichtum und sehr bedeutende Furchenentwicklung, dagegen waren die Furchen sehr flach und die Rindenschicht sehr dünn (atrophisch, die dünnste unter den 6 Fällen Jensens).

Ich habe indessen schon vor mehr als 20 Jahren darauf hingewiesen, daß man den Befunden Jensens keine zu große Tragweite zuschreiben dürfe. „Es ist," bemerkte ich betreffenden Ortes*), „hiedurch noch keineswegs dargetan, daß in allen den Beobachtungen von großem Windungsreichtum bei unbekannten Individuen und umgekehrt mittlerer Windungsentwicklung bei geistig hochstehenden Personen die Rindendicke den ausgleichenden Faktor zugunsten eines Parallelismus von Rindenentwicklung und Intelligenz spielte. Wir wissen auch noch nicht, ob mit den tatsächlich vorkommenden Variationen der Rindendicke auch stetig eine entsprechende Vermehrung (bezw. Verminderung) der Ganglienzellen einhergeht, ob die Zunahme der

*) Loewenfeld: „Über die Schwankungen in der Entwicklung der Hirngefäße und deren Bedeutung in physiologischer und pathogenetischer Hinsicht". Archiv f. Psych., Bd. XVIII, Heft 3.

Rindendicke nicht zum Teil oder hauptsächlich auf einer Vermehrung des Gliagewebes beruht. Beobachtungen an Tieren legen diese Möglichkeit wenigstens nahe. Nach Meynert *) besitzt beim Reh die leere Neurogliaschicht der Rinde auf dem Durchschnitt eine größere Breite als beim Affen und Hunde.

Meine Vermutung, daß die größere Dicke nicht eine höhere Entwicklung der Rinde bedeuten muß, hat in neuerer Zeit durch die Untersuchungen von Kaes **) eine Bestätigung gefunden; dieser Autor fand, ganz im Gegensatz zu dem, was von Jensen angenommen wurde, daß „die entwickeltere und faserreichere Rinde auch die schmälere ist". Die bei funktionell minderwertigen Gehirnrinden vorkommende größere Breite ist nach dem Autor darauf zurückzuführen, daß die mit dem Wachstum einhergehende Verschmälerung der äußeren Hauptschicht der Rinde bei Entwicklungsstörungen zum Stillstand gelangt oder sogar in Verbreiterung übergeht.

Untersuchungen über die Beziehungen von Kopfumfang und geistiger Begabung haben zu ähnlichen Ergebnissen wie die Studien über Beziehungen zwischen Gehirngewicht und geistiger Begabung geführt. Möbius hat zwar den Satz aufgestellt: „Der Umfang des annähernd normal geformten Kopfes wächst im allgemeinen mit den geistigen Kräften", doch haben die schon an früherer Stelle erwähnten von Eyerich und mir an einem sehr großen Material (Soldaten, Einjährigen und Schulkindern) ausgeführten Untersuchungen

*) Meynert, „Psychiatrie, Klinik der Krankheiten des Vorderhirns", I. Hälfte, 1884, S. 242.

**) Theodor Kaes: „Die Rindenbreite als wesentlicher Faktor zur Beurteilung der Entwicklung des Gehirns und namentlich der Intelligenz." Neur. Zentralbl. 1905, Nr. 22 und „Die Großhirnrinde des Menschen", Jena 1907.

keine Bestätigung dieser Aufstellung ergeben. Wir fanden, daß bei allen beobachteten Abstufungen des Kopfumfanges von 50,5—60 cm es nicht an schwachbegabten Individuen mangelte; dagegen mit der Zunahme des Kopfumfanges der Prozentsatz der Schwachbegabten entsprechend abnahm und der der Gutbefähigten sich steigerte; daneben zeigte jedoch der Prozentsatz der Durchschnittlichbegabten bei allen Abstufungen des Kopfumfanges von 53—59 cm keine auffälligen Schwankungen.

Man darf nach dem Angeführten den Gehirnumfang nicht als den in erster Linie die geistige Begabung bestimmenden Faktor betrachten, denselben aber auch nicht als einen für die geistige Entwicklung ganz bedeutungslosen Umstand ansehen. Soviel erscheint nach den zur Zeit vorliegenden Erfahrungen sicher, daß bei beschränkten Individuen sich häufig ein an Masse mehr oder weniger hinter dem Durchschnitt zurückbleibendes Gehirn findet; auf der anderen Seite ist aber auch nicht in Abrede zu stellen, daß dieses Manko an Masse allein die intellektuelle Minderwertigkeit nicht bedingen kann, da, wie der Fall Gambetta zeigt, auch ein Gehirn von geringem Gewichte mit der Befähigung zu sehr bedeutenden geistigen Leistungen sich verknüpfen kann. Wir haben des weiteren aber auch gesehen, daß bedeutendes Gehirnvolumen keine großen intellektuellen Leistungen garantiert. Alle diese Umstände weisen darauf hin, daß die organische Grundlage der Beschränktheit im allgemeinen weniger in der quantitativen als der qualitativen Beschaffenheit, d. h. weniger in geringem Umfange als der Organisation des Gehirns zu suchen ist; und zwar kommen jedenfalls weniger die gröberen Organisationsverhältnisse, wie sie in der Windungsentwicklung ihren Ausdruck finden, als die feineren in Betracht, die durch den größeren oder geringeren

Reichtum an bei den psychischen Prozessen tätigen Elementen und deren Verbindungen gegeben sind. Für diese Auffassung sprechen unter anderem ebensowohl Eyerichs und meine Erfahrungen, daß sich bei gleichem Schädelumfange sehr verschiedene Begabungsgrade finden, wie auch die Befunde Lomers*) über die Schädelkapazität bei Angehörigen verschiedener Berufe. Er fand die Schädelmaße geistesgesunder und geisteskranker Bauern im Durchschnitt größer, als diejenigen der Handwerker, Kaufleute und Beamten, obwohl man den Bauern eine höhere intellektuelle Begabung, als den Angehörigen der erwähnten Stände wohl im allgemeinen nicht zuschreiben kann**).

Wenn wir nach dem eben Angeführten die organische Grundlage der (normalen) Dummheit in den feineren Strukturverhältnissen des Gehirns zu suchen haben,

*) Lomer: Allg. Zeitschr. f. Psychiatrie, Bd. 64.

**) Stieda, „Das Gehirn eines Sprachkundigen", Wiener med. Wochenschrift, 1908, Nr. 6, hat in jüngster Zeit die Ansicht geäußert, daß in dem feineren Bau der Hirnrinde die Ursache für die Verschiedenheiten der psychischen Funktionen der Einzelindividuen zu suchen sei. Ich habe die oben angeführte Ansicht bereits vor einigen Jahren („Über die Beziehungen des Kopfumfanges zur Körperlänge und zur geistigen Entwicklung", S. 51) vertreten und darauf hingewiesen, daß wir in die Art und Weise, in welcher neben der Organisation die Massenzunahme des Gehirns die intellektuellen Leistungen zu fördern vermag, vorerst keinen Einblick haben. Wenn man die Gesamtheit der zur Zeit vorliegenden Erfahrungen über die Beziehungen zwischen Gehirngewicht und Intelligenz berücksichtigt, so scheinen dieselben darauf hinzuweisen, daß geringeres Gewicht sich vorwaltend mit einfacheren, bedeutenderes Gewicht mit höher entwickelten Organisationsverhältnissen des Gehirns verbindet. Hiebei kommt noch in Betracht, daß die Massenzunahme des Gehirns aber auch auf Umständen beruhen kann, welche die Leistungen desselben nicht zu steigern geeignet sind (größere Länge oder Dicke der Fasern).

so gilt dies selbstverständlich nur soweit, als die Dummheit auf angeborener Veranlagung beruht. Die Erscheinungen, in welchen die Dummheit sich äußert, sind jedoch nicht immer lediglich auf angeborene Veranlagung zurückzuführen. Der Einfluß dieser wird, wie wir schon an früherer Stelle sahen, sehr häufig durch Momente verstärkt, welche ungünstig auf die geistige Entwicklung des Individuums einwirken: vernachlässigte oder verkehrte Erziehung, Mangel des Schulunterrichts usw., und in zahlreichen Fällen kommen lediglich diese Momente als Ursache der Dummheit in Betracht.

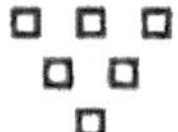

III. Abschnitt.

□

A. Dummheit und Lebensalter.

□

Wenn wir die Intelligenz des in den Jahren der Reife stehenden Erwachsenen als die Norm betrachten, so entfernt sich die des jugendlichen Individuums von derselben um so mehr, je jünger dasselbe ist. Wir haben daher bei dem Kinde, in gewissem Maße selbst noch bei der reiferen Jugend, einen durch den natürlichen Gang der Entwicklung bedingten physiologischen Zustand intellektueller Minderwertigkeit. Im Greisenalter findet andererseits ein Rückgang der geistigen Kräfte statt, der so weit gehen kann, daß sich hier von einer physiologischen, weil durch die Altersveränderungen des Gehirns bedingten Geistesschwäche sprechen läßt.

Wenn man das in Frage stehende intellektuelle Verhalten des jugendlichen Individuums und des Greises, wie es oft genug geschieht, als Dummheit bezeichnet, so hat dies insofern eine Berechtigung, als damit der Abstand von der Intelligenz des vollreifen Erwachsenen angedeutet wird. Mit der auf Veranlagung beruhenden Dummheit darf natürlich dieser intellektuelle Zustand nicht zusammengeworfen werden.

Soweit die mit dem Lebensalter zusammenhängende intellektuelle Minderwertigkeit in Betracht kommt, können wir hier auf die des Kindes nicht näher eingehen, da dies eine Darstellung des ganzen seelischen Entwicklungsganges während der Kindheit erheischen würde. Wir müssen uns darauf beschränken, die durch Veranlagung bedingte Dummheit des Kindes in Betracht zu ziehen.

Bei der reiferen Jugend und beim Greise ist der Abstand von der Intelligenz des geistig vollentwickelten Erwachsenen geringer; wir werden deshalb die intellektuellen Eigentümlichkeiten dieser Altersperioden in Kürze zu skizzieren versuchen.

Von Dummheit als schwacher Begabung oder Begabungsmangel kann beim Kinde nur dann die Rede sein, wenn dasselbe in intellektueller Hinsicht andauernd ein ausgesprochenes Zurückbleiben hinter dem Durchschnitte seiner Altersklasse zeigt. Die Nichtberücksichtigung dieser Tatsache führt häufig zu irrtümlichen Urteilen über die intellektuelle Veranlagung von Kindern. Die geistige Entwicklung verläuft auch bei Kindern der gleichen Rasse und gleichen Bevölkerungskreise nicht gleichmäßig, sondern in den einzelnen Fällen schneller oder langsamer. Ein Kind kann mit 4 Jahren auf derselben Intelligenzstufe stehen, wie ein anderes mit 5 oder selbst mit 6 Jahren. Die Frühreife darf ebensowenig wie die langsame Entwicklung zu einem definitiven Urteil über die geistige Begabung des Kindes verleiten. Das 4jährige Kind, dessen Intelligenz von Eltern und Verwandten angestaunt wird, kann bis zum 10. Jahre lange von einem Kinde überholt sein, das vor dem Schulbesuche keine besondere geistige Regsamkeit an den Tag legte.

Mit Rücksicht auf diese so häufig zu beobachtenden Verschiedenheiten in der Schnelligkeit der geistigen Entwicklung wollen wir die auf Veranlagung beruhende Dummheit des Kindes erst vom schulpflichtigen Alter an in Betracht ziehen. Es ist auch ohne weiteres klar, daß man ein sicheres Urteil über den Grad der intellektuellen Begabung eines Kindes, wenn es sich nicht um sehr auffällige Störungen (Idiotie oder ausgesprochene Imbezillität) handelt, erst dann gewinnen kann, wenn dasselbe eine gewisse Stufe der geistigen Entwicklung erreicht hat. Die Dummheit des Kindes muß selbstverständlich dieselben Kriterien besitzen, wie die des Erwachsenen, nur modifiziert durch die dem Lebensalter entsprechenden Verhältnisse.

Unter den Schulleistungen der Kinder geben diejenigen im Aufsatze die besten Anhaltspunkte für die Beurteilung der geistigen Begabung; Reichtum und Armut an Vorstellungen, Auffassungs- und Urteilsvermögen, Gedächtnis und Aufmerksamkeit finden hiebei eine Art Stichprobe. Selbstverständlich können nur Aufsätze in Betracht kommen, welche das Kind in der Schule anfertigt, wobei die Möglichkeit einer Hilfe durch Dritte ausgeschlossen ist. Das freundliche Entgegenkommen eines hiesigen Lehrers verschaffte mir eine Anzahl von in der Schule gefertigten Aufsätzen von Schülern und Schülerinnen der 2. bis 6. Klasse, und zwar von gut wie schwach begabten, und ein Vergleich der Leistungen der beiden Kindergruppen läßt die Mängel, die der Dummheit des Erwachsenen eigen sind, auch hier schon überall hervortreten.

Wir wollen hier einige Beispiele folgen lassen. Über den „Schwan" lieferten 2 Schüler der 2. Klasse, ein guter und ein schwacher, folgende Aufsätze. Der gute Schüler schrieb:

Der Schwan.

Der Schwan ist fast den ganzen Tag im Wasser. Nur manchmal ist er am Ufer. Wenn er am Ufer ist, dann ist er langsam. Wenn er aber im Wasser ist, dann ist er schnell. Auch wird er nie naß, weil er sich mit Fett bestreicht. Der Schwan ist ein Ziervogel.

Die Kinder freuen sich, wenn sie ihn mit Brot füttern können. Der Schwan ist so gern im Wasser, weil er da seine Narung findet, er findet kleine Fischlein und Würmer Wasserpflanzen.

Der schlechte Schüler schreibt:

Der Schwan

ist dem ganzen tage im Wasser und findet siene narun und hatte hinter sich eine schwimhaut am Ufer ist er langsam aber im Wasser ist er flingk.

Es handelte sich bei diesem Aufsatze hauptsächlich um eine Gedächtnisleistung, da das Thema jedenfalls mit den Kindern vorher ausführlich durchgegangen wurde. Wir sehen, wie außerordentlich dürftig das von dem schlechten Schüler Reproduzierte ist, und daß dieser auch den Sinn des Vorgetragenen nicht richtig zu erfassen oder wiederzugeben vermochte („hatte hinter sich eine Schwimmhaut"). Auch die orthographischen Fehler, die ebenfalls auf Gedächtnismangel zurückzuführen sind, verdienen Beachtung.

In der 3. Klasse wurde als Thema eine Schilderung: „Aus den Osterferien" gegeben. Ein guter Schüler schrieb:

Aus den Osterferien.

Kaum war das schöne Weihnachtsfest vorbei, freuten sich die Kinder schon wieder auf den Osterhasen. Am Ostersonntag, als es kaum hell war, eilten sie aus den Betten und gingen auf die Eiersuche. Die braven bekamen bunte Eier und allerlei schöne Sachen, die bösen aber nichts. Auch ich stand sehr früh auf und zog mich schnell an. Meine Schwester aber beeilte sich nicht so wie ich, weshalb ich mit dem Suchen noch warten mußte. Als sie mit dem Ankleiden fertig war, bekamen wir Körbchen, mit denen wir in den Garten gingen, um die Ostergeschenke zu sammeln. Der Osterhase war sehr schlau gewesen. Er hatt die Eier Erdbraun gefärbt und sie halb in die Erde hineingesteckt, so daß man sie nicht gleich sehen konnte. Die braunen Lebkuchen hatte er in Bäumchen versteckt, an denen noch dürres Laub war. Außerdem bekamen wir Eier, Häschen, Lämmchen und Hühnchen aus Schokolade. Das war eine Freude.

Ein schwacher Schüler schrieb:

Aus den Osterferien.

Die Osterferien sind schön gewesen. In die Osterferien haben wir gespielt. Am Carsamstag bin ich in die Auferstehung Gristi gewesen. Zuerst war die Pretigt. Dann die Auerstehung. Das Welthen gewesen. Im Ostersontag ganz allein in Schwawing gewen da haben wir Geschussert.

In der schriftlichen Leistung des beschränkten Schülers tritt uns vor allem dessen Gedankenarmut entgegen. Von seinen Erlebnissen in den Osterferien reproduziert er nur wenige und zusammenhanglose Einzelheiten. Sein Vorstellungsschatz hat durch die Vorgänge der Osterzeit offenbar nur eine sehr geringe Bereicherung erfahren. Daneben macht sich ein auffälliger Mangel an Aufmerksamkeit geltend, der sich darin äußert, daß er eine ganz sinnlose Stelle hinschreibt: „das Welthen gewesen."

In der 4. Klasse wurde die Erzählung „Der beladene Esel" einmal vorgetragen, und die Schüler mußten sie schriftlich sofort wiedergeben. Schüler A, Sohn eines Schaffners, schrieb:

Der beladene Esel.

Ein Esel mußte einen Sack, der mit Salz gefüllt war, durch einen Bach tragen. In der Mitte des Wassers stürzte er nieder. Als er wieder aufstand, merkte er, daß die Last leichter geworden war, denn ein Teil des Salzes hatte sich in Wasser aufgelöst. Das freute den Esel und er dachte sich, das will ich mir für ein anderesmal merken und trabte weiter. Ein paar Tage darauf mußte er wieder durch den Bach. Diesmal trug er Schwämme auf dem Rücken. Nun stolperte er mit Absicht mitten im Bach und fiel hinein. Aber die Schwämme sogen viel Wasser auf, die Last wurde jetzt viel schwerer. Nur mit Mühe konnte sich der Esel wieder erheben. Nun mußte er die schwere Last weiterschleppen.

Der Schüler B, Sohn einer Taglöhnerin, schrieb:

Der Esel.

Ein Esel mußte über einen Bach. Da fiel er in den Bach hinein. Da ist das Salz leichter. Jetzt ging er weiter. Dann mußte er wieder über den Bach. Er trug Schwämme. Er fiel wieder hinein. Jetzt war die Last schwer. Der Esel legte sich ins Gras und hat gerastet.

Der wohlbegabte Schüler A hat, wie wir sehen, die Details der Erzählung gut im Gedächtnis behalten, das Wesentliche von dem Unwesentlichen unterschieden, den Zusammenhang der einzelnen Vorgänge richtig aufgefaßt und deren Aufeinanderfolge in durchaus korrekter Weise wiedergegeben. Der beschränkte Schüler B hat von der Erzählung nur einzelne Details im Gedächtnis behalten, den logischen Zusammenhang der Vorgänge nicht erfaßt und deshalb auch zwischen Wesentlichem und Nebensächlichem nicht unterschieden. Seine Wiedergabe der Erzählung enthält nur zusammenhanglose Einzelheiten. Die Mangelhaftigkeit des Auffassungsvermögens, die Gedächtnis- und Urteilsschwäche, welche die Dummheit charakterisieren, treten uns hier deutlich entgegen.

Das Beispiel, das wir schließlich noch folgen lassen, zeigt in recht prägnanter Weise, wie weit bei gleicher Beobachtungsgelegenheit und gleicher Belehrung der Vorstellungserwerb des beschränkten Schülers hinter dem des begabten zurückbleibt. Es wurde ein Klassenausflug in das Dachauermoor unternommen. Nach demselben wurden die Schüler aufgefordert, ihre Eindrücke in Form eines Briefes niederzuschreiben. Der begabte Schüler A schrieb:

Lieber Ludwig!

Vor zwei Wochen machten wir mit unserem Herrn Lehrer einen Ausflug in's Dachauermoor. Dort ist es still und öd. Der Moorboden ist weich und schwarz und so eben wie ein Tisch. Wir sahen viele Torfhütten, in denen eine Menge Torf aufgeschichtet war. Der Herr Lehrer sagte: Die Sonne und der Wind müssen hier den Torf trocknen. Viele Weiden und Birken haben sich im Moore, angesiedelt. Binsen und Schilfrohr wachsen in den Bächen, welche das Moor durchziehen. An einigen Stellen wächst mageres Gras. Wir bemerkten auch mehrere Hasen und ein Rudel Rehe. Auf den Dächern der Torfhütten saßen Wildenten. In den Sümpfen wohnen viele Frösche. Der Sygfried hat einen gefangen und mit nach Hause genommen. Warst Du schon im Moore? Dort kannst Du auch den Torfstich sehen.

Es grüßt Dich usw.

Schüler B schrieb:

Wir gingen nach Moosach. Als wir in Moosach waren, fuhren wir nach Schleißheim. Der Moorboden ist schwarz. In dem Moor sind mehrere Torfhütten aufgeschichtet. Da ist es lustig. Auch Eichbäume haben wir gesehen. Dann aßen wir. Dann gingen wir weiter. Jetzt fuhren wir heim. Gruß!

Inwieweit es sich bei dieser sehr schwachen Leistung um Mängel der Merkfähigkeit oder der Beobachtung infolge geringen Interesses handelt, ist nicht zu entscheiden. Sehr beachtenswert ist neben der höchst dürftigen Reproduktion des Wesentlichen des Aufsatzgegenstandes die Hervorhebung untergeordneter und nebensächlicher Dinge, sowie die Unbeholfenheit des Ausdruckes, die auf Unzulänglichkeit des Sprachschatzes beruht.

Ein weiteres Beispiel soll die Unterschiede in dem Vorstellungsbesitz und der damit zusammenhängenden Phantasietätigkeit bei wohlbegabten und beschränkten Schülern illustrieren. Das zu behandelnde Thema lautete: „Was ich mir vom Goldvögelein (das jeden Wunsch erfüllt) wünsche." Schüler C, Sohn eines Kaufmanns, schrieb:

Ich möchte ein mächtiger König sein. Ich würde mir im Gebirge an einem See ein prächtiges Schloß bauen und einen herrlichen Park herrichten. Dort würde ich regieren. Ich würde mir die schönsten Gewänder machen lassen aus Gold und Edelsteinen und meine Wohnung mit goldenen Möbeln ausstatten. Ich würde mir die teuersten Speisen kochen lassen und fröhliche Gäste dazu einladen. Ich würde mir viele Diener halten. In den Stallungen müßten viele Pferde stehen, da würde ich reiten und fahren nach Herzenslust. Oh, wenn ich doch ein König wäre.

Schüler D, Sohn eines Gastwirtes, schrieb:

Ich tät mir einen Luftballon wünschen. Dann tät ich in das Gebirge hineinfahren. Beim Gebirg tät ich einen Adler schießen. Dann tät ich auf die Zugspitze hinauffahren. Dann tät ich wieder heimfahren.

Wir sehen wie wenig entwickelt die Phantasie, wie arm der Wortschatz und wie unbeholfen infolgedessen die Ausdrucksweise des beschränkten Schülers ist.

Ein weiterer hier erwähnenswerter Zug, der mir in sämtlichen Aufsätzen schwach begabter Schüler entgegentrat, ist das Haften am Materiellen. Während z. B. bei der Schilderung eines Ausfluges der begabte Schüler von den Eindrücken, die er von der durchwanderten Gegend erhielt und der Freude die ihm das Gesehene bereitete, eingehend berichtet, hält sich, wie wir schon gesehen haben, der Beschränkte bei diesen Details nie lange auf. Dagegen verabsäumt er nicht, der Spiele, an denen er teilnahm und insbesondere des Essens zu gedenken.

Der Sinn für ideelle Genüsse ist offenbar bei dem beschränkten Kinde weniger entwickelt, als bei dem wohlbegabten, und diese Eigentümlichkeit erhält sich bei dem Individuum gewöhnlich während seines ganzen Lebens.

Beachtenswert ist ferner der Umstand, der mir von Lehrern berichtet wurde, daß Schüler, die in ihren Aufsätzen eine geringe Begabung bekunden, doch im Rechnen Gutes leisten können, und daß gute Befähigung für das Rechnen demnach keinen Schluß auf den Grad der Intelligenz im allgemeinen zuläßt. Es entspricht dies auch den Erfahrungen bei Erwachsenen, die wir an früherer Stelle erwähnten*).

Was die Orthographie anbelangt, so ist dieselbe im Wesentlichen Gedächtnis- und Übungssache, zum kleineren Teile Leistung der Urteilskraft. Es ist daher

*) In der 5. und 6. Klasse werden die Unterschiede in den Aufsatzleistungen der guten und wenig begabten Schüler minder auffällig, weshalb ich von Anführung von Beispielen aus diesen Klassen absehe. Der erwähnte Umstand erklärt sich in der Hauptsache wohl daraus, daß in der 5. und 6. Klasse den Schülern und Schülerinnen für die Aufsätze eine Disposition gegeben wird, deren Benutzung Unterschiede in den Aufsatzleistungen, ähnlich wie in den unteren Klassen, nicht zuläßt.

begreiflich, daß auch ein beschränkter Schüler sich die Erfordernisse der Orthographie in der Hauptsache aneignen und hierin einen besser begabten übertreffen kann. Im Großen und Ganzen finden sich jedoch nach meinen Wahrnehmungen in den schriftlichen Leistungen der beschränkten Schüler nicht nur zahlreichere, sondern auch auffälligere orthographische Fehler, als in denen der begabten. Dies entspricht auch ganz und gar dem, was man bei erwachsenen Beschränkten beobachtet.

Das mechanische Lesen lernt der beschränkte Schüler ebensogut, wie der begabte; nur braucht er hiezu bedeutend mehr Zeit, als letzterer. Auf der anderen Seite bildet rasches und müheloses Erlernen des Lesens keinen Beweis für besondere Begabung, und die Erwartungen, welche manche Eltern bezüglich der Intelligenz ihrer Kinder an den Umstand knüpfen, daß diese schon im vorschulpflichtigen Alter sich eine gewisse Lesefertigkeit aneignen, bleiben nicht selten unerfüllt.

Auch in den Handfertigkeiten leisten beschränkte Schüler im allgemeinen weniger, als die begabten.

□

Wenn wir schon in der Dummheit des Kindes alle jene Züge vorfinden, welche die Beschränktheit der Erwachsenen charakterisieren, so ist es wohl selbstverständlich, daß für die Dummheit der reiferen Jugend, des Jünglings und der Jungfrau, das Gleiche gilt. Wir brauchen deshalb auf diese hier nicht weiter einzugehen. Dagegen müssen wir einige Augenblicke bei den geistigen Eigentümlichkeiten verweilen, die der reiferen Jugend als solcher zukommen, Eigentümlichkeiten, die den Charakter intellektueller Minderwertigkeit besitzen und deshalb auch als Dummheit bezeichnet werden können. Gesetz und Sitte haben seit dem

Altertum bereits den geistigen Mängeln der reiferen Jugend Rechnung getragen, indem man dem jungen Menschen erst von einer gewissen Altersgrenze an (jetzt dem 21. Lebensjahre) die volle Handlungsfähigkeit zuerkannte. Die volle geistige Reife wird jedoch im Durchschnitte bei uns erst in späteren Jahren, etwa mit dem 25. Jahre, erreicht, und der Zeitpunkt der geistigen Pubertät schwankt in den einzelnen Fällen sehr erheblich. Es gibt Individuen, die schon vor dem 20. Jahre den Ernst des Mannes in ihrem Denken und Handeln bekunden, und andere, bei denen dies Ende der 20er Jahre noch nicht der Fall ist; manche bleiben auch, wie man sagt, ihr Leben lang Kinder; sie werden nie klug. Unterschiede in der Schnelligkeit des Gehirnwachstums, Erziehungseinflüsse und Lebensschicksale bedingen in der Hauptsache diese Schwankungen. Daneben ist beachtenswert, daß eine bestimmte Beziehung zwischen dem Grade der intellektuellen Begabung und dem Zeitpunkte der Erlangung der geistigen Vollreife nicht besteht. Ein beschränktes Individuum mag über die sogenannten Jugendtorheiten rascher hinwegkommen als ein geistig hervorragender Mensch. Die Dummheit des Jünglings ist nicht darauf zurückzuführen, daß bei demselben der Denkmechanismus in anderer Weise arbeitet, als bei dem geistig Vollreifen. Wenn der Jüngling über viele Dinge anders urteilt, als der Mann in mittleren Jahren, so liegt dies in erster Linie daran, daß er über eine geringere Summe von Erfahrungen und Kenntnissen verfügt. Diese Mangelhaftigkeit der Grundlagen verleiht seinem Urteil in vielen Dingen allein schon den Charakter der Unreife. Dazu kommt, daß er das ihm zu Gebote stehende Erfahrungsmaterial weniger gründlich und sorgfältig verwertet, als der reife Mann; er ist rascher fertig mit seinem Urteile und seinen Entschlüssen;

langes Überlegen, das sorgfältige Abwägen von pro und contra ist nicht seine Sache. Des Weiteren wird sein Urteil aber auch durch Gefühlsmomente in weit erheblicherem Maße beeinflußt, als bei Personen reiferen Alters. Sympathie und Antipathie, Achtung und Verachtung, Zorn und Mitleid bestimmen oft an Stelle nüchterner Erwägungen seine Ansicht und sein Handeln; er ist daher auch hoffnungsvoller, vertrauensseliger, sorgloser und wagemutiger, als der gereifte Mann. Auch die Suggestibilität und damit die Empfänglichkeit für geistige Ansteckung ist im Jünglingsalter stärker entwickelt, als in späteren Jahren. Der junge Mensch unterliegt daher leichter und erheblicher den Einflüssen, die von seiner Gesellschaft (Freunden und Bekannten) und dem Milieu auf ihn ausgeübt werden, was je nach der Art der Gesellschaft und des Milieus ebenso leicht zu seinem Schaden, wie zu seinem Nutzen ausschlagen kann. Wichtig ist ferner der Umstand, daß jene das Handeln des Individuums bestimmenden Grundtendenzen des Denkens, Fühlens und Wollens, die man gemeinhin als Charakter bezeichnet, bei dem Jüngling noch nicht vollkommen entwickelt sind, und deshalb auf sein Verhalten der Außenwelt gegenüber noch nicht den stetigen, gleichmäßigen Einfluß äußern können, wie bei dem gereiften Manne.

Die im Vorstehenden angeführten Eigentümlichkeiten der jugendlichen Psyche charakterisieren sich im Wesentlichen, wie ersichtlich, als ein Mangel jener hemmenden seelischen Kräfte, die dem Denken und Handeln des Reifen den Charakter der Besonnenheit verleihen. Bei all den Vorgängen, die man als Jugendtorheiten, Jugendeseleien, Dummejungenstreiche und dergl. bezeichnet, macht sich dieser Umstand geltend. Ob es sich um die Verübung eines relativ harmlosen Ulkes oder einen Streich jugendlichen Übermutes, bei welchem die eigene Gesundheit oder selbst das Leben ohne nützlichen Zweck aufs Spiel gesetzt wird, das Aufgeben eines bereits gewählten Berufes aus ganz und gar unzulänglichen Gründen, um die Verübung von Gedichten, die man drucken läßt und später verbrennt, um das Eingehen einer Ehe, für deren gedeihliche Gestaltung alle Voraussetzungen mangeln, handelt, ob man sich an politischen Umtrieben beteiligt, an Demonstrationen, die keinen Sinn haben, oder an geschäftlichen Unternehmungen, die der reellen Basis ermangeln — es sind immer Äußerungen des gleichen Grundzustandes, mangelhafter Entwicklung jener hemmenden seelischen Kräfte, die unser Verhalten der Außenwelt gegenüber regulieren und unserem Handeln den Charakter der Besonnenheit verleihen.

Bemerkenswert ist dabei, daß kein Grad geistiger Begabung das Individuum vor jugendlichen Torheiten schützt, ja daß Personen von ganz hervorragenden Talenten häufig solche in größerer Zahl oder von auffälligerer Natur begehen, als die intellektuell bescheiden Veranlagten. Schon im Altertum finden wir hiefür manche Belege. So hat Alkibiades in seinen Jugendjahren eine Reihe von Streichen verübt, die den Neid manches übermütigen Couleurbruders unserer Tage erwecken könnten. Plutarch berichtet, daß er eines Tages einem wegen seines Reichtums und seiner Abstammung in höchstem Ansehen stehenden Bürger Athens namens Hipponikus eine Ohrfeige gab, nicht etwa in der Hitze des Zorns, sondern lediglich deshalb, weil er es mit seinen Freunden gewettet hatte. Er besaß einen großen, sehr schönen Hund, den er für 70 Minen, eine für jene Zeit sehr bedeutende Summe, gekauft hatte; diesem schnitt er den Schwanz ab, wie er seinen Freunden eingestand, lediglich um den Athenern einen Gesprächsstoff zu geben.

Ähnliche Streiche werden von dem jungen Bismarck berichtet. Blum *) erzählt: „An eine Harzreise zu Pfingsten 1832 schloß sich ein von Bismarck den Reisegenossen gebotenes üppiges Frühstück. Hiebei habe Bismarck eine Flasche aus dem Fenster geworfen und sei deshalb aufs „Conzilienhaus", d. h. vor den Universitätsrichter zitiert worden. Dort sei er erschienen mit Zylinderhut in buntem Berliner Schlafrock und Kanonenstiefeln, begleitet von seinem gewaltigen Hunde. Für dieses ungesetzliche Tier habe er zunächst 5 Taler Strafe zahlen müssen." Ferner erhielt er in Göttingen einmal eine erhebliche Rüge, weil er einen zu weit gehenden Scherz mit einem Studenten getrieben hatte, in dessen Zimmer er nächtlicherweile eingedrungen war, um ihn in Furcht zu setzen. Sein Ruf als gefährlicher Rapierschläger scheint übrigens auch in andere deutsche Vaterländer gedrungen zu sein, denn als er einmal eine Gastrolle in Jena geben wollte, wies ihn der dortige wohllöbliche Senat sofort aus.

Auch der Jüngling Goethe hat ein reiches Maß von Torheiten verübt und manchen Streich ausgeführt, den man der späteren unnahbaren Exzellenz nicht zugetraut haben würde. Der überschäumende Jugendmut machte sich bei dem Dichterfürsten nicht bloß während der Studentenjahre in Leipzig und Straßburg, sondern auch noch während der ersten Zeit des Weimarer Aufenthaltes in zum Teil recht toller Weise geltend. „Ich treib's hier toll genug," schreibt Goethe selbst an Merk, „und wir machen des Teufels Zeug." Goethes und seines Busenfreundes, des Herzogs Karl August Gebahren erregte denn auch vielfach das Entsetzen der Weimarer Gesellschaft. Beispielsweise sei erwähnt, daß Goethe und der Herzog sich auf den

*) Blum: Fürst Bismarck und seine Zeit. 1. Band. S. 33.

Marktplatz in Weimar stellten und dort stundenlang mit großen Hetzpeitschen um die Wette knallten und bei den Orgien, die sie gelegentlich veranstalteten, den Wein aus Schädeln tranken.

Es ist auch nicht zu leugnen, daß junge, gebildete Männer häufiger sich in Jugendeseleien ergehen, als die den unteren Ständen angehörigen Individuen. Schuhmacher und Schneidergesellen verüben seltener Ulk, als Studenten, und bei den von diesen begangenen Torheiten spielt meistens der Alkohol eine Rolle. Es ist hier ein circulus vitiosus vorhanden: Die jugendliche Unbesonnenheit verleitet den Akademiker nur allzuleicht, geistige Getränke in Quantitäten zu konsumieren, die sein Bewußtsein mehr oder weniger trüben, und in dem Zustande des Angeheitertseins werden dann mitunter die unverantwortlichsten Dinge verübt. Die Art der Jugendtorheiten hängt zum großen Teile von der Stellung und den äußeren Verhältnissen des Individuums ab, und es ist daher begreiflich, daß wir bei unserer lieben studierenden Jugend gewisse Varianten in besonderer Häufigkeit treffen.

Hieher gehört vor allem die Überschätzung der Bedeutung der eigenen Person und des civis academicus im allgemeinen, die man in ihrer Reinkultur speziell an unseren kleinen Universitäten trifft. Der Studio hält sich hier in seiner Eigenschaft als akademischer Bürger, noch mehr aber wegen seiner Zugehörigkeit zu einer farbentragenden Korporation für ein im Staate sehr hochstehendes Wesen und blickt deshalb mit mehr oder weniger Geringschätzung auf den im Schweiße seines Angesichts sich mühenden Philister, den ehrsamen Handwerker und Kaufmann herab. Er ist ja, wie ihm so viel vorgeredet wird, die Hoffnung der Nation. Wenn er Jurist ist, dann winkt ihm ein Ministerposten, als Mediziner gedenkt er die Welt durch seine Heilkunst seinerzeit in Staunen zu versetzen. Dieses Hochgefühl sinkt schon, wenn der Tag der Examina sich nähert, und wird beim Eintritt in die Praxis noch weiter herabgedrückt. Dann kommt der junge Mann allgemach zu der Erkenntnis, daß das „Studentsein" an sich dem Individuum keine Bedeutung verleiht, sondern erst das Maß dessen, was dasselbe zu leisten imstande ist, ein Maß, mit dem es bei dem vormaligen flotten Studio oft recht ärmlich aussieht.

Ein weiterer bei unserer studierenden Jugend sehr häufig anzutreffender Zug ist die Freude an bedeutungslosen Äußerlichkeiten, an Formeln, denen jede tiefere Bedeutung abgeht. Hierauf beruht die Nachäffung korpsstudentischer Gebräuche bei den Gymnasiastenverbindungen und die Nachahmung von Offiziersgebräuchen bei den Studentenkorps. So ist z. B. den Angehörigen dieser der Gebrauch eines Regenschirms untersagt; der flotte Studio muß die bunte Mütze und seine Kleider dem Regen schonungslos preisgeben aus keinem anderen Grunde, als weil die Offiziere das Gleiche tun. Bei manchen Korps wird den Füchsen sogar die Höhe des Hemdkragens vorgeschrieben, damit durch das Tragen eines zu niederen Kragens nicht das Ansehen der Korporation geschädigt werde. Hieher gehört auch die Freude an dem lärmenden Zeremoniell bei Kommersen, das Salamanderreiben und anderes.

Die Freude an läppischen Handlungen ist ebenfalls reichlich vertreten, und das Bedauerliche hiebei ist, daß das Unziemliche und Entwürdigende dieser Vorgänge zumeist nicht eingesehen wird. Zu dem Törichtsten auf diesem Gebiete zählen die Renommistereien mit Trinkleistungen und der Zwang zu solchen, der durch Vortrinken und sogenannte Bierstrafen ausgeübt wird. Da muß so mancher arme Fuchs für jeden Verstoß gegen den Komment mit dem Hinunterstürzen eines

Seidels büßen, gleichgültig, wieviel er schon getrunken hat und wie weit seine Trinkfestigkeit geht. Auf dem Heimwege von der Kneipe macht sich dann unter dem Einflusse des Alkohols die Neigung zum Läppischen in besonderem Maße geltend. Da wird die Nachtruhe durch Singen und Schreien gestört, die heilige Hermandad angerempelt, der ehrsame Bürger in der einen oder anderen Weise belästigt; es werden Glocken gezogen, Firmenschilder weggenommen und an entfernte Orte gebracht und dergl. Dinge mehr, und man freut sich dieser Heldentaten noch nachträglich, wenn sie zu keiner gerichtlichen Ahndung führen. Die Leichtfertigkeit in Geldangelegenheiten geht damit oft Hand in Hand und macht den lieben Eltern vielfach Verdruß, was jedoch den jungen Mann zumeist wenig berührt, auch wenn er durch seine Torheiten die Eltern zu Opfern nötigt, die über ihre Verhältnisse hinausgehen.

Man darf die Jugendeseleien, wenn sie sich innerhalb gewisser Grenzen halten, d. h. die Zukunft des Individuums nicht schädigen und keinen groben ethischen Verstoß bilden, nicht zu schwer nehmen; sie bilden, man kann sagen, normale Äußerungen eines Entwicklungsstadiums der Psyche, welche inbezug auf das künftige Verhalten des Individuums nichts präjudizieren. Es gibt indes Leute, die da glauben, daß Jugendeseleien gewissermaßen eine Vorbedingung für die Mannestüchtigkeit seien *). Der junge Mann muß sich nach ihrer Meinung austoben, die Hörner abstoßen, „he must saw his wild oats", wenn aus ihm etwas Tüch-

*) So bemerkt Weber in seinem Demokritos: „Wer indessen in diesen Jahren (Jünglingsjahren) keine Torheiten mitgemacht hat, wird selten Männertaten tun. Das Leben will seine Zeit haben und die Jünglingsjahre sind der April, wo der Saft von allen Seiten aus dem Baume dringt, bei dem ja auch nicht alles zur Blüte und Frucht kommt!

tiges werden soll. Diese Ansicht ist meines Erachtens irrtümlich. Mir ist mancher in seinem Berufe äußerst tüchtige Mann bekannt, der in jungen Jahren keine Torheiten beging, wenn er auch von den Freuden der Jugend sich nicht ganz ferne hielt; und auf der anderen Seite habe ich auch manchen kennen gelernt, der nach überreichlich verübten Jugendeseleien sich keineswegs zu großen Leistungen aufschwang, sondern sich mit einer sehr bescheidenen Existenz begnügte oder auch ganz verkam.

Es ist ein recht bemerkenswerter Umstand, daß das zarte Geschlecht, dem man den geringeren Verstand zuschreibt, mit dem starken inbezug auf Jugendtorheiten nicht entfernt konkurriert. Dazu kommt, daß die Torheiten der reiferen weiblichen Jugend sich ganz vorwaltend auf einem bestimmten Gebiete bewegen, dem der Erotik, und zum größten Teile ohne praktische Konsequenzen bleiben. Es ist dies wohl in erster Linie auf die Freiheitsbeschränkungen zurückzuführen, welche Herkommen und Sitte den Mädchen auferlegen, zum Teil jedenfalls aber auch auf den Umstand, daß der Alkoholmißbrauch bei der weiblichen Jugend nicht entfernt so verbreitet ist, wie bei der männlichen. In dem Denken des Backfischs und auch der reiferen Jungfrau spielt der schmucke Leutnant, der Opernsänger, der Schauspieler, mitunter auch der Lehrer die Rolle eines Ideals, dem alle möglichen Vorzüge auf körperlichem und geistigem Gebiete zuerkannt werden, wie wenig auch die Wirklichkeit eine derartige Annahme stützen mag. Die Torheit dieser Verhimmelung führt jedoch zumeist nur zu einem Seufzen und Sehnen, das sich nach außen hin nicht offenbart, oder zu einer Liebelei, die, wenn sie sich auch nicht ganz in den Grenzen der Konvention hält, doch zu keiner Unbesonnenheit von größerer Tragweite führt. Das Durchbrennen mit dem Geliebten, der von den Eltern als Schwiegersohn akzeptiert zu werden keine Aussicht hat, ist kein häufiges Vorkommnis und nicht immer als Äußerung von Jugendtorheit zu betrachten, da mitunter die von dem Mädchen getroffene Wahl durchaus vernünftig ist und von den Eltern ohne moralische Berechtigung bekämpft wird.

In das Kapitel der Jugendtorheiten bei Mädchen gehört auch die übermäßige Schätzung gewisser Berufsarten, die eine Aussicht auf den Erwerb von Berühmtheit und großen materiellen Verdienst bieten, speziell des Schauspielerinnen- und Sängerinnenberufes. Der Nimbus, der die berühmte Schauspielerin oder Sängerin umgibt, der Beifall, den sie auf der Bühne erntet, die Fama von der hohen Gage, die sie erhält, weckt in den Köpfen vieler Mädchen das Verlangen nach einer ähnlichen Stellung, auch wenn kein begründetes Anzeichen von Talent besteht. Die traurigen Seiten der Bühnenkarrière und die Schwierigkeiten der Ausbildung für dieselbe spielen in diesen Köpfen keine Rolle, und so wird bald mit, bald ohne Zustimmung der Eltern der Versuch unternommen, die ersten Stufen auf der zum Ruhme führenden Leiter zu erklimmen. Diese ersten Stufen erheischen jedoch schon schwere Geldopfer und bringen so viele herbe Enttäuschungen, daß auf weiteres Bemühen, die Ruhmesleiter zu erklimmen, zumeist verzichtet wird.

Daß im Alter mit den Körperkräften auch die geistigen Fähigkeiten abnehmen, ist eine allbekannte Erfahrung, der auch der Staat durch eine Reihe von Maßnahmen Rechnung trägt. Der durch das Alter bedingte geistige Rückgang ist jedoch in den einzelnen Fällen sehr verschieden, und von denjenigen, welche noch in den 70er oder selbst in den 80er Jahren zu den größten wissenschaftlichen oder künstlerischen Leistungen befähigt sind, bis zu jenen, welche in diesem Alter in höhere Grade geistiger Schwäche verfallen und wie Kinder gepflegt werden müssen, finden wir alle möglichen Übergänge. Begreiflicherweise ist die geistige Einbuße, welche das Alter mit sich bringt, bei dem von Haus aus Beschränkten im allgemeinen mehr hervortretend als bei dem Wohlbegabten. Die psychischen Veränderungen, welche das Alter bedingt, sind, wenn auch in ihrer Stärke in den Einzelfällen außerordentlich wechselnd, doch im allgemeinen gleichartig, soferne es sich im Wesentlichen um Abschwächung der einzelnen seelischen Leistungen handelt. Man spricht vielfach davon, daß die Greise kindisch werden. Allein eine nähere Prüfung zeigt, daß eine Rückkehr zum kindlichen Verhalten im höheren Alter nur in sehr beschränktem Maße stattfindet und im allgemeinen die Psyche des Greises sich von der des Kindes weit mehr entfernt, als derselben sich annähert. Die Denkprozesse werden in den Greisenjahren langsamer und schwerfälliger, die Assoziationen weniger wechselnd und reichhaltig; die Phantasie verliert an Schwung und Lebhaftigkeit. Das Gedächtnis für die Erlebnisse der Gegenwart nimmt mehr und mehr ab, während die Reproduktion von Erinnerungen früherer Zeiten nur wenig beeinträchtigt sein mag. Die Sinne werden stumpfer, die Fähigkeit des Aufmerkens ist verringert, die Aufnahme neuer Gedanken und Eindrücke vollzieht sich langsam und schwer. Auch die Gefühlstätigkeit erfährt eine Abstumpfung. Vieles, was den Mann in mittleren Jahren lebhaft bewegte, läßt den Greis kühl; selbst schwere Schicksalsschläge können ohne nachhaltigen Eindruck bleiben.

Aus dem Angeführten resultiert eine gewisse Einschränkung des geistigen Horizonts und eine Verringerung der intellektuellen Leistungsfähigkeit, die sich in verschiedener Weise kund gibt. Hieher gehört in erster Linie der Konservativismus des Alters, das zähe Festhalten an dem Gewohnten und Hergebrachten und die Ablehnung auch berechtigter Neuerungen. Hiemit verknüpft sich vielfach übermäßige Schätzung und Berücksichtigung von Untergeordnetem und reinen Äußerlichkeiten (Pedanterie, Schrullenhaftigkeit). Die kleinen Vorkommnisse des alltäglichen Lebens besitzen für den Greis eine ganz unverhältnismäßige Bedeutung, und jede Änderung derselben verursacht ihm Unbehagen. Eine Folge der Einengung des geistigen Horizonts und der damit zusammenhängenden Urteilsschwäche ist auch die Schwatzhaftigkeit des Greises, der in endlosen Erzählungen seine Erinnerungen auskramt, unbekümmert, ob dieselben den Zuhörer interessieren oder nicht.

Die Beschränktheit, die das Alter mit sich bringt, ist im allgemeinen beim weiblichen Geschlechte erheblicher, als beim männlichen und zeitigt beim ersteren manche Früchte wenig anziehender Art. Aberglaube, Bigotterie, Zank- und Klatschsucht, Unduldsamkeit, Eigensinn, auch Geiz wachsen gerne auf diesem Boden. Und wenn schon die Eigenschaften, die der Volksmund im allgemeinen dem alten Weibe zuschreibt, wenig anziehend sind, das bornierte alte Weib bildet gewöhnlich einen Typus, der auch dem ausgesprochensten Menschenfreunde keinerlei Sympathie einflößt. Auf der anderen Seite muß aber auch zugegeben werden, daß intelligente Frauen nicht selten auch im höheren Alter eine recht bemerkenswerte geistige Regsamkeit und Gemütstiefe bewahren.

□ □ □

B. Dummheit und Geschlecht.

□

Die Frage, ob ausgesprochene Geschlechtsunterschiede in den wesentlichen Zügen und Äußerungen der Dummheit bestehen, ist bisher zumeist nur einseitig in Angriff genommen worden. Man hat wohl die bei dem zarten Geschlechte in besonderer Häufigkeit sich findenden und deshalb in gewissem Maße demselben eigentümlichen Mängel und Schwächen auf intellektuellem Gebiete bei den verschiedensten Gelegenheiten hervorgehoben, die Kehrseite der Medaille, die Eigentümlichkeiten der männlichen Dummheit, dagegen unberücksichtigt gelassen. Daß die intellektuellen Leistungen des weiblichen Geschlechtes im Großen und Ganzen hinter denen des männlichen z. Z. noch zurückstehen, ist eine unbestreitbare Erfahrungstatsache. Ob und inwieweit diese Inferiorität jedoch durch die Eigenart der Organisation des weiblichen Gehirns oder durch den Einfluß der Lebensverhältnisse bedingt ist, denen das weibliche Geschlecht seit vielen Generationen unterlag, hierüber sind die Ansichten sehr geteilt. Manche glauben, daß das geringere Gehirngewicht der Frau — die durchschnittliche Differenz dem Manne gegenüber beträgt 100—150 Gramm — eine unübersteigliche Schranke für die Erlangung intellektueller Gleichwertigkeit mit dem Manne bildet. Ich habe jedoch a. O.*)

---

*) Vorwort zu der Abhandlung von Fräulein Dr. G. Bäumer: Die Frau in der Kulturbewegung der Gegenwart; Grenzfragen des Nerven- und Seelenlebens Heft 32, Seite 7 und 8.

dargelegt, daß das geringere Gehirngewicht der Frau nicht notwendig eine geringere intellektuelle Leistungsfähigkeit involviert, da für das geistige Vermögen die Organisation (der feinere Bau) wahrscheinlich von größerer Bedeutung ist, als die Masse des Gehirns. Für diese Auffassung spricht auch der Umstand, daß der Gewichtsunterschied zwischen den beiden Geschlechtern auch bei den niederen Rassen sich findet, bei welchen entsprechende Unterschiede auf intellektuellem Gebiete nicht festgestellt sind*). Moebius, welcher auf das geringere Hirngewicht des Weibes mit besonderem Nachdruck hinwies, hat die intellektuelle Inferiorität des weiblichen Geschlechtes als „physiologischen Schwachsinn" bezeichnet und sich bemüht, die Charaktere dieser Minderwertigkeit darzutun.

Es ist begreiflich, daß man sich auf weiblicher Seite mit der Bezeichnung ihrer seelischen Eigentümlichkeiten als „physiologischer Schwachsinn" nicht befreunden konnte und auch männliche Stimmen sich gegen dieselbe erhoben. Man kann die Bezeichnung auch

*) Man ist der Frage, inwieweit Geschlechtsunterschiede auf geistigem Gebiete bestehen, auch auf experimentellem Wege näher getreten. Helen Bradford Thompson (Vergleichende Psychologie der Geschlechter. Experimentelle Untersuchungen der normalen Geistesfähigkeiten bei Mann und Weib, übersetzt von J. E. Kötscher) teilt eine Reihe von Untersuchungen mit, die an männlichen und weiblichen Studenten von annähernd gleichem Alter und gleichem Bildungsgange angestellt wurden. Die Autorin glaubt aus den Ergebnissen dieser Untersuchung folgern zu dürfen, daß durch das Experiment Differenzen der geistigen Fähigkeiten der Geschlechter nicht festgestellt werden können. Wenn durch die von der Autorin mitgeteilten Ergebnisse die Frage der intellektuellen Geschlechtsunterschiede auch noch keineswegs gelöst ist, so sprechen dieselben doch entschieden zugunsten der von mir vertretenen Auffassung.

nicht als eine glückliche betrachten. Was dem Geschlechte als solchem eigentümlich, für dasselbe physiologisch ist, darf nicht wohl mit dem ominösen, dem Gebiete des Pathologischen angehörenden Ausdrucke „Schwachsinn" belegt werden. Hiezu kommt, daß beim weiblichen Geschlechte, wenn wir von genialen Begabungen absehen, sich dieselben Abstufungen der Intelligenz finden, wie beim männlichen, und wenn auch die intellektuelle Leistungsfähigkeit der beiden Geschlechter im allgemeinen verschieden ist, das Manko auf der weiblichen Seite doch nicht als so bedeutend sich erweist, daß man die weibliche Intelligenz im Vergleiche zur männlichen als Dummheit oder Schwachsinn bezeichnen dürfte.

Wenn wir uns hier mit der Frage beschäftigen, ob diejenigen Individuen weiblichen Geschlechtes, die wir als beschränkt erachten müssen, den auf ähnlichem intellektuellem Niveau stehenden Männern gegenüber gewisse geistige Besonderheiten darbieten, oder mit anderen Worten, ob die Dummheit bei beiden Geschlechtern besondere Züge aufweist, können wir nicht umhin, zunächst auf die Eigentümlichkeiten der weiblichen Psyche etwas einzugehen.

Ein Grundzug des weiblichen seelischen Wesens ist größere gemütliche Erregbarkeit, das Überwiegen des Herzens über den Verstand; der Mangel der Logik, der dem Weibe so vielfach vorgeworfen wird, hängt damit zusammen. Die Denkprozesse verlaufen beim Weibe nach denselben Gesetzen wie beim Manne, sein Urteil über Personen und Dinge ist so gerecht, wie das des Mannes, soweit dasselbe durch Gefühle nicht beeinflußt wird. In Angelegenheiten, bei welchen sein Gefühlsleben stark beteiligt ist, läßt sich das Weib dagegen durch dieses in seinen Schlüssen in einer Weise beeinflussen, daß die Logik nicht zur Geltung kommen kann. Was seinen Gefühlen zuwiderläuft, vermag es nicht zu glauben und einzusehen. Daß ein Mann, den es liebt, schlecht sein soll, will ihm trotz vorhandener Beweise nicht einleuchten. Daß ein Prozeß, in dem es das Recht auf seiner Seite erachtet, verloren werden kann, erscheint ihm unglaublich, weil es seinem Gefühle widerspricht. Die starren Rechts- und Moralbegriffe spielen in seinem Urteil über Recht und Unrecht, Sittlich und Unsittlich zumeist nur eine sehr untergeordnete Rolle. Dieses wird wesentlich durch sein Gefühl bestimmt, das mehr oder weniger fein entwickelt ist.

Ein höchst treffendes Beispiel in dieser Richtung zeichnet Ibsen in seiner „Nora". Diese, wenn auch etwas kindische, jedoch intelligente und gemütvolle Frau denkt nicht daran, daß sie ein Verbrechen begeht, indem sie die Unterschrift ihres Vaters, der für ein ihr gewährtes Darlehen Bürgschaft leisten soll, auf einem Schuldscheine fälscht.

Es ist dies schon bemerkenswert, da man bei Noras Bildungsgrad erwarten sollte, daß ihr das Gesetzwidrige einer derartigen Handlung nicht ganz unbekannt geblieben sein kann. Die edlen Motive, die ihrer ungesetzlichen Handlung zugrunde lagen (Rücksichten auf den schwerkranken Vater und Gatten) beeinflussen ihr Urteil jedoch derart, daß sie in ihrem Vorgehen allem Anscheine nach nichts Schlimmes erblickt. Noch auffälliger tritt uns die Beeinflussung ihres Urteils durch Gefühle in dem Umstande entgegen, daß sie der Aufklärung über die Strafbarkeit ihrer Tat den Glauben völlig verweigert.

„Günther: Aber bedachten Sie denn nicht, daß es ein Betrug gegen mich war —?

Nora. Darauf konnt' ich keine Rücksicht nehmen. Um Sie kümmert' ich mich gar nicht. Ich mochte Sie nicht ausstehen wegen all der hartherzigen Schwierigkeiten, die Sie machten, obgleich Sie wußten, wie schlimm es mit meinem Manne stand.

Günther. Frau Helmer, Sie haben offenbar gar keine klare Vorstellung davon, wessen Sie sich eigentlich schuldig gemacht haben. Aber ich kann Sie versichern, es war weder etwas Anderes, noch etwas Schlimmeres, was ich einst beging und was meine ganze bürgerliche Stellung vernichtete.

Nora. Sie? Wollen Sie mich glauben machen, Sie hätten eine mutige Tat gewagt, um Ihrer Frau das Leben zu retten?

Günther. Die Gesetze fragen wenig nach den Beweggründen.

Nora. Dann müssen wir sehr schlechte Gesetze haben.

Günther. Schlecht oder nicht — leg ich dies Dokument dem Staatsanwalt vor, so werden Sie nach den Gesetzen verurteilt.

Nora. Das glaub ich nicht. Eine Tochter sollte nicht das Recht haben, ihren alten todkranken Vater mit Kummer und Sorgen zu verschonen? Eine Frau sollte nicht das Recht haben, ihrem Manne das Leben zu retten? Ich kenne die Gesetze so genau nicht; aber ich bin überzeugt, irgendwo muß es darin stehen, daß so etwas erlaubt ist. Und das wissen Sie nicht, Sie, ein Rechtsanwalt? Sie müssen ein schlechter Jurist sein, Herr Günther".

Der Dichter hat hier mit meisterhafter Realistik die für das Weib charakteristische Denkweise in Situationen, in welchen Gefühl und Logik in Widerstreit geraten, gezeichnet. Dem Weibe Nora ist es unmöglich, zu begreifen und anzunehmen, daß ein Gesetz existieren kann, das seinen Rechts- und Moralgefühlen zuwiderläuft. Was diesen entspricht, muß erlaubt sein, und sie fühlt sich so sicher in dieser Auffassung, daß sie den Rechtskundigen Günther, der von einem derartigen Gesetze nichts weiß, für einen schlechten Juristen hält.

Je beschränkter das Weib, um so mehr macht sich bei ihm die Beeinflussung des Urteils durch das Gefühl und damit der Mangel an Logik geltend. Was angenehm ist, wird geglaubt, was unangenehm, stößt auf Unglauben. Die Aussicht auf Gewinn, die die Versprechungen eines Schwindlers eröffnen, verleitet die beschränkte Frau, ihre sauer ersparten Groschen ohne Bedenken hinzugeben, und wenn der Betrug zutage kommt, kann sie nicht glauben, daß ihrem Verluste nicht abzuhelfen ist. Eine Person, gegen die sie eine Abneigung hat, hält die beschränkte Frau ohne weiteres zu allem Schlechten für fähig, während die schlimmsten Fehler einer anderen, die sich ihrer Gunst erfreut, für sie nicht in Betracht kommen.

Eine weitere Eigentümlichkeit der weiblichen Psyche ist ein höherer Grad von Suggestibilität (Beeinflußbarkeit durch Dritte). Letztere ist eine allgemein menschliche Eigenschaft, gegen deren Wirksamkeit eine wohlentwickelte Intelligenz eine Art Schutzwehr bietet. Je beschränkter die Frau, um so größer ist daher im allgemeinen ihre Suggestibilität, doch kann sich diese nur einzelnen Personen gegenüber kundgeben. Eine sehr beschränkte weibliche Person mag einen Grad von Suggestibilität besitzen, der sie zu einem willenlosen Werkzeug in den Händen ihres Geliebten oder Mannes macht, während sie sich zu gleicher Zeit für wohlbegründete Vorstellungen von anderer Seite als völlig taub erweist. Die Suggestibilität kann aber auch dem Manne gegenüber fehlen und nur für die Eltern vorhanden sein, in welchem Falle letztere dem Manne gegenüber in den Augen der Frau immer recht behalten. Gehört die Frau der bigotten Sorte an, so kommt es häufig vor, daß sie dem Einflusse des Pfarrers oder anderer ihren bigotten Neigungen Rechnung tragender Personen völlig unterliegt und ihrem Manne gegenüber die Ansichten zur Geltung bringt, die ihr von dieser Seite beigebracht wurden.

Ein weiterer Zug der weiblichen Beschränktheit ist das Haften an Kleinigkeiten (Kleinlichkeit). Die Einschränkung des Interessenkreises, die der Dummheit an sich eigen ist, hat bei der Frau die Folge, daß sie sich mit den unbedeutendsten Vorkommnissen ihres alltäglichen Lebens und ihrer Umgebung fortwährend beschäftigt und auch beim Verkehr mit Fremden ihre Gedanken davon nicht loszureißen vermag. In der Unterhaltung der dummen Frau spielen daher die bedeutungslosesten Vorfälle in ihrer Hauswirtschaft, wie Äußerungen der Dienstboten, unbedeutende Verfehlungen dieser, Küchen- und Wäscheangelegenheiten, ödester Klatsch über die Nachbarn usw. eine weit überragende Rolle. Was die Stadt und das Land interessiert, künstlerische Leistungen und politische Vorfälle, die das Tagesgespräch bilden, entziehen sich ihrer Beachtung. Dagegen kann sie über eine Nachlässigkeit ihrer Köchin, ein mißratenes Gericht, die Toiletten ihrer Bekannten in endlosen Reden sich ergehen. Sie ist auch unfähig, sich in den Gedankengang anderer Personen hineinzuversetzen und deren Neigungen zu berücksichtigen, daher auch unfähig einzusehen, wie sehr sie durch ihr Verhalten andere langweilt und belästigt.

Mit der Gedankenarmut der beschränkten Frau hängt deren Schwatzhaftigkeit und Neugierde zusammen; es sind dies Eigenschaften, die man dem weiblichen

Geschlechte im allgemeinen zuschreibt, die aber doch nur bei dem beschränkteren Teile desselben in auffälliger Weise zutage treten. Je weniger das Denken in die Tiefe und in die Breite geht (resp. gehen kann), um so mehr tendiert es nach einer Entäußerung, und der einfachste und gangbarste Weg hiefür ist die Rede*). Sich schweigend Gedanken hinzugeben, fällt der dummen Frau schwer und ist ihr auch unsympathisch. Reden bedeutet für sie eine Erleichterung, eine Art Genuß, gleichgültig ob der Sinn ihrer Rede einen Zweck hat oder nicht. Die Neugier ist ebenfalls eine Folge der Gedankenarmut. Da das intensivere geistige Sichbeschäftigen mit den eigenen Angelegenheiten für die beschränkte Frau keinen Reiz besitzt und die Gegenstände allgemeinen Interesses sie nicht berühren, richtet sich ihre Aufmerksamkeit auf die Angelegenheiten Fremder und sie sucht ihren ärmlichen Ideenkreis durch Kenntnis von Dingen zu erweitern, die für sie nur insoferne von Bedeutung sind, als sie sich zu Klatsch verwenden lassen.

Die Dummheit des Mannes zeigt selbstverständlich dieselben Grundcharaktere, wie die des Weibes. Daneben weist dieselbe jedoch auch manche Züge auf, die ein Gegenstück zu den auf der weiblichen Seite sich findenden Eigentümlichkeiten darstellen. Während die beschränkte Frau, wie wir sahen, zu sehr an Kleinigkeiten hängt, finden wir bei dem auf gleichem intellektuellen Niveau stehenden Manne oft eine Unterschätzung der Kleinigkeiten, d. h. des Untergeordneten, der Details, die aber oft für das Resultat einer Arbeit von weitgehender Bedeutung sein mögen. Der beschränkte

*) Es ist bemerkenswert, daß beschränkte Personen, um etwas Gelesenes zu verstehen, zumeist halb oder ganz laut lesen müssen.

Mann begnügt sich z. B., seinen Berufsgeschäften nachzugehen, und legt diesen eine unverhältnismäßige Wichtigkeit bei, dabei kümmert er sich aber um Details nicht, deren Vernachlässigung ihm den größten Schaden bringen kann. Er überläßt die Sorge für die Wirtschaftsführung und die Kindererziehung seiner Frau, da er es nicht für nötig hält, sich mit diesen in seinem Gedankenkreis untergeordneten Dingen zu beschäftigen, und es kann dabei vorkommen, daß, was er im Geschäfte erwirbt, durch den unwirtschaftlichen Sinn der Frau verloren geht.

An Stelle der weiblichen Neugier finden wir bei dem beschränkten Manne eine ungerechtfertigte Beschränkung des Interesses auf die eigenen Angelegenheiten. Was ihn nicht unmittelbar berührt, kümmert ihn nicht, läßt ihn völlig gleichgültig, und er wendet daher auch dem Tun und Treiben der Nachbarn keine Aufmerksamkeit zu, auch wenn triftige Gründe dies erheischen würden. Dieser Stumpfsinn hängt mit einer anderen, wenigstens sehr häufig bei den wenig begabten Männern sich findenden Eigenschaft zusammen, der übermäßigen Schätzung der persönlichen Bequemlichkeit und des persönlichen Genusses, d. h. materieller Gesinnung. Der beschränkte Biedermann (Bierphilister), wie er sich auf deutschem Boden reichlich vertreten findet, haßt alles, was ihn in seiner Gemütsruhe und dem Genusse seines Lieblingsgetränkes irgendwie stören könnte. Er will vor allem seine Ruhe haben. Jede Angelegenheit, die ihm ernstes Kopfzerbrechen verursachen könnte, jeder Streit um rein ideelle Werte ist ihm widerwärtig; jede Neuerung, die ihn irgendwie aus seiner Bequemlichkeit aufrütteln und in seiner Gewohnheit stören könnte, stößt auf seinen Widerstand. Wo es sich um die Wahrung seines materiellen Vorteils handelt, begreift er nur das Nächstliegende. Die Kirchturmsinteressen gewinnen bei ihm immer die Oberhand über die Interessen des Kreises und des Staates. Neben diesen stumpfsinnigen Konservativen finden sich jedoch auch Schwachköpfe, die ihren Stolz darein setzen, dem Fortschritt à tout prix zu huldigen, für alles Neue oder scheinbar Neue sich begeistern, wenn hiezu auch keine Veranlassung vorliegt. Diese sind es, die jede Modetorheit mit einem Eifer aufgreifen, als ob es sich um eine Sache von höchstem Wert handle, die jede in Aussicht stehende Verbesserung einer Einrichtung schon als Tatsache betrachten und ihre Ansichten über Personen und Dinge ohne Prüfung wie ihre Kleider wechseln, weil sie immer auf der Höhe bleiben wollen.

Es darf jedoch nicht unerwähnt bleiben, daß auch im Bereiche der Dummheit die Geschlechtsunterschiede nicht immer sich geltend machen. Wenn auch die Beschaffenheit des äußeren Geschlechtsapparates über die Zugehörigkeit des Einzelindividuums zu dem einen oder anderen Geschlechte gewöhnlich keinen Zweifel läßt, so findet sich doch in jedem Manne und jedem Weibe auf seelischem, wie auf körperlichem Gebiete eine Mischung von Charakteren beider Geschlechter. In dieser überwiegt im Einzelfalle je nach der stärkeren oder geringeren Ausprägung des Geschlechtstypus das spezifisch Männliche oder das spezifisch Weibliche mehr oder weniger. So kommt es, daß sich Männer finden, welche auf seelischem Gebiete die Züge der Weiblichkeit aufweisen, und Weiber, die seelisch dem Manne sich sehr nähern. Dieser Sachverhalt macht es verständlich, daß die Dummheit des Weibes gelegentlich die Eigentümlichkeiten der männlichen und umgekehrt die männliche Dummheit die Eigentümlichkeiten der weiblichen zeigt. In letzterem Falle spricht man von dem Betreffenden als einem altem Weibe, auch Waschlappen, womit insbesondere Schwatzhaftigkeit, Rührseligkeit oder (beim Waschlappen) geistige Unselbständigkeit (Beeinflußbarkeit) angedeutet wird. Auf der weiblichen Seite gibt es zwar Individuen, die in der Art ihrer Beschränktheit dem Bierphilister sehr nahe stehen, doch fehlt dafür eine besondere Bezeichnung. Ein Weib dieser Gattung mag, wenn sie das Schicksal mit einem geistesverwandten Gatten zusammenführt, keinen Schaden stiften. Für einen idealgesinnten, künstlerisch oder wissenschaftlich tätigen Mann bedeutet es ein Verhängnis, das auch den Geduldigsten zur Verzweiflung bringen kann.

Die Kombination der Dummheit mit anderen seelischen Eigenschaften liefert verschiedene interessante weibliche Typen, von welchen wir hier nur zwei Gegensätze berücksichtigen werden: die bescheidene, gemütvolle und die unbescheidene, gemütsarme Beschränkte (die prätenziöse Gans). Weibliche Personen vom erstgenannten Typus können durchaus liebenswürdige Geschöpfe sein, welche durch ihre Bescheidenheit u. Herzenseigenschaften ihre Mängel auf intellektuellem Gebiete vergessen machen. Sie sind imstande, ihre Position im Leben, wenn dieselbe keine allzuhohen Anforderungen an sie stellt, völlig auszufüllen und leisten an Opferwilligkeit für ihre Familie oft Bewunderswertes. Ihre Beschränktheit steigert oft ihre Selbstlosigkeit bis zu einem für sie verhängnisvollen Maße, indem sie ihre Jahre und ihre Kräfte im Dienste anderer verbrauchen, ohne an die eigene Zukunft zu denken und entsprechenden Lohn zu finden.

Die prätenziöse Beschränkte ist dagegen ein durchaus widerwärtiges Geschöpf, mit dem niemand auf die Dauer zurecht kommt. Sie will etwas Anderes, Höheres, Besseres sein, als sie ist, und dementsprechend auch behandelt werden. Ihre Selbstüberschätzung mag sich auf sehr verschiedene Umstände stützen, körperliche und vermeintliche geistige Vorzüge, materiellen Besitz, Abstammung, Familienbeziehungen. Sie mag sich aber auch ohne irgendwelche erfindliche Grundlage infolge verkehrter Erziehung oder anderer Umstände recht ansehnlich entwickelt haben. Die prätenziöse Gans macht sich als solche nicht nur im Kreise ihrer Familie, sondern überall, wo sie mit anderen Personen in Verkehr tritt, geltend und mißliebig. Sie verlangt als Frau vom Gatten, daß er sie als ein Wesen höherer Art verehrt und die Erfüllung ihrer Wünsche als Hauptzweck seines Lebens betrachtet. In der Gesellschaft beansprucht sie Bevorzugungen, die ihr nicht zukommen, von den Geschäftsleuten die prompteste und aufmerksamste Bedienung, und wenn die Schneiderin nach langem, vergeblichem Warten ihre Rechnung präsentiert, ist dies selbstverständlich eine grobe Ungehörigkeit. Auf Reisen ist sie der Schrecken der Hoteliers und ein Gegenstand des Grauens für das dienende Personal. Besitzt sie zufälligerweise ein bescheidenes Talent für irgendeine Kunstleistung, so erachtet sie sich gefeierten Künstlerinnen für ebenbürtig und führt es lediglich auf Gehässigkeit zurück, wenn ihren sehr dilettantischen Produktionen nicht die höchste Anerkennung zuteil wird.

Es ist nicht zu verkennen, daß die Prätenzionen dieser beschränkten Frauen vielfach, ja zumeist durch die Stupidität ihrer Männer angeregt und genährt werden. Die Verblendung der Liebe, wie sie namentlich in der ersten Zeit des Ehestandes besteht, läßt die Männer in ihren Auserwählten etwas erblicken, was von der Wirklichkeit sich weit entfernt, und wenn durch Verziehung der Boden für eine übertriebene Selbstschätzung vorbereitet und durch Beschränktheit jede nüchterne Selbstkritik unmöglich gemacht wird, dann darf man sich nicht wundern, daß der von dem Manne geübte Kultus die Umwandlung der Frau zur prätenziösen Gans bewirkt. Erfreulicherweise ist diese eine ungleich seltenere Erscheinung als die bescheidene, gemütvolle Beschränkte, der wir auf allen Gebieten altruistischer Tätigkeit begegnen.

□ □
□

C. Dummheit und Rasse.

□

Daß mit den körperlichen Eigentümlichkeiten, welche die verschiedenen Menschenrassen charakterisieren, auch seelische Unterschiede verknüpft sind, hievon ist man heutzutage mehr als je überzeugt. Noch vor wenigen Dezennien war die Ansicht allgemein verbreitet — und dieselbe konnte auch eine gewisse Berechtigung beanspruchen —, daß der Rassenkomplex, den man als weiße oder kaukasische Rasse bezeichnet, allen übrigen Menschenrassen intellektuell überlegen sei. Die außerordentlichen Fortschritte, welche die Japaner in neuester Zeit auf industriellem und kommerziellem Gebiete, in den Künsten und Wissenschaften und last not least im Kriegswesen gemacht haben, lassen bei unbefangener Beurteilung deren intellektuelle Ebenbürtigkeit mit den Weißen nicht bezweifeln. Die Bevölkerung Japans setzt sich jedoch aus einer Mehrzahl von Rassen zusammen (soll auch kaukasische Elemente in sich schließen), und es ist möglich, daß diese verschiedenen Rassenbestandteile intellektuell ungleichwertig sind. Dies kann jedoch an unserem Urteil über die japanische Gesamtbevölkerung nichts ändern, da auch der Komplex der weißen Rasse intellektuell ungleichwertige Elemente enthält*).

Die intellektuelle Inferiorität der Schwarzen (Negerrassen) haben auch die neueren Beobachtungen zahlreicher Forscher über jeden Zweifel dargetan. Diese Inferiorität betrifft jedoch nicht alle Lebensalter. Die Negerkinder machen im allgemeinen in der Schule dieselben Fortschritte wie die Kinder der Weißen, sollen letztere sogar nach manchen Beobachtungen an Intelligenz überragen. Mit dem Eintritt der Pubertät kommt es jedoch bei den Negern beider Geschlechter zu einem Stillstand der geistigen Entwicklung, in manchen Beziehungen sogar zu einem Rückschritt. So erwähnt

---

*) Es fehlt nicht an Stimmen, welche die intellektuelle Ebenbürtigkeit der Japaner mit der weißen Rasse bestreiten. Man hat darauf hingewiesen, daß die Japaner von den Fortschritten in den Einrichtungen der europäischen Staaten sich lediglich die das Heer und die Flotte betreffenden völlig zu eigen gemacht haben und daß, wenn es auch in Japan nicht an Personen mit hervorragenden geistigen Eigenschaften, also einer geistigen Aristokratie fehlt, doch die intellektuellen Fähigkeiten der Masse hinter denen der Weißen zurückstehen. Dem gegenüber ist jedoch zu bemerken, daß die Angehörigen der weißen Rasse, wenn man die Masse der einzelnen derselben angehörigen Völker in Betracht zieht, intellektuell keineswegs sämtlich auf gleicher Stufe stehen. Wenn der Durchschnittsjapaner der Jetztzeit, der die Segnungen des Schulunterrichtes erst seit kurzem genießt, auch dem Durchschnittsengländer und -Deutschen vielleicht nicht völlig ebenbürtig ist, so ist er dem Durchschnittsrussen und -Türken wahrscheinlich schon überlegen. Es ist ganz und gar unberechtigt, bei einem Vergleiche der intellektuellen Leistungen der Japaner mit denen der weißen Rasse lediglich die kulturell fortgeschrittensten Nationen ins Auge zu fassen.

Bischoff*), daß er in München in einem Kloster 8—10jährige Negermädchen gesehen habe, welche in zehn Monaten nicht nur deutsch sprechen, sondern auch lesen und sehr schön schreiben, auch rechnen gelernt hatten. Die Klosterfrauen teilten mit, daß sie diese Dinge weit schneller lernten, als die eingeborenen Kinder. Allein zugleich sagten sie, daß diese raschen Fortschritte sehr bald eine Grenze, ja ein Ende erreichten und nach dem 12. Jahre so gut wie ganz aufhörten.

Hieraus erklärt es sich, daß der Neger mit dem Weißen, von wenigen Berufsarten abgesehen, nicht konkurrieren kann. Daß die Lebensverhältnisse der Neger, der Mangel an Bildungsgelegenheiten mit ihrer intellektuellen Minderwertigkeit wenig oder nichts zu tun haben, zeigen die Erfahrungen, die man mit der Negerbevölkerung in Nordamerika gemacht hat. Die Emanzipation der dortigen Neger, von welcher man eine bedeutende Hebung ihres geistigen Niveaus erwartete, hat diese Folge nicht gehabt, obwohl es den Schwarzen an Unterrichtsgelegenheit dort keineswegs fehlt und in den Städten wenigstens ihnen auch das Milieu genügende Anregung gewährt**).

---

*) Bischoff: Das Hirngewicht des Menschen. Bern 1880, pag. 168.

**) Woltmann hat die Ansicht geäußert, daß die intellektuelle Inferiorität der schwarzen Rasse auf das frühe Eintreten der Pubertät bei derselben zurückzuführen sei, da mit dieser sich ein Stillstand der Gehirnentwicklung verknüpft. Dieser Auffassung kann eine gewisse Plausibilität nicht abgesprochen werden. Der Autor glaubte jedoch dieselbe auch für die Erklärung der von ihm angenommenen Unterschiede in der geistigen Begabung der Brünetten und Blonden in Europa heranziehen zu dürfen. Dabei hat er nur übersehen, daß ähnliche Differenzen in dem zeitlichen Eintritte der Geschlechtsreife, wie sie zwischen Negern und Weißen zweifellos bestehen, für die Brünetten und Blonden z. B. in Deutschland nicht nachgewiesen sind.

Einen ähnlichen Rassenunterschied auf intellektuellem Gebiete, wie er zwischen Weißen und Schwarzen tatsächlich besteht, hat eine Gruppe von Anthropologen für die in Europa vertretenen Rassen in neuerer Zeit nachzuweisen sich bemüht. Die neueren Forschungen haben ergeben, daß wir es in Europa in der Hauptsache mit Angehörigen von 3 Rassen zu tun haben: der nordisch-germanischen (arischen) mit dolichocephalem Schädel, blondem Haar und blauen Augen, der alpinen, kurzköpfigen und dunkelhaarigen und der mittelländischen, langköpfigen und dunkelhaarigen. Von diesen 3 Rassen soll die nordisch-germanische von altersher den beiden anderen intellektuell bedeutend überlegen gewesen sein, so zwar, daß der Hauptanteil an allen kulturellen Fortschritten, alle hervorragenden Leistungen auf den Gebieten der Kunst und Wissenschaft lediglich dieser Rasse zufallen.

Otto Ammon hat zuerst diese Theorie von der intellektuellen Superiorität der nordisch-germanischen Rasse auf Grund von Untersuchungen an der badischen Bevölkerung entwickelt. Er fand unter Städtern mehr Langköpfe als in der Landbevölkerung, unter den Vollstädtern das langköpfige Element stärker vertreten als unter den zugewanderten Stadtbewohnern und am meisten unter den stadtgeborenen Schülern der höheren Schulen. Diese Ermittelungen führten ihn zu dem Schlusse, daß der germanische Langkopf im Durchschnitt intelligenter sei als der alpine Kurzkopf. Auch durch höhere sittliche Eigenschaften sollen nach Ammon sich die blonden Langköpfe von den Kurzköpfen unterscheiden. Diese mögen nach dem Autor wohl tüchtige Bauern, Arbeiter und Händler sein, der Dienst der Wissenschaft, dem sich die Langköpfe mit unbezähmbarer Energie ergeben, liegt ihnen dagegen fern. Unter den Schülern der höheren Gymnasialklassen und daher auch unter den Vertretern der Wissenschaft und der gelehrten Berufe, sollen die Langköpfe weit überwiegen.

Zu ähnlichen Anschauungen gelangten Lapouge, Muffang, Roese, Wilser und Woltmann.

Roese *) glaubt aus den Ergebnissen seiner Untersuchungen „über anthropologische Körpermerkmale und gesellschaftliche Auslese“ folgende Sätze ableiten zu dürfen:

„1. Geistig hervorragende Menschen zeichnen sich im allgemeinen auch durch eine höhere Körperlänge aus, die das Durchschnittsmaß der gesamten Bevölkerung übersteigt; sie haben außerdem eine etwas längere Kopfform und eine bedeutendere Kopfgröße als die gleichgroße Durchschnittsbevölkerung.

2. Der nordische Rassenbestandteil des deutschen Volkes ist der Hauptträger seiner geistigen Kraft.

3. Die oberen Bevölkerungsschichten haben mehr nordisches Blut in ihren Adern als der Durchschnitt der gesamten deutschen Bevölkerung.“

An einer anderen Stelle bemerkt der Autor: „Es ist in der Tat die nordische Rasse, die als Hauptträger unserer heutigen Kultur angesehen werden muß. Je näher der einzelne Mischling in geistiger und körperlicher Hinsicht zu dem Urbilde dieser Rasse steht, um so größere Bedeutung hat er für unser Volk und für die gesamte weiße Menschheit.“

Noch etwas emphatischer äußert sich Wilser **) bezüglich der Superiorität der nordisch-germanischen Rasse: „Mit der größeren oder geringeren Anzahl ihrer Elemente“ bemerkt er, „steigt und fällt die Bedeutung

---

*) Roese: Archiv für Rassen- und Gesellschafts-Biologie. 2. Jahrgang 1905 und 3. Jahrgang 1906.

**) Wilser: „Menschwerdung“, Stuttgart 1909, und Rassentheorien, Vortrag 1908.

eines Volkes in Vergangenheit und Zukunft". An einer anderen Stelle erklärt er: „Die Weltherrschaft kann der edelsten (nordeuropäischen) Rasse nicht mehr streitig gemacht werden, ihr Vorsprung vor den anderen, die nur als ihre Dienerinnen Aussicht auf Erhaltung haben, ist viel zu groß, um jemals eingeholt werden zu können."

Man hat sich sehr viel Mühe gegeben, Argumente zu sammeln, welche diesen Rassenchauvinismus zu stützen geeignet sind, und dabei die demselben widerstrebenden Tatsachen nur sehr wenig oder nicht der Beachtung gewürdigt. An sich wäre es ja zweifellos sehr interessant und wichtig, wenn man die größere oder geringere intellektuelle Befähigung einzelner Individuen und Bevölkerungskreise auf Rassenunterschiede zurückführen könnte. Es würde dies dazu führen, daß man aus dem Äußeren eines Menschen, seiner Kopfform, Haar- und Augenfarbe schon gewisse Schlüsse auf seine geistigen Fähigkeiten ziehen könnte. Indes haben vorerst weder die Untersuchungen, die man an Schülern der Volks- und Mittelschulen, sowie an Angehörigen verschiedener Berufsarten anstellte, noch die Tatsachen der Geschichte der Annahme eine genügende Stütze gewährt, daß man von den blonden Langköpfen im Durchschnitt höhere intellektuelle Leistungen erwarten darf, als von den in Deutschland und Mitteleuropa weit überwiegenden Mischlingen der nordischen und alpinen Rasse, sowie von den reinen Vertretern letzterer und der mittelländischen Rasse. Woltmann und Andere haben mit großem Eifer nachzuweisen versucht, daß fast alle genialen Persönlichkeiten der blonden nordischen Rasse entstammten und die Genialität gewissermaßen ein Prärogativ dieser Rasse bildet. Demgegenüber verdient folgendes Beachtung:

Die beiden größten deutschen Philosophen, Kant und Schopenhauer, waren Kurzköpfe. Über Goethes Kopfform steht nichts fest*). Sicher ist dagegen, daß er braune Haare und Augen besaß (letztere wurden von manchen sogar als schwarz bezeichnet). Auch bei Bismarck ist es zweifelhaft, ob er noch zu den Dolichocephalen zu rechnen ist; jedenfalls bestand bei ihm keine ausgesprochene Dolichocephalie**).

Roese, der sich durch äußerst zahlreiche Untersuchungen bemühte, die intellektuelle Überlegenheit der Langköpfe sowohl für die Schüler der Volks- und Mittelschulen, wie für eine Reihe von Berufsarten nachzuweisen, ist genötigt, zuzugeben, daß es noch sehr vieler ausgedehnter Untersuchungen im ganzen deutschen Reiche bedarf, ehe die Frage über die Beziehungen zwischen Kopfform und geistiger Leistungsfähigkeit als gelöst gelten kann. Diese Reserve war wohl am Platze angesichts des Umstandes, daß manche seiner Ergebnisse keineswegs zugunsten der Superiorität der Langköpfe sprechen.

Um ein recht auffälliges Beispiel zu geben, so waren unter 183 Abiturienten die bestqualifizierten kurzköpfiger als die schlechtqualifizierten. Der Kopf-

---

*) Moebius (Ausgewählte Werke, Band 3, Goethe, 2. Teil) der sich eingehendst mit Goethes Körperlichkeit auf Grund der vorhandenen Quellen beschäftigte, enthält sich jeder Äußerung über Goethes Kopfform. Die Zeichnungen Jagemanns und Matthays, aus welchen Roese Goethes Dolichocephalie ableiten will, beweisen für den unbefangenen Beobachter nichts.

**) Roese kann nicht umhin, nach langen Auseinandersetzungen für Bismarcks Kopf eine Länge von 21,2 cm., eine Breite von 17,0 cm. und einen Index von 80,2 cm. zu berechnen; Roese selbst aber beansprucht für die Dolichocephalie einen Index von unter 80 cm. und verschiedene andere Anthropologen einen solchen von unter 75 cm.

index betrug für die mit „sehr gut" zensierten 84,6, für die mit „gut" 84,0 und für die mit „genügend" 83,5 cm. Ebenso zeigten sich unter den Schülern einzelner Dresdener Volksschulen die bestqualifizierten kurzköpfiger als die mit weniger guten Noten. Ferner ergibt sich aus einzelnen von dem Autor veröffentlichten Tabellen, daß die Soldaten kurzköpfiger waren als ihre Hauptleute, Hochschulprofessoren (technische Hochschule in Dresden) kurzköpfiger als die Heerespflichtigen. In den Stockholmer Regimentern, die den nordischen Typus wohl am reinsten aufweisen, sind die Offiziere etwas kurzköpfiger als die Mannschaft.

Diese Beispiele dürften genügen, um zu zeigen, daß die intellektuelle Superiorität der blonden Dolichocephalen weder so beträchtlich, noch so konstant sein kann, wie die Vertreter der erwähnten Rassentheorien annehmen.

Wenn man von allen chauvinistischen Übertreibungen absieht, und das z. Z. vorliegende Tatsachenmaterial unbefangen prüft, kann man nur zugeben, daß in der nordischen Rasse die höchsten Intelligenzstufen wahrscheinlich sich häufiger finden, als unter den Angehörigen der beiden anderen europäischen Rassen. Damit ist jedoch keineswegs gesagt, daß die durchschnittliche Intelligenz der blonden Langköpfe über die der in Mitteleuropa weit überwiegenden Mischlinge und der reinen Kurzköpfe hinausgeht und insbesondere die Beschränktheit unter den letzteren sich erheblich häufiger findet als bei den ersteren. Es fehlt uns beispielsweise jeder Anhaltspunkt für die Annahme, daß die Bevölkerung irgend eines ländlichen Distriktes in Mittel- oder Norddeutschland, in welchem das langköpfige Element stärker vertreten ist, intellektuell der kurzköpfigeren Bevölkerung irgend eines süddeutschen Landbezirks überlegen ist. Zweifellos ist das intellektuelle Niveau der bäuerlichen Elemente in verschiedenen Gegenden Deutschlands nicht das gleiche, allein diese Unterschiede sind auf eine Mehrzahl ursächlicher Momente zurückzuführen: klerikale und gouvernementale Einflüsse, insbesondere erstere, wirtschaftliche und Verkehrsverhältnisse, Trinkgewohnheiten. Auch die Rasse mag einen gewissen Anteil besitzen; daß dieselbe aber allein oder hauptsächlich diese Unterschiede bedingt, hiefür fehlt jeder Nachweis.

Der nüchtern Denkende wird angesichts der erwähnten Sachlage die Behauptung, daß der einzelne Mischling um so größere Bedeutung für unser Volk und die gesamte weiße Menschheit hat, je näher er sich dem Vorbild der nordisch-germanischen Rasse nähert, nur als eine Übertreibung betrachten können, die man in wissenschaftlichen Arbeiten nicht finden sollte.

Was soll man nun vollends von Äußerungen, wie der Wilsers halten, daß der edelsten germanischen Rasse die Weltherrschaft nicht mehr streitig gemacht werden kann und die übrigen Rassen nur mehr als ihre Dienerinnen Aussicht auf Erhaltung haben?

Wer die derzeitige politische Lage nur einigermaßen zu würdigen versteht und die Erfolge berücksichtigt, mit denen das nichtarische Japan den Expansionsbestrebungen des arischen russischen Kolosses in Asien entgegengetreten ist, kann derartige Ansichten nur als Ausfluß einer Germanomanie betrachten, die an Urteilsschwäche noch erheblich über den von uns so oft belächelten französischen Chauvinismus hinausgeht. Wir haben hier wieder einen Beleg dafür, wie sehr die Voreingenommenheit für gewisse scheinwissenschaftliche Theorien — ähnlich den politischen und religiösen Leidenschaften — den geistigen Gesichtskreis einzuengen und das Urteil zu trüben vermag.

D. Dummheit und Stand, Beruf, Milieu.

□

Die Erfahrung lehrt aller Orten, daß kein Stand die Dummheit ausschließt. Von den Höchstgestellten, den Trägern der Krone und den Angehörigen ihrer Häuser, abwärts bis zu den mühsam um kärglichen Taglohn Arbeitenden, wir finden überall die Dummheit in all ihren verschiedenen Schattierungen. Die relative Häufigkeit der Dummheit ist jedoch in den einzelnen sozialen Schichten der Bevölkerung keine gleiche. Wir finden dieselbe in den untersten Klassen nicht nur absolut, sondern auch relativ am häufigsten, da hier viele der Mittel fehlen, welche der Hebung des geistigen Niveaus dienen und die Dummheit an sich ein Hindernis für das Aufsteigen in der gesellschaftlichen Ordnung bildet. Auf der anderen Seite läßt sich dagegen nicht behaupten, daß die Dummheit in den sozial höchststehenden Kreisen sich relativ am seltensten findet. Zahlreiche Beobachtungen sprechen dafür, daß wir es hier wiederum mit einer Zunahme der Beschränktheit zu tun haben, die der relativen Häufigkeit des ausgesprochenen Schwachsinns und der Geisteskrankheiten in diesen Klassen parallel geht. Man darf wohl annehmen, daß an diesem Umstande in erster Linie die zumeist durch Standesrücksichten bestimmte Gattenwahl, i. e. eine gewisse Inzucht die Schuld trägt. Nicht nur in den regierenden, sondern auch in den hocharistokratischen

Häusern ist die Gattenwahl durch Hausgesetze auf ebenbürtige Personen beschränkt und knüpfen sich an eine nicht standesgemäße Heirat zumeist schwere materielle und sonstige Nachteile. Diese genügen auch in jenen Fällen, in welchen bei der Gattenwahl im Interesse der Nachkommenschaft die geistige und körperliche Beschaffenheit des Ehepartners in erster Linie bestimmend sein sollten, die Wahl in einer Weise zu beeinflussen, welche die Vererbung intellektueller Inferiorität und krankhafter Geisteszustände begünstigt.

Auch in den Kreisen der haute finance besteht vielfach die Neigung, bei der Eheschließung der materiellen Ebenbürtigkeit einen ausschlaggebenden Einfluß einzuräumen. Die Sprossen dieser reichen Familien sind aber, wie die Erfahrung lehrt, häufig mit nervösen und psychischen Mängeln behaftet, und es ist begreiflich, daß die Verbindung zweier solcher Individuen zu einer Nachkommenschaft führt, in der die intellektuelle Minderwertigkeit nicht selten sich findet.

Die Dummheit zeigt zwar in allen Ständen, bei den Prinzen wie bei den Taglöhnern, die gleichen Grundcharaktere, doch liegt es nahe, daß der Stand für die Form, in welcher dieselbe sich äußert, nicht ohne Bedeutung ist. Der proletarische Arbeiter, welcher für sich und seine Familie nur das Nötigste verdient, der Landmann, welcher von dem Ertrage eines kleinen Gütchens sich dürftig nährt, kann nicht auf Gedanken einer Überhebung kommen, die bei Angehörigen der hohen Aristokratie oder haute finance möglich sind. Wir begegnen daher in den einzelnen gesellschaftlichen Kreisen Äußerungsformen der Dummheit, die in anderen nicht oder nur selten sich finden. So bekundet sich bei den Angehörigen der Aristokratie die Beschränktheit häufig in deren politischen und wirtschaftlichen Anschauungen; die intellektuelle Inferiorität führt hier zu einem jede Neuerung verwerfenden Konservativismus, da sie das Individuum unfähig macht, die bestehenden Mängel in den staatlichen Einrichtungen oder deren Tragweite zu erkennen und Reformideen einer zutreffenden Kritik zu unterziehen. Dieser Konservativismus verknüpft sich häufig mit ausgesprochen reaktionären Anschauungen, i. e. freiheits- und bildungsfeindlicher Gesinnung. Die Beschränktheit ihres geistigen Gesichtskreises gestattet es so manchen Vertretern der Aristokratie, wie auch manchen Büreaukraten, nicht, die Vorteile einzusehen, welche das konstitutionelle System im Vergleiche zum Absolutismus dem Volke bietet. Für sie bildet die Weisheit der bestehenden Regierung und die Beschränktheit des Untertanenverstandes ein Dogma, das sie auf alle Bestrebungen, die rechtliche Lage des Volkes zu heben, als auf ein dem Staate drohendes Unheil blicken läßt. Für diese Menschen ist der Sozialismus eine Ausgeburt von Verworfenheit und Unverstand und auch der Liberalismus mit seinen so bescheidenen freiheitlichen Tendenzen und seinem Manchestertum eine gefährliche politische Richtung. Das sind auch die Leute, die da glauben, daß jede Art von Aufklärung das Volk nur verdirbt und unzufrieden mit seiner Lage macht, und die deshalb die auf Hebung der Volksbildung gerichteten Bestrebungen als staatsgefährlich betrachten und anfeinden.

Im Arbeiterstand äußert sich die Beschränktheit häufig in schiefen und auch ganz haltlosen Urteilen über die Verhältnisse und Leistungen der höheren Stände. Wer nicht körperlich arbeitet, ist nicht viel besser als ein Faulenzer; Gelehrte, Beamte, Offiziere wissen nichts von Plage und Sorge. Sie erhalten für ihre geringen Leistungen ganz unverhältnismäßig hohe Gehälter, und der Staat könnte sehr wohl ohne den größeren Teil derselben bestehen.

Wichtiger ist aber, daß die Beschränktheit in Arbeiterkreisen häufig zu unwirtschaftlichem Leben und einer Sorglosigkeit bezüglich der Zukunft führt, die in den meisten Fällen verhängnisvoll wird. Wie oft wird der Verdienst einer Woche an einem Sonn- oder Feiertage vergeudet, auch wenn in den folgenden Tagen Schmalhans Küchenmeister ist. Der Alkohol übt zwar seine Anziehungskraft auch auf intelligentere Elemente aus, der beschränkte Arbeiter verfällt derselben jedoch zweifellos leichter; er wird auch durch die Wirkungen des Alkohols geistig erheblicher geschädigt als der Begabtere.

Wie der Stand äußert auch der Beruf Einfluß auf die Formen, in welchen uns die Dummheit entgegentritt. Die Berufstätigkeit gibt den Beschränkten Gelegenheit zur Enthüllung von Eigenschaften, die sie von ihren intelligenteren Berufsgenossen unterscheiden, und sie z. T. zu einem besonderen Typus stempeln.

In den juristischen Beamtenkreisen bildet der verknöcherte Büreaukrat einen solchen leider noch ziemlich verbreiteten Typus, der um so verhängnisvoller wirkt, je höher die Stellung ist, die er erlangt hat. Der geistige Horizont dieser Sorte von Staatsdienern beschränkt sich auf die Erfordernisse ihrer amtlichen Stellung. Die Vorgänge in dieser Welt betrachten sie lediglich unter dem Gesichtswinkel letzterer. Allgemeinere und höhere Interessen kennen und berücksichtigen sie nicht. Sie erachten es als ihre Aufgabe, lediglich mechanisch und handwerksmäßig Verordnungen und Gesetze anzuwenden, gleichgültig wie das Resultat ausfallen mag, ob sinnvoll oder widersinnig. Quod non in actis, non est in mundo und fiat justitia, pereat mundus, sind ihre Leitsätze. Jede Neuerung oder Änderung auf dem Gebiete der Gesetzgebung, die sie nötigen könnte, ihr altes, ausgefahrenes Gedankengeleise etwas zu verlassen, ist ihnen entschieden verhaßt. Sie leisten daher allen Reformbestrebungen, welche ihre Amtstätigkeit berühren, so lange sie es vermögen, Widerstand. Nicht selten besitzen diese Bureaukraten auch eine sehr übertriebene Meinung von ihrer Bedeutung im Staatsorganismus. Sie fühlen sich als Träger der Staatsgewalt erhaben über den gemeinen Bürger, den Untertan mit dem beschränkten Verstande, und lassen diesen auch im amtlichen Verkehre ihre vermeintliche Überlegenheit empfinden.

In der militärischen Hierarchie bildet der Gamaschenknopf das Seitenstück des verknöcherten Bureaukraten. Es ist dies eine Offizierspezies, die früher zweifellos viel verbreiteter war, als jetzt, aber leider noch keineswegs ausgestorben ist. Der geistige Gesichtskreis des Gamaschenknopfes wird durch die Buchstaben des Reglements begrenzt. Er kennt nichts Höheres und Wichtigeres, als die peinlichste Anwendung der Dienstesvorschriften, insbesonderse inbezug auf die äußere Erscheinung des Soldaten, die Blankheit der Knöpfe etc. Er trägt daher kein Bedenken, die kleinsten Verfehlungen Untergebener mit schweren Strafen zu ahnden, auch wenn diesen dadurch der Dienst aufs Äußerste verleidet wird. Dabei erachtet sich der Gamaschenknopf wegen seiner strammen Zucht als ein besonders tüchtiges Glied des Offizierstandes, bis ihm nach irgend einem Zufalle bei einem Manöver, der seine intellektuelle Unzulänglichkeit auffällig hervortreten ließ, von vorgesetzter Seite die Notwendigkeit nahegelegt wird, mit Rücksicht auf seine Gesundheitsverhältnisse in Pension zu gehen.

Auch unter den Schulmeistern, spez. den Altphilologen, finden sich manche Exemplare, die in ihrer geistigen Artung den vorstehend erwähnten Typen nahestehen. Das große Maß klassischer Bildung, das sie eingesogen, die Überlegenheit an Kenntnissen, die sie ihren Schülern gegenüber allzeit besitzen, auch der Umstand, daß die Ansichten, die sie in der Schule vortragen, keinen Widerspruch finden, erzeugen bei hnen den Dünkel, daß sie sich im Besitze besonders hochstehender, anderen Berufskreisen mangelnder Weisheit befinden. Mit diesem verknüpft sich die törichte Anschauung, daß allein sie der Jugend höhere, d. h. klassische Bildung beizubringen imstande seien und die Intelligenz des Individuums nach seinen Leistungen in der Anwendung der Regeln der lateinischen und griechischen Grammatik sich bemesse. Auf die Realschulen und ähnliche Anstalten blicken diese gelehrten Herren wie auf Anstalten für Idioten herab*) und ein lateinischer oder griechischer Formfehler erscheint ihnen wie ein intellektuelles Verbrechen, das unter Umständen mit dem Sitzenbleiben, d. h. der Repetition der Klasse bestraft werden muß. Diese Herren haben keine Ahnung von der Verschiedenheit der intellektuellen Anlagen der Einzelindividuen und sind deshalb außerstande einzusehen, daß ein Talent für alte Sprachen auch sehr Begabten fehlen kann**) und die Befähigung zu wissenschaftlichen Studien sich nicht nach dem Grade der Aneignung grammatikalischer Regeln bemessen läßt.

*) Wenn der Verfasser des „Publius" einen intelligenten Philologen, dem geraten wird, seinen im Latein unzulänglichen Sohn in eine Realschule zu schicken, in die Worte ausbrechen läßt: „Ich soll mein Kind in eine Idiotenanstalt geben," so ist dies nicht etwa bloß eine scherzhafte Übertreibung, es entspricht dies ganz und gar einer Ansicht, die in den Kreisen der Altphilologen manche Vertreter besitzt.

**) Es sei hier erwähnt, daß z. B. Böcklin im Latein am Gymnasium so wenig leistete, daß er eine Klasse zweimal absitzen mußte und ihm der Rat erteilt wurde, auf den Gymnasialunterricht zu verzichten.

In den Kreisen der Theologen der verschiedenen Konfessionen repräsentieren die hyperorthodoxen, muckerischen Elemente einen hieher gehörigen, aber besonders widerwärtigen Typus, der durch die Kombination von Beschränktheit, Intoleranz und Zelotismus charakterisiert ist. Diese Gottesmänner blicken mit einem gewissen Dünkel auf die Angehörigen anderer Konfessionen herab, da sie allein im Besitze des wahren Glaubens sich wähnen. Religiosität und Sittlichkeit vermeinen sie durch die sonderbarsten und lächerlichsten Mittel fördern zu können. Im Interesse der Religiosität würden sie gern unsere und die alte klassische Literatur vernichten, Schiller und Goethe sind für sie nur Heiden, deren Werke man der Jugend möglichst vorenthalten sollte. Die sittliche Reinheit des Volkes muß nach ihrer Ansicht durch Verhüllung alles Nackten in der Kunst und alles auf das Geschlecht Hinweisenden gefördert werden. Von dieser Seite wurde beispielsweise die Entfernung des Bildes der Königin Louise aus den Schulzimmern beansprucht, weil diese tapfere Frau von dem Künstler etwas dekolletiert dargestellt ist*).

□

Wer das Pech hat, von beschränkten Eltern zu stammen und deren intellektuelle Minderwertigkeit zu erben, hat daneben zumeist auch das Mißgeschick, in einem Milieu aufzuwachsen, das seiner geistigen Entwicklung wenig förderlich ist. In der Umgebung,

---

*) Ein Seitenstück hiezu wird aus Jena berichtet. Dort hat in jüngster Zeit der Religionslehrer einer höheren Töchterschule in einer Klasse die Religionsbücher eingesammelt und zum Gaudium der Schülerinnen die auf den Vignetten befindlichen zarten Engelsgestalten durch feine Striche mit einer Art Badehose versehen.

welche auf das Kind von der Stunde seiner Geburt an einwirkt, spielen ja die Eltern gewöhnlich eine Hauptrolle, und die Beschränktheit derselben äußert sich in der Art der Erziehung, die sie dem Kinde angedeihen lassen, nicht minder, als in ihrem sonstigen Verhalten. Wieviel leiblicher Schaden den Kindern durch die Dummheit ihrer Erzeuger, insbesondere der Mütter zugefügt wird, muß hier ganz außer Betracht bleiben, obwohl die körperliche Schädigung nicht ohne Einfluß auf die geistige Entwicklung ist. Was letztere fördert und hemmt, sind beschränkte Eltern gewöhnlich nicht imstande zu erkennen. Sie sind auch unfähig, die geistigen Anlagen ihrer Kinder richtig zu beurteilen und darnach die Erziehung derselben zu leiten. Eine überaus häufige Folge dieser Verhältnisse ist Vernachlässigung des Kindes; es wird sich selbst überlassen und den zufälligen Eindrücken, die seine Umgebung ihm bietet, ohne jede Vorsicht preisgegeben. Nicht selten ist auch die Überantwortung des Kindes an einfältige Personen, Dienstboten, alte Frauen etc., die den kindlichen Geist mit den törichtsten Vorstellungen füllen. In der Erziehung leisten beschränkte Eltern, namentlich Mütter, in Anwendung verkehrter Maximen häufig Großartiges. Wo Konsequenz und Strenge am Platze ist, verlegen sie sich darauf, alle Fehler und Unarten des Kindes durch Güte und Nachsicht zu kurieren, während in anderen Fällen hinwiederum, in welchen die Berücksichtigung der Individualität des Kindes eine sanfte Behandlung erheischen würde, das Prügelsystem ohne Bedenken durchgeführt wird. Die richtige Beurteilung der Fähigkeiten eines Kindes ist oft eine recht schwierige Sache und es begreift sich daher, daß beschränkte Eltern in dieser Hinsicht nur zu häufig in schwerwiegende Irrtümer verfallen. Sie betrachten die Fähigkeiten des Kindes, einen gewissen

Gedächtnisstoff sich mechanisch anzueignen, z. B. ein längeres Gedicht zu deklamieren, eine Reihe von Zahlen zu behalten, als einen Beweis höherer Veranlagung, die leidliche Wiedergabe eines kleinen Klavierstückes als ein Zeichen von musikalischem Talent, und so wird mancher Knabe, der keinerlei Befähigung für einen gelehrten Beruf besitzt, in das Gymnasium geschickt und mit Latein und Griechisch gequält, bis die Unzulänglichkeit seiner Leistungen die Eltern endlich zu der Einsicht bringt, daß sie mit der beabsichtigten Berufswahl nicht auf dem richtigen Wege waren.

Daß auch das Beispiel, welches das Verhalten beschränkter Eltern in verschiedenen Lebensverhältnissen gibt, das Kind suggestiv ungünstig beeinflußt, liegt nahe. Die Sorglosigkeit der Eltern in materiellen Angelegenheiten, das in den Taghineinleben, unbekümmert um die Zukunft, wie es bei beschränkten Individuen so häufig ist, prägt sich dem Kinde ebensogut ein, wie der schmutzige Geiz, der nichts Höheres als Geldanhäufung kennt und selbst notwendige Ausgaben scheut, wenn dies auch von sehr üblen Folgen sein mag. Aberglaube, Vorurteile und manche üble Gewohnheiten vererben sich von den Eltern auf die Kinder um so leichter, je weniger letztere durch ihre geistige Beschaffenheit zu einem selbständigen Urteile befähigt sind.

Auch das weitere Milieu des Individuums, die Gesellschaft, in welcher es aufwächst und lebt, der Bevölkerungskreis, dem es angehört, können die geistige Beschränktheit entschieden fördern. Ein wenig begabter Mensch wird durch den Verkehr mit intelligenten Personen veranlaßt, seine Geisteskräfte anzuspannen, irrige Ansichten zu beseitigen oder zu korrigieren, neue Ideen in sich aufzunehmen und so allmählich sein geistiges Niveau zu erhöhen. In der Gesellschaft stupider und geistesträger Menschen engt sich dagegen sein Gesichtskreis mehr und mehr ein. Die Indolenz seiner Gefährten wirkt auf ihn ansteckend, so daß er sich nur um das Nächstliegende und insbesondere seinen materiellen Genuß kümmert. Der Biertisch und die feucht fröhliche Geselligkeit, das Hinunterstürzen ungezählter Seidel, begleitet von ödem Klatsch über Nachbarn und Bekannte und von geistlosen Spässen, das wird sein Ideal. Was ihm direkt einen Vorteil bringt oder wenigstens bringen mag, bestimmt allein sein Handeln. Mit dem Kirchenbesuche und der Beichte glaubt er all' seinen religiösen Pflichten Genüge zu leisten und seine Lektüre, soweit von solcher bei ihm überhaupt die Rede sein kann, beschränkt sich auf ein kleines Parteiblättchen, dessen Inhalt seine Beschränktheit nur nährt.

Berücksichtigt man den Einfluß, welchen das Milieu auf die geistige Verfassung des Einzelindividuums zu äußern vermag, so wird man nichts Befremdliches in der Annahme erblicken können, daß in der Verbreitung der Dummheit an einzelnen Orten Unterschiede bestehen mögen. In der Tat haben bisher auch einzelne Orte den zweifelhaften Ruhm genossen, als besondere Herde der Dummheit zu gelten. Außerdem wird vielfach bezüglich der Dummheit ein Unterschied zwischen Stadt- und Landbevölkerung zu Ungunsten letzterer angenommen. Man kann auch bei unbefangenster Beurteilung der Verhältnisse nicht bestreiten, daß die Dummheit auf dem Lande reichlicher vertreten ist, als in der Stadt, doch trifft dieser Unterschied nicht für die kleineren Städte zu, auch ist derselbe keineswegs allein durch die Einflüsse des Milieus bedingt. Man spricht heutzutage sehr viel von dem Zuge der Landbevölkerung nach der Großstadt und es sind zweifellos zum großen Teil wenigstens intelligentere Elemente der Landbevölkerung, welche in den größeren

Städten lohnendere Beschäftigung zu finden suchen, als ihnen in ihrer Heimat zuteil wird. Dadurch wird eine relativ größere Anhäufung — man könnte sagen Dichte — der Beschränktheit auf dem Lande herbeigeführt. Hiezu kommen nun die ungünstigen Einflüsse des Milieus und der Beschäftigung. Der Landbewohner befindet sich im Vergleiche zum Städter, speziell Großstädter, in einem Zustande geistiger Isolierung; die Gelegenheiten zu geselligem Verkehre und geistigem Austausche, die sich ihm bieten, sind gering und, was dabei noch besonders ins Gewicht fällt, er ist fast ausschließlich auf die Gesellschaft von Seinesgleichen, von Personen, welche die gleichen beschränkten Interessen, die gleichen Anschauungen und Vorurteile besitzen, angewiesen. Ist schon hiedurch für ihn ein Mangel geistiger Anregung gegeben, so wird der Einfluß dieses Moments noch verstärkt durch die Einförmigkeit der Umgebung, in der er sich bewegt und das Fehlen von Veranstaltungen, welche der Befriedigung ideeller Bedürfnisse dienen (Theater, Konzerte, Bibliotheken*).

Es ist zwar nicht zu leugnen, daß der städtische Arbeiter von diesen Bildungsmitteln zurzeit noch wenig Gebrauch macht und auch hiezu aus materiellen Gründen nur wenig in der Lage ist; allein trotzdem mangelt es ihm nicht an geistig anregenden Momenten, welche dem Landbewohner fehlen. Ein Gang durch eine Reihe von Straßen mit ihrer Mannigfalt von Läden, die Betrachtung der in den Geschäftsauslagen befindlichen Gegenstände, der Kunstwerke und anderer Sammlungen in Museen und Galerien, der Verkehr

*) Inbezug auf Bibliotheken liegen die Verhältnisse gegenwärtig etwas günstiger, als früher, soferne durch die Volksbildungsvereine auch auf dem Lande vielfach die Errichtung kleiner Bibliotheken erzielt wurde.

auf den Straßen, die Wohlfahrtseinrichtungen der Stadt etc., alles dies muß seinen Gesichtskreis erweitern. Die Beschäftigung des Landmannes ist ebenfalls zumeist nicht geeignet, seine geistige Regsamkeit zu fördern, sofern sie im allgemeinen mehr große Kraft und Ausdauer der Leistung, als Geschicklichkeit erheischt und in althergebrachten Bahnen sich bewegt.

Die Frage, ob an der von altersher behaupteten Lokalisation der Dummheit an einzelnen Orten etwas Wahres ist, kann hier nur kurz berührt werden. Im Altertum galten die Böotier als ein bäuerlich ungeschlachtes, stumpfsinniges Volk, dem jeder Sinn für höhere Interessen mangelte. Ihre geistige Artung bildete für die Athener vielfach einen Gegenstand des Spottes. Wieviel von dieser ungünstigen Beurteilung der Wahrheit entsprach, muß dahingestellt bleiben. Über die geistige Qualität der Brabanter kursierten in früheren Jahrhunderten ähnliche Anschauungen, wie über die Böotier im Altertum. Erasmus erwähnt, daß die Bewohner Brabants mit den Jahren nicht an Verstand, sondern an Torheit zunehmen, gibt aber keine Aufklärung darüber, auf welche Tatsachen sich diese Annahme stützt.

Bei uns wird den Schwaben nachgesagt, daß sie erst mit 40 Jahren klug werden, und den Mecklenburgern ihr Wappentier gelegentlich als Symbol ihrer geistigen Qualität vorgehalten, während die Sachsen andrerseits als „helle" gelten. Es verlohnt sich nicht, auf diese wenn auch schon alten, doch wohl nur scherzhaften Nachreden einzugehen. Interessanter ist der Umstand, daß man vom Altertum bis in die Neuzeit einzelne Städte als besondere Herde von Dummheit oder Narrheit betrachtete. Im Altertum war es Abdera, dessen Einwohner sich durch einen außergewöhnlichen Grad von Einfältigkeit ausgezeichnet haben sollen und deshalb den Gegenstand des allgemeinen Spottes bildeten. Man wollte auch die Ursache dieser Stupidität ergründet haben und schrieb dieselbe bald dem Klima des Ortes, bald dem Wasser zu. Die Zahl der amüsanten Narrheiten, die man den armen Abderiten zuschrieb, ist Legion, und Wieland hat diesen Stoff in seinem Werkchen „Die Abderiten“ mit köstlichem Humor verwertet. Geschichtliche Forschung hat jedoch nichts ergeben, was als genügender Grund für den Ruf Abderas betrachtet werden könnte.

Gleich den Abderiten galten auch die Megarenser als Vertreter lächerlichen Pfahlbürgertums; welche Torheiten man ihnen zuschrieb, hiefür liefert Aristophanes ein Beispiel, der in den „Acharnern“ einen Megarenser auftreten läßt, der, um seine Vermögensverhältnisse zu bessern, seine beiden Töchter als Schweine verkleidet auf den Markt bringt, und die eine derselben für ein Bündel Knoblauch, die andere für ein Mäßchen Salz verkauft.

Die Neigung, die Einwohner gewisser Orte als Vertreter besonderer Beschränktheit darzustellen und ihnen die törichtsten Streiche zuzuschreiben, hat sich vom Altertum bis in die Gegenwart erhalten. Was da und dort von obrigkeitlicher Seite oder einzelnen Bürgern an Lächerlichkeiten kleinstädtischen Charakters verübt wurde, übertrug man in phantastischer Ausschmückung und Übertreibung auf gewisse Orte, deren ehrsame Bürger zu derartigen Nachreden keinen besonderen Anlaß gaben. Dies gilt in Deutschland für Schilda und Schöppenstädt, die ohne triftigen Grund in den Ruf kamen, Sitz einer endemischen Narrheit zu sein. Was man speziell den Schildbürgern seit dem Erscheinen des Lalenbuches (1597) andichtete, sind so tolle Streiche, wie sie nur die Phantasie eines

Schwankdichters, nicht aber der nüchterne Unverstand beschränkter Spießbürger aushecken kann.

In Bayern genießt das Städtchen Weilheim den Ruf, eine Nebenbuhlerin des sächsischen Schilda und des hannöverschen Schöppenstädt zu sein. Man spricht von „Weilheimer Stickeln", wenn man Akte besonders einfältiger Kleinstädterei bezeichnen will, doch liegt auch diesem Rufe meines Wissens nichts Positives zugrunde.

Die Italiener verlegen, wie Weber in seinem „Demokritos" erwähnt, die Abderitenstreiche nach Bergamo, die Franzosen in die Normandie oder Garonne, die Engländer nach Gotham in Nottinghamshire. Auch außerhalb Europas mangelt es nicht an Orten, die im Rufe stehen, die Traditionen des alten Abdera übernommen zu haben. Dies gilt z. B. im Orient für die Ortschaft Halbun bei Damaskus. Die Streiche, die man von den Halbuniern erzählt, erinnern jedoch zu sehr an die von den Schildaern und Schöppenstädtern berichteten Schwänke, als daß man etwas Tatsächliches hinter denselben vermuten dürfte *).

Wenn nun auch Abdera, Schilda und andere Städte unverdientermaßen zu dem Ruhme gelangten, daß die Torheit innerhalb ihrer Mauern sich zu besonderer Blüte entfaltete, so ist doch kein Zweifel darüber, daß es an zahlreichen Orten Abderiten oder Schildbürger gab und noch gibt. Noch immer gilt, was Wieland über die Abderiten

*) Wir wollen hier nur zwei derselben nach R. Andrée anführen: Einmal wollten die Halbunier einen Berg abseits rücken, weil er ihnen die Sonne entzog. Sie banden Stricke um ihn und zogen mächtig, bis diese zerrissen und sie einen bösen Fall taten. Einst wollten sie eine Republik gründen. Sie scheiterte aber daran, daß nicht genug Männer im Dorfe waren um alle Staatsämter zu besetzen, die man schaffen wollte.

am Schlusse seines berühmten Werkchens in seiner satirischen Weise bemerkt: „Diese leben und weben noch immerfort, wiewohl ihr ursprünglicher Wohnsitz längst von der Erde verschwunden ist. Sie sind ein unzerstörbares, unsterbliches Völkchen; ohne irgend einen festen Sitz zu haben, findet man sie allenthalben, und wiewohl sie unter allen Völkern zerstreut leben, haben sie sich doch bis auf diesen Tag rein und unvermischt erhalten."

Ja diese edlen Abderiten finden sich auch bei uns noch in recht zahlreichen und wohlentwickelten Exemplaren, und zwar in allen Gesellschaftskreisen und in den verschiedensten Stellungen. Sie bekunden ihre Geistesartung weniger durch originelle Torheiten, als dadurch, daß sie die Beschränktheit ihres Horizonts und ihr verschrobenes Urteil bei öffentlichen Angelegenheiten möglichst zur Geltung zu bringen suchen. Dabei sind sie beflissen, ihr Vorgehen der Zeit und den örtlichen Verhältnissen anzupassen. Bald treten sie im Gewande des Patrioten auf und bereiten dem von einem Jagdausflug oder einer Vergnügungsreise heimkehrenden Landesherrn durch Errichtung von Triumphpforten, schwungvolle Ansprachen usw. einen Empfang, als ob es sich um die Begrüßung nach einem siegreichen Feldzuge handelte, oder sie stiften Gedenktafeln und Ähnliches, um die Erinnerung an das große Ereignis des allerhöchsten Besuches, einer Vereinssitzung oder eines Vortrages den fernsten Geschlechtern aufzubewahren. In anderen Fällen bildet die öffentliche Moral das Objekt ihrer Tätigkeit. Sie verlangen als Apostel der wahren Sittlichkeit die Bekleidung oder Entfernung gewisser Kunstwerke in Galerien oder an öffentlichen Orten, die Beseitigung gewisser harmloser Stellen in Gedichten aus den Schulbüchern, die Untersagung öffentlicher Vorträge oder von Schauspielen, in denen Ideen vertreten werden, die ihren beschränkten und verknöcherten Sittlichkeitsbegriffen zuwiderlaufen. Sie ziehen gelegentlich selbst gegen rein wissenschaftliche Theorien zu Felde und insbesondere ist die Deszendenztheorie ihnen ein Dorn im Auge. Ihr Abderitenstolz empört sich gegen die Abstammung von einem affenähnlichen Vorfahren und sie möchten den Verkündern solcher Lehren am liebsten Maulkörbe anhängen oder sie von den Lehrkanzeln entfernen.

□ □ □

E. Dummheit und Religion.

□

Man erschrecke nicht! Ich beabsichtige hier weder die Glaubenslehren der verschiedenen Konfessionen einer Kritik zu unterziehen, noch mich mit den Beziehungen zwischen Intelligenz und Glauben zu beschäftigen, obwohl dies ein verlockendes Thema wäre. Es muß mir hier genügen, mit einigen knappen Strichen zu zeigen, welche Früchte die Dummheit auf religiösem Gebiete zeitigt, d. h. welche Gestaltungen religiöse Vorstellungen, die nicht einer einzelnen Konfession angehören, sondern gewissermaßen religiöses Gemeingut bilden, unter dem Einflusse der Dummheit annehmen.

Zunächst einige Beispiele: Einer beschränkten älteren Frau, die mit einer an Tuberkulose Erkrankten zusammenwohnt, wird von befreundeter Seite der Rat erteilt, sie möge doch wegen der vorhandenen Infektionsgefahr nicht aus einem Glase mit der Kranken trinken, nicht dasselbe Besteck, wie diese benützen etc. Die Frau erwidert: „Das ist Dummheit. Wenn Gott nicht will, daß ich krank werde, bleibe ich gesund und wenn er mir die Lungenschwindsucht schicken will, nützt es mir auch nichts, wenn ich aus dem Glase nicht trinke“. Ein frommes Bäuerlein wird von einem Schullehrer auf die Vorteile der Versicherung gegen Hagelschaden hingewiesen und ist bereit, eine solche Versicherung einzugehen. Seine Frau widersetzt sich dem jedoch mit Entschiedenheit, indem sie bemerkt, sie hätten bisher keine solche Versicherung gehabt und brauchten auch in Zukunft keine solche. Wenn es Gottes Wille sei, daß sie künftig von Hagelschaden verschont bleiben, so werde es geschehen und wenn Gott sie nicht verschonen wolle, müßten sie es auch ertragen. Die Versicherung unterblieb auch.

Der Besitzer einer Villa in Tirol kam zu dem Entschlusse, auf seinem Grundbesitze eine Bewässerungsanlage einzurichten und trat mit zwei Bauern, deren Grundstücke an die seinigen grenzten, in Unterhandlung wegen Beteiligung an dem Unternehmen, welches auch den letzteren große Vorteile bringen mußte. Ein Kapuziner, der zufällig dazu kam, als die Verhandlungen im Gange waren, erklärte den Bauern mit aller Entschiedenheit: „Aus der Sache wird nichts. Wenn Gott Euch was wachsen lassen will, geschieht's, und wenn er nicht will, geschieht es nicht. Ihr habt dagegen nichts zu tun.“ Die Bemerkungen des frommen Paters verfehlten auch ihren Eindruck bei den Bauern nicht, diese verzichteten auf die Beteiligung an der Bewässerungsanlage*).

Die Ideen, daß man, um Gesundheit und Leben zu schützen, keine Vorsicht gebrauchen dürfe, daß eine

---

*) Der Fall wurde mir gelegentlich von absolut zuverlässiger Seite mitgeteilt. Der Besitzer der Villa ist eine bekannte Münchener Persönlichkeit.

Versicherung gegen Vermögensverluste durch Naturereignisse überflüssig sei, daß man sich nicht zu bemühen habe, um seine materielle Lage zu verbessern, da alles vom Willen Gottes abhänge, gehören keiner der bei uns vertretenen Konfessionen an. Alle stimmen in dem Satz überein: „Hilf dir selbst, dann hilft dir Gott.“ Nur auf dem Boden der Beschränktheit kann die Idee reifen, es sei Gottes Wille, daß der Mensch sich nicht gegen Krankheit und materiellen Schaden schütze, daß er nichts aus eigener Kraft zur Verbesserung seiner Lage tue. Die Erfahrung spricht ja auch zu deutlich für die Haltlosigkeit derartiger Anschauungen. Es zeigt sich überall, daß derjenige einer Gefahr eher entgeht, der Vorkehrungen gegen dieselbe trifft, als derjenige, der Gott allein die Abwendung der Gefahr überläßt. Ebenso kann man sich allerorten davon überzeugen, daß derjenige, welcher an der Verbesserung seiner Lage arbeitet, eher emporkommt, als derjenige, der im Vertrauen auf Gott die Hände in den Schoß legt. Die Beschränktheit seines geistigen Horizonts verhindert den Dummen, diese Erfahrungen in Rechnung zu ziehen, und so kommt er zu dem Trugschlusse, daß Vorsicht und Arbeit überflüssig seien, da des Menschen Geschick ja doch nur von Gott abhänge. Noch törichter ist natürlich die von dem erwähnten Kapuziner vertretene Idee, daß der Versuch des Menschen, den Ertrag seiner Arbeit durch besondere Vorkehrungen zu erhöhen, eine Auflehnung gegen Gottes Willen bedeute. Es liegt nahe, daß durch die Verbreitung und Nährung derartiger Vorstellungen einer gutgläubigen und wenig intelligenten Landbevölkerung unberechenbarer Schaden zugefügt werden kann, da hiedurch jedes Streben, durch rationelleren Wirtschaftsbetrieb bessere Erträgnisse zu erzielen, erstickt wird.

□

An diejenigen, für welche das Gottesvertrauen zu einer Quelle törichter Vorstellungen wird, reihen sich jene Beschränkten an, welche in ihrer Auffassung von Religion die Form über den Inhalt, die Äußerlichkeiten über das Wesentliche stellen. Es sind dies die Bigotten, welche ihren religiösen Pflichten durch täglichen Kirchenbesuch, häufiges Beichten, Teilnahme an Wallfahrten, Prozessionen, Betübungen, Bibellesen und dergl. zu genügen glauben und dabei die Betätigung wahrer Nächstenliebe für überflüssig erachten. Diese Sorte von Frommen betrachtet das Versäumnis einer Andacht oder die Übertretung eines Fastengebotes als schwere Sünde, hält es aber nicht für nötig, einen Schritt zu tun, um die Not eines nahen Verwandten zu lindern. Sie trägt auch kein Bedenken, über mißliebige Personen, insbesondere Andersgläubige, schwere Verleumdungen zu verbreiten; selbst das geistliche Gewand schützt häufig den Träger nicht gegen den Geifer dieser Frommen. Es fehlt ja dem der rechte Glaube, der nicht von ihrer Gesinnung ist, und gegen solche Laue vorzugehen, ist nach ihrer Meinung ein verdienstliches Werk. Andersdenkende und Andersgläubige gerecht zu beurteilen, ist den Bigotten unmöglich. Die törichten und verschrobenen religiösen Vorstellungen, die sie beherrschen und ihren geistigen Horizont einengen, lassen sie überall nur das Schlimme an den Menschen erkennen, die nicht von ihrem Schlage sind. Mit der Intoleranz gegen Andersdenkende verknüpft sich bei diesen Individuen häufig ein zelotischer Eifer gegen die Veranstaltungen, welche dem Vergnügen oder ästhetischen Genüssen dienen, Theater, Konzerte, Bälle. Die Teilnahme an solchen Veranstaltungen ist nach ihrer Auffassung ein sündhafter Genuß, auf den der um sein Seelenheil besorgte Christ verzichten muß. Eine fromme evangelische Rheinländerin schrieb ihrem

Sohne in Berlin, der dort zu hohen Würden gelangt war: „Daß Du auf Besuche von Konzerten nicht verzichtest, schmerzt mich, daß Du Dich aber entschließen konntest, auch Theater zu besuchen, ist mir ganz unfaßbar.“ Die fromme Dame konnte sich nicht vorstellen, wie ihr in orthodoxen Grundsätzen auferzogener Sohn es unternehmen konnte, sich der Gefahr für sein Seelenheil auszusetzen, die mit dem Theaterbesuch nach ihrer Ansicht unzertrennlich verknüpft war. Mit ähnlichen Augen wie Theater und Konzerte betrachten viele Bigotte unsere klassische Literatur. Die Schöpfungen unserer Geistesheroen sind in ihren Augen Teufelswerk, und nur geeignet, ein frommes Gemüt zu vergiften.

Von besonderem Interesse sind ferner die Vorstellungen über das Jenseits, Himmel, Hölle und Fegefeuer, die auf dem Boden der Dummheit erwachsen. Die Ideen von den Herrlichkeiten, die im Himmel der frommen Seelen harren sollen, sind wohl zumeist schwankend und vage; dagegen sind die Ansichten über die Lokalität dieser Herrlichkeiten ganz bestimmt. Der Himmel befindet sich in der Gegend über dem Firmamente und eine mir bekannte ebenso fromme als beschränkte Frau hat dieser Ansicht gelegentlich drastischen Ausdruck verliehen. Der Betreffenden wurde aus einer Zeitung der Bericht über eine Luftballonfahrt vorgelesen, in dem gesagt war, daß die Luftschiffer in einer gewissen Höhe infolge der Luftverdünnung von Blutungen aus Mund und Nase befallen wurden. Letztere Mitteilung stieß bei ihr auf Unglauben: „Das ist nicht möglich“, bemerkte sie, „wir müssen ja alle da hinauf, wenn wir in den Himmel kommen, und wie könnte das sein, wenn die Sache so gefährlich wäre.“ In den Köpfen mancher sehr Beschränkter bildet auch die Mär von der Himmelspforte und deren Bewachung durch den hl. Petrus einen tatsächlichen Glaubensartikel.

Detaillierter und plastischer sind gewöhnlich die Vorstellungen über die Hölle und ihre Insassen. Die Lokalität ist hier schwankend. Man denkt wohl zumeist an das Erdinnere oder einen Raum unter der Erde; dagegen besteht kein Zweifel darüber, daß es ein sehr heißer Ort ist mit greulichen Insassen, die sich ein Vergnügen daraus machen, die dahin verwiesenen gottlosen Seelen mit den grausamsten Martern heimzusuchen. Der Teufel, der Fürst der Hölle, und seine Gesellen, die verschiedenen Unterteufel, haben selbstverständlich, wie man dies auf verschiedenen Abbildungen sieht, ein schwarzes Fell, Hörner, einen feuersprühenden Rachen, Bock- oder Pferdefüße, ermangeln auch des Schweifes nicht. Sie schüren unablässig das Feuer, in dem die Verdammten gebraten werden. Ein entsetzliches Geheul, Pech- und Schwefelgeruch sind die Begleiterscheinungen dieser ungemütlichen Szenen. Es ist nicht wunderlich, daß diese Ideen in den Köpfen der Beschränkten heutzutage noch so große Verbreitung besitzen, da dieselben von einem Teile der Klerisei der verschiedenen Konfessionen durch drastische Schilderungen genährt werden*). Wie man mir mitteilt, zählen auch noch manche hervorragende katholische Theologen, so Professor Biltz in Münster und

*) Auch die bildliche Darstellung von Höllenszenen mit den greulichsten Details, wie man sie auf alten Gemälden in Kirchen und Kapellen noch häufig findet, ist in dieser Richtung wohl nicht ohne Einfluß. Insbesondere die Künstler des Mittelalters haben in der Darstellung der Höllenszenen eine ungemein rege Phantasie betätigt und dabei Anschauungen bekundet, die den heutigen Vertretern des materiellen Höllenfeuers ferne liegen. So findet sich auf einem berühmten alten Gemälde im Campo santo zu Pisa eine greuliche Teufelsgestalt mit weit offener Bauchhöhle, in welcher die von dem Höllenfürsten verschluckten Verdammten sichtbar sind.

Professor Commer in Wien, zu den Verfechtern des materiellen Höllenfeuers und dies, obwohl schon vor mehr als 1000 Jahren Scotus Erigena sich gegen diese Theorie ausgesprochen hat.

Der Glaube an die Wundertätigkeit der Heiligen führt ebenfalls bei den Dummen zu Auswüchsen, die zum Teil geradezu ergötzlicher Natur sind. Hieher gehören nicht nur die verschiedenen Abstufungen, nach welchen man die Wundertätigkeit der einzelnen Heiligen abschätzt, sondern auch die Spezialisierung der Leistungen eines und desselben Heiligen je nach dem Standorte seines Bildes. So wird z. B. in Oberbayern dem Bilde des hl. Leonhard an einem Orte eine besondere Schutzkraft betreffs der Pferde, dem Bilde an einem anderen Orte für das Rindvieh zugeschrieben. Karl Stieler hat in einem Gedichte dieser komischen Idee köstlichen Ausdruck verliehen:

Der hl. Leonhard.

Im Hoangart*) hocken zwoa beinand,
Die plauschen gar von allerhand,
Und daß an Sepp sei' Roß verrecket
Und grad dös wampete**) — dös g'flecket'.
„Geh“, sagt der oa, „dös waar ma' z'schiech***),
Schau, mi derbarmet schier dös Viech,
San's denn an Lenhard nit ang'legn†)
Ha, oder tuat er nix vermög'n?“
Der ander sagt: „Weg'n dem is net,
Da feit si nix††) — da is koa Red.
An Lenhard dem san's wohl ang'legn,

*) Heimgarten, Plauderstübchen.
**) Wohlgenährte.
***) Das wäre schlimm.
†) Sein Anliegen vorbringen.
††) Da fehlt nichts.

Er tuat aa hübsch scho was vermö.gn,
Aber der unser*) (geht halt d' Sprach)
Der hat für eam grad d' Kaiblsach,**)
Und hat's die Roß halt ebbes 'tan,
Na geht's an Tölzer-Lenhard an,
Ma woaß scho' und dem unsern hockta***)
Da is dersell der besser Dokta.""
„Ha, und san's na nit num zum drentern†)?"
„„Na, — sunst verdrießet's den herentern††)." "

Das Törichtste auf dem Gebiete religiöser Vorstellungen bildet jedoch die Idee, die Hilfe Gottes oder Gott nahestehender Wesen (der Heiligen oder der Madonna) für das Gelingen ruchloser und verbrecherischer Pläne in Anspruch zu nehmen. Von den italienischen Banditen wird erzählt, daß dieselben häufig der Madonna eine Kerze oder eine andere Gabe gelobten, wenn ein von ihnen beabsichtigter räuberischer Überfall einen guten Ausgang nehmen würde. An ähnlichen Vorkommnissen mangelt es auch im deutschen Sprachgebiete nicht. So hat vor mehreren Jahren, wie mir von zuverlässiger Seite berichtet wurde, eine Bäuerin in Südtirol eine Wallfahrt unternommen, damit ihr die Beseitigung ihres Mannes gelingen möge, und hierauf denselben vergiftet. Einen ähnlichen Fall behandelt Klara Viebig in ihrem Romane „Absolvo-te". Die fromme Frau eines westfälischen Gutsbesitzers flehte in inbrünstigem Gebete um die göttliche Hilfe bei der von ihr geplanten Beseitigung ihres Gatten durch Gift.

---

*) Der Leonhard in unserer Kirche.
**) Das, was den Kälbern fehlt.
***) Er hockt ihm = er ist aufgebracht.
†) Zu dem da drüben.
††) Den unseren herüben.

Minder auffällig ist die Idee, durch Gebete oder Bußübungen die strafrechtlichen Folgen einer Übeltat abzuwenden. Ludwig Thoma*) hat in einer humorvollen kleinen Erzählung „Die Wallfahrt“ dieses Thema behandelt. Zwei spitzbübische Bauern hatten eine Betrügerei verübt und gelobten, falls sie ungestraft durchkommen sollten, eine Wallfahrt zum hl. Rasso nach Andechs zu unternehmen. Die Wanderung sollte mit Erbsen in den Schuhen geschehen. Nach wiederholten Verschiebungen wurde auch die Wallfahrt angetreten. Kurz vor dem Ziele mußte der eine der Pilger rasten, weil ihn die Füße zu sehr schmerzten, während der andere frisch und aufrecht dastand. Dies veranlaßte den Rastenden, seinen Gefährten zu fragen, ob er auch wirklich Erbsen in die Schuhe getan habe. „Jo, Loibl, jo“, bemerkte dieser, „was glabst denn, moanst, i tat den heiligen Rasso a so betrüag'n? Aber woaßt, Loibl“, setzte er hinzu und blinzelte ein bissel mit dem linken Aug', „woaßt Loibl, i hab's zerscht g'sotten!“

*) Thoma, Agricola S. 112.

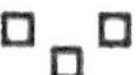

IV. Abschnitt.

Die Dummheit der Intelligenten.

Interdum dormitat Homerus. Schon die Alten erkannten, daß selbst bei den geistig hervorragendsten Personen der Verstand zeitweilig sozusagen schläft. Es liegt nahe, daß dies bei den nur gut Begabten und den Mittelmäßigen häufiger der Fall ist. An früherer Stelle haben wir bereits verschiedene Umstände kennen gelernt, auf welche die Ungleichmäßigkeit der geistigen Leistungen intelligenter Personen zum Teil zurückzuführen ist: geringe Entwicklung einzelner Spezialfähigkeiten, Mangel von Übung auf bestimmten Gebieten intellektueller Tätigkeit, die Macht der Leidenschaft. Neben den durch diese Momente bedingten intellektuellen Minderwertigkeiten finden wir jedoch nicht selten eine Urteilsschwäche auf einzelnen Gebieten, die von den übrigen Verstandesleistungen der betreffenden Personen mehr oder weniger absticht. Eine der häufigsten Formen, in der dieser Mangel auftritt, ist das Steckenpferd, die Beschäftigung mit einem Gegenstande und die Schätzung desselben in einer Weise, die in keinem Verhältnis zu seiner Bedeutung steht. Die Art des Steckenpferdes wechselt natürlich je nach dem Stande, Berufe, der Bildung und den äußeren Lebensverhältnissen des Individuums. Gewisse Berufsarten geben jedoch zur Entwicklung eines Steckenpferdes leichter Anlaß, als andere. So ist die Steckenreiterei insbesondere in der Gelehrtenwelt sehr vertreten. Der steckenreitende Gelehrte kultiviert irgend einen untergeordneten Zweig seiner Disziplin mit einer Ausdauer und Pedanterie, die einer viel wichtigeren Sache würdig wäre; er reitet, wie man zu sagen pflegt, in seinen Schriften, wie in seinen Vorträgen auf gewissen Theorien herum, denen er eine ungeheuere, von anderen allerdings nicht angenommene Tragweite zuschreibt. Und wenn im Gespräche zufällig sein Steckenpferd berührt wird, fließt sein Redestrom unerschöpflich, ob das Interesse des Hörers ihm folgt oder nicht. Bei den Ärzten führt die Überschätzung einzelner Theorien oder persönlicher Erfahrungen häufig zur Entwicklung eines Steckenpferdes, das sich namentlich auf therapeutischem Gebiete oft geltend macht. Der Eine ist geneigt, alle möglichen Übel auf Stuhlträgheit zurückzuführen, und erachtet die Fürsorge für das Offenhalten des Leibes als wichtigste Aufgabe der Behandlung. Ein anderer sieht überall Blutarmut und bemüht sich, gegen dieselbe mit einer Unzahl von Eisenpräparaten zu Felde zu ziehen. Ein Dritter huldigt dem Fortschritte in der Medizin derart, daß er seine Patienten stets die neuesten Präparate, welche die chemische Industrie auf den Markt bringt, schlucken läßt. Wieder ein Anderer gefällt sich darin, gewisse Diätformen bei allen möglichen Krankheiten zu gebrauchen usw.

Auch der militärische Beruf gibt für das Reiten von Steckenpferden reichliche Gelegenheit. Unter den Angehörigen aller Chargen vom General herab bis zum Feldwebel findet sich eine erhebliche Anzahl solcher, die über gewisse Zweige des Dienstes oder des Heerwesens im allgemeinen ihre besonderen, von ihnen als außerordentlich wichtig erachteten Ansichten haben und diese auch möglichst in die Praxis umzusetzen trachten. Die Untergebenen kennen natürlich gewöhnlich das Steckenpferd des Herrn Vorgesetzten, und die Art und Weise, in welcher sie demselben Rechnung tragen, liefert den Witzblättern Stoff zu mancher gelungenen Anekdote.

In den Kreisen der Geschäftswelt gestaltet sich das Interesse für Politik vielfach zu einem Steckenpferd, das in geistlosen Kannegießereien am Biertisch und Unduldsamkeit gegen jede andere politische Meinung sich kundgibt. Die allzugeschäftige Teilnahme am Vereinsleben (Vereinsmeierei), an gewissen reformatorischen Bestrebungen, insbesondere solchen auf den Gebieten der Hygiene und der Sozialpolitik (Antialkoholismus, Vegetarianismus, Wollkleidung, Freiluftfanatismus, Abolitionismus Sprachreinigung etc.), das einseitige und überschwängliche Interesse für gewisse Richtungen in der Literatur und Kunst und die Verdammung anderer Richtungen gehören ebenfalls hieher.

Auch das häusliche und Familienleben bietet ein ergiebiges Feld für die Steckenreiterei. Die Einrichtung der Wohnung, die Art der Wirtschaftsführung, die Erziehung der Kinder, diese ganz besonders, die Behandlung der Dienstboten, die Pflege gesellschaftlicher Beziehungen sind hier die Hauptobjekte, und manches häusliche Elend wäre zu meiden, wenn der Gatte oder die Gattin der ehelichen Harmonie das Opfer ihrer Liebhaberei bringen würden.

Neben den eigentlichen Steckenpferden, die zumeist harmloser Natur sind, finden wir bei intelligenten Personen besonders häufig inbezug auf medizinische und hygienische Angelegenheiten eine Urteilsschwäche, die in der Stellung der Betreffenden zum Kurpfuschertum ihren prägnantesten Ausdruck findet. Wer eine schadhafte Uhr repariert haben will, dem fällt es wohl nicht ein, diese Arbeit einem Schlosser oder Schmiede zu übertragen. Wenn es sich jedoch um die Beseitigung eines Schadens in dem so komplizierten Mechanismus des menschlichen Körpers handelt, wenden sich auch Leute, denen man Verstand und Bildung nicht absprechen kann, häufig nicht an diejenigen, welche durch ihre Berufsbildung hiezu befähigt sind, sondern an Schäfer, Handwerker, Kaufleute, Pastoren etc., die die Kurpfuscherei als Gewerbe betreiben. Diese Leute verstehen es ja nicht nur, ihre Heilkünste anzupreisen, sondern auch die Entstehung aller Krankheiten und ihre Behandlungsweise so überaus einfach darzustellen; sie besitzen überdies eine besondere Gabe, alle Krankheiten ohne weitschweifige Untersuchungen zu erkennen. Der eine bedarf dazu nur der Haare, der andere des Urins, ein Dritter nur der Betrachtung der Augen. Daß auf derartige Lockungen diejenigen, die nicht alle werden, hereinfallen, ist nicht zu verwundern. Viel auffälliger ist der Umstand, daß dieselben auch häufig auf Personen eine Wirkung äußern, die in anderen Angelegenheiten sehr kritisch urteilen. Bekannt ist der Zulauf, welcher der Dachauerbäuerin Amalie Hohenester und Pfarrer Kneipp auch aus den Kreisen der Gebildeten zuteil wurde. Auch unter den Attesten, mit denen sich die minder berühmten Kurpfuscher der Gegenwart brüsten, finden sich nicht wenige, die von Angehörigen der gebildeten Stände, selbst von wissenschaftlich gebildeten Personen herrühren*).

*) Nach einem im „Gesundheitslehrer" 1. Juni 1906 mitgeteilten Inserate führte der bekannte Kurpfuscher Jakobi in Berlin unter seinen Kunden folgende Persönlichkeiten an: 3 Generale, 1 Oberst, 2 Großfinanziers, Frau Generalin v. W., 1 Generalleutnant, 2 Rittergutsbesitzer, 1 Professor der Malerei, mehr als 100 Beamte des kgl. Polizeipräsidiums zu Berlin. Kollega Dr. Neustätter erwähnt in einem Berichte (Süddeutsche Monatshefte, 5. Jahrg. Nov. 1908,

Wenn man sich fragt, wie ist dieses Vertrauen in die Heilkunst von Personen zu erklären, die der medizinischen Vorbildung entbehren und auf den Einsichtsvollen durch die Art ihres Vorgehens oft den Eindruck des Schwindelhaften machen müssen, so stößt man auf Vorstellungen, die keiner ernsten Kritik standhalten und nur auf Urteilsschwäche beruhen können. Es wird hier angenommen, daß zur Heilung von Krankheiten jene Kenntnisse, welche der Mediziner durch sein Studium sich erwirbt, nicht nötig sind, daß man speziell von dem Bau und den Verrichtungen des menschlichen Körpers nichts zu wissen braucht, sondern lediglich über ein oder einige Heilmittel verfügen darf, deren Kenntnis man auf irgend einem Wege erlangt haben mag. Mit diesen Vorstellungen verknüpft sich häufig die Anschauung, daß Schäfer, Handwerker, Pastoren, auch Frauen der unteren Stände Heilmittel kennen, die der ärztlichen Wissenschaft unbekannt geblieben sind. Die Urteilsschwäche, die sich in diesen Vorstellungen offenbart, ist auf mehrere Umstände zurückzuführen. In erster Linie kommt die Erfahrungstatsache in Betracht, daß Kranke unter dem Einflusse ihres Leidens diesem gegenüber sehr häufig ihre Urteilsfähigkeit verlieren. Ich habe

---

Heft 11, Seite 585) über einen Besuch bei dem Wunderdoktor Pastor Felke, der alle Krankheiten aus den Augen diagnostiziert und mit Lehm kuriert, daß dieser als der größte Augendiagnostiker gepriesen wird, „dessen unerreichte Meisterschaft“ in Tausenden und Abertausenden von Zeugnissen — das sagt viel — aus dem Munde von Exzellenzen, Offizieren, Geistlichen, Lehrern und auch — Ärzten bestätigt wird. Daß es auch Ärzte gibt, welche die Kurpfuscherei unterstützen und zwar nicht lediglich aus Gewinnsucht, ist einer der Umstände, die beweisen, daß es auch in diesem Stande an intellektuell minderwertigen Elementen nicht fehlt.

auf diesen Umstand schon a. O. hingewiesen*), indem ich bemerkte: „Am wenigsten dürfen wir aber glauben, daß Kranke den Verstand und die Urteilsschärfe, welche sie in gesunden Tagen besaßen und auch während ihres Leidens noch in anderen Angelegenheiten an den Tag legen, in der Auffassung ihres Zustandes und der Wahl der Mittel zur Bekämpfung desselben bekunden müßten. Dieselben Menschen, welche als Gesunde sehr wohl einsehen, daß gegen den Tod kein Kraut gewachsen ist und daß es unheilbare Krankheiten gibt, hegen als Kranke keinen Zweifel, daß es gegen ihr Leiden, welcher Art dasselbe auch sein mag, irgend ein Mittel geben müsse und es sich nur darum handle, dieses zu finden. So darf es uns nicht wundern, wenn wir sehen, daß auch skeptische Gebildete in Krankheitsnöten ebenso nach dem Strohhalm greifen, welcher sich in den Anpreisungen eines Charlatans ihnen darbietet, wie der einfältigste Bauersmann, und mitunter sich der Behandlung eines Kurpfuschers mit einer Vertrauensseligkeit, Ausdauer und Selbstüberwindung hingeben, zu welcher sie sich einem Arzte gegenüber nicht aufschwingen würden".

Ähnlich wie mit den Kranken verhält es sich oft mit deren Angehörigen; sie verlieren unter dem Einflusse der gemütlichen Erregungen, welche der Zustand des Patienten bei ihnen verursacht, die Unbefangenheit und Schärfe ihres Urteils, sowohl inbezug auf die Art des vorhandenen Leidens, als die zu wählenden Heilmittel. Dieser Umstand macht sich auch bei den Ärzten so häufig geltend, daß diese in Krankheitsfällen, die sie selbst oder ihre Familienangehörigen betreffen, zumeist die Hilfe eines Kollegen in Anspruch nehmen.

*) L. Loewenfeld: „Lehrbuch der gesamten Psychotherapie" S. 70.

Neben dem Einflusse, welchen die Krankheit auf das Urteilsvermögen des Patienten und seiner Angehörigen äußert, macht sich oft die Wirkung einer gewissen psychischen Infektion geltend. Weil diese oder jene Bekannten sich an den Kurpfuscher wandten und sich günstig über seine Leistungen äußerten, schwinden alle Bedenken, die sich vorher gegen die Inanspruchnahme eines solchen Heilkünstlers geltend machten. Auch die medizinische Scheinbildung, welche heutzutage durch populärmedizinische Schriften und einen großen Teil der Tagespresse gefördert wird, begünstigt die Bevorzugung des Kurpfuschertums, soferne sie bei Vielen die Vorstellung erweckt, daß zur Behandlung oder Beurteilung von Krankheiten ärztliches Wissen nicht nötig ist.

Intellektuell steht die übertriebene Wertschätzung einzelner Heilmethoden und die völlige grundlose Verwerfung anderer nicht höher, als die Inanspruchnahme des Kurpfuschertums. In den Kreisen der Intelligenz finden sich gegenwärtig gar manche, die lediglich auf das Naturheilverfahren schwören und die Ärzte sich als Giftmischer vom Leibe halten. Die Betreffenden stützen ihre Meinung nicht etwa auf eingehende Studien, sondern lediglich auf einzelne persönliche Erfahrungen und ihren gesunden Menschenverstand und halten sich hiebei oft noch für weit erhaben über den gemeinen Troß, der noch so rückständig ist, in Krankheitsfällen sich an Ärzte zu wenden. Es fällt ihnen gar nicht ein, zu bedenken, daß ein Verfahren, das in einem Falle sich nützlich erweist, in einem anderen Falle wirkungslos und selbst schädlich sein kann, und daß es oft sehr schwer ist, zu entscheiden, ob und inwieweit ein Mittel in einer Krankheit gewirkt hat. Es kümmert sie auch gar nicht, daß die Unzahl von Ärzten in allen Kulturländern, welche Medikamente anwenden, doch hiefür gewichtige Gründe haben müssen und es doch nicht übersehen könnten, wenn die Arzneien den Menschen nur schaden würden. Die Erfahrungen des ganzen ärztlichen Standes gilt ihnen nichts gegenüber einigen persönlichen Beobachtungen, und ihr gesunder Menschenverstand erkennt nur die Lehren der Naturheilkunst als berechtigt an.

Auf keinem anderen Gebiete wird der gesunde Menschenverstand so häufig an Stelle von Fachkenntnissen als ausreichend für die Beurteilung bestimmter Angelegenheiten erachtet, als dem der Medizin. Dies zeigt sich besonders, wo es sich um die Entscheidung über den Geisteszustand bestimmter Individuen handelt. Unsere Gesetze geben da der Verwertung des gesunden Menschenverstandes an Stelle notwendiger medizinischer Spezialkenntnisse einen ungeheueren, oft verhängnisvollen Spielraum, da sie in gerichtlichen Fällen die Entscheidung nicht den ärztlichen Sachverständigen, sondern den Richtern und Geschworenen überlassen, von welchen irgendwelche psychiatrische Vorbildung nicht beansprucht wird. Daß ein Mensch, der über die verschiedensten Angelegenheiten sich ganz vernünftig äußert, trotzdem geisteskrank, z. B. paranoisch (verrückt) sein kann, daß eine Tat in einem krankhaften Geisteszustande verübt worden sein soll, wenn dieselbe mit einer gewissen Überlegung ausgeführt wurde, das will dem gesunden Menschenverstande z. B. der Staatsanwälte und Untersuchungsrichter sehr häufig nicht einleuchten, auch wenn ärztliche Gutachten dafür mit Entschiedenheit eintreten. Der gesunde Menschenverstand verleiht den Betreffenden keineswegs die naheliegende Erkenntnis, daß, wenn auch Irrenärzte irren mögen, doch der Laie auf psychiatrischem Gebiete noch ungemein viel leichter Täuschungen unterliegt. Wenn wir eine solche Urteilsschwäche bei den

Vertretern der Jurisprudenz, bei Männern, die kritisch und wissenschaftlich zu denken gewohnt sein sollen, finden, so dürfen wir uns nicht wundern, daß auch die Geschworenen öfters den gleichen intellektuellen Mangel bekunden, indem sie auf Grund ihres Laienverstandes sich berechtigt erachten, sich über die Ansichten der ärztlichen Sachverständigen hinwegzusetzen.

Daß das Wissen der Laien zumeist zu einer zutreffenden Beurteilung ärztlichen Handelns nicht ausreicht, ist zwar eine ebenfalls naheliegende Erkenntnis, die wir jedoch selbst bei im übrigen sehr verständigen Personen außerordentlich häufig vermissen. Die Folge davon ist, daß dem Arzte nicht selten Verdienste zugeschrieben werden, auf die er keinen Anspruch hat, und andrerseits wieder wohldurchdachtes und völlig zweckmäßiges Vorgehen ohne Anerkennung bleibt oder selbst abfällig beurteilt wird, weil demselben aus zufälligen Gründen der Erfolg versagt blieb.

Zu dem Törichtsten, was die Überschätzung des Laienurteils auf dem Gebiete der Medizin und Hygiene produziert hat, zählt der Kampf, der seit einer Reihe von Jahren gegen die Vivisektion in den verschiedenen Kulturländern nicht lediglich von hypersentimentalen, hysterischen Weibern, sondern zum Teil auch von intelligenten und hochgebildeten Männern geführt wird. Der Versuch am lebenden Tiere bildet nach der Überzeugung der kompetentesten Fachmänner ein höchst wichtiges und geradezu unersetzliches Hilfsmittel der medizinischen und hygienischen Forschung. Für den Nüchterndenkenden und Prüfenden — nicht lediglich den Mediziner — kann es auch keinem Zweifel unterliegen, daß die riesigen Fortschritte in unserer Erkenntnis von der Entstehung und Verhütung zahlreicher Krankheiten, welche die letzten Dezennien gebracht haben, zum größten Teile durch den Tierversuch erzielt wurden. Trotzdem bemühen sich die Antivivisektionisten, das Tierexperiment als eine ganz überflüssige und unnütze Grausamkeit hinzustellen und die gesetzgebenden Faktoren zum Verbot oder möglichster Einschränkung desselben zu bestimmen. Erfreulicherweise sind diese ebenso törichten als bedenklichen Bestrebungen bisher ohne Erfolg geblieben.

Die Urteilsschwäche intelligenter Personen, die sich in der Überschätzung der Leistungen des gesunden Menschenverstandes kundgibt, beschränkt sich nicht auf medizinische und hygienische Angelegenheiten, sie tritt auch auf den verschiedensten anderen Gebieten zutage und äußert sich bald in positiven, bald in negativen Urteilen. Da wo Erfahrungen und Fachkenntnisse allein ein zutreffendes Urteil ermöglichen, werden Meinungen laut, die sich auf nichts als ganz oberflächliche, oft auch irrtümliche Vorstellungen von dem Sachverhalte stützen. Es gibt sich dies insbesondere auf all' jenen Gebieten kund, auf welchen Reformen und Neuerungen angestrebt werden. So ist der Sozialismus für viele, die sich nie mit dem Wesen desselben bekannt gemacht haben, lediglich eine Utopie hirnverbrannter Köpfe, der Sozialist der Proletarier, der nichts arbeiten und möglichst angenehm leben will. Die Antialkoholbewegung wird als Narrheit betrachtet, als Ausgeburt sauertöpfischer Köpfe, welche, selbst des Genusses unfähig, den Menschen die Lebensfreude schmälern wollen. Die Bestrebungen, unsere Strafgesetze auf Grund unserer derzeitigen kriminal-anthropologischen und psychologischen Kenntnisse zu reformieren, sollen lediglich Ausfluß einer übertriebenen, ungerechtfertigten Humanität sein, welche zu den bedenklichsten Konsequenzen führt.

Manche sehr kluge Herren hielten noch vor einigen Jahren alle Bemühungen, ein lenkbares Luftschiff herzustellen, für ein aussichtsloses Unternehmen und betrachteten die Hartnäckigkeit, mit der Graf Zeppelin seine Versuche in dieser Richtung fortsetzte, als die Schrulle eines Sonderlings.

In den Kreisen der wissenschaftlich Gebildeten begegnet man häufig Leuten, die sich nie mit irgendwelchen philosophischen Studien beschäftigten und sich dennoch für berechtigt erachten, auf alles, was Philosophie heißt, mit souveräner Geringschätzung herabzusehen. Philosophie treiben heißt für sie, „leeres Stroh dreschen", und sie befassen sich nur mit Dingen von praktischer Bedeutung. Mit der gleichen Geringschätzung, wie auf die Philosophie, sehen manche, denen für ihre Berufstätigkeit gewisse Kenntnisse auf dem Gebiete der Psychologie sehr nützlich wären, auf diese Disziplin herab. Sie ist ihnen lediglich graue Theorie, deren sie ohne Nachteil entraten können. Ihre Menschenkenntnis und Lebenserfahrung genügt ihnen völlig, wenn es sich um die Beurteilung seelischer Vorgänge handelt. Es ist zwar genau so, als wenn jemand die Leistungen eines komplizierten elektrischen Apparates, sagen wir einer Dynamomaschine, verstehen wollte, der mit den Grundbegriffen der Elektrizitätslehre nicht vertraut ist. Aber wenn es sich um die menschliche Seele handelt, da ist die Sache natürlich einfacher, da genügt eine gewisse Dosis von Mutterwitz und Erfahrung, um die kompliziertesten Zusammenhänge zu verstehen.

Unter den Philosophen hinwiederum finden sich manche, die jede Beschäftigung mit den sogenannten okkulten Erscheinungen ablehnen. Ihr Urteil über dieses Gebiet ist ohne Studium des Tatsächlichen fertig und lautet einfach: Schwindel und Selbsttäuschung. Auf der anderen Seite treffen wir bei den Anhängern des Okkultismus und Spiritismus eine Leichtgläubigkeit und Kritiklosigkeit, welche die plumpsten Täuschungen seitens der Medien ermöglicht. Besonders bemerkenswert ist jedoch der Umstand, daß unter den Anhängern des Spiritismus sich zahlreiche sehr intelligente und gebildete Personen, auch einzelne hervorragende Gelehrte (Crookes, Lombroso, Flamarion, Wallace) finden, welche in Sachen des Geisterglaubens eine Urteilsschwäche bekunden, die man nach ihren wissenschaftlichen Leistungen ihnen nicht zutrauen möchte. Die ganze spiritistische Lehre ist — und dies gilt von dem populären wie von dem wissenschaftlichen Spiritismus — ein Produkt der Kritiklosigkeit und Leichtgläubigkeit, und selbst die besonnensten unter den Anhängern dieser Lehre unterscheiden sich von den Blindgläubigen lediglich durch einen geringeren Grad dieser Eigenschaften. Lapponi, der Leibarzt zweier Päpste, hat in seinem Werke „Hypnotismus und Spiritismus" die Stellung des Spiritismus in treffender Weise gekennzeichnet, allerdings ohne die Tragweite seiner Erklärungen zu erkennen, indem er bemerkt: „Vom Standpunkte der dargelegten Kritiken betrachtet, wären wir auf dem Wege, den Spiritismus mit der alten Magie und mit der Nekromantie der alten Zeiten zu identifizieren. Wenn einer uns diese Bemerkung machen will, haben wir nichts dagegen einzuwenden. Wir möchten sogar erklären, daß zwischen der Magie und der Nekromantie der vergangenen Zeiten und dem Spiritismus von heutzutage kein wesentlicher Unterschied ist, und wir möchten sogar auf deren Identität schließen."

Die Identität des Spiritismus mit der Magie und der Nekromantie der Alten, die Lapponi in seiner Naivität ohne weiteres zugibt, besagt für den Nüchterndenkenden, mehr als lange Ausführungen vermöchten. Aber die Magie und Nekromantie bedeutete für die sich damit Befassenden vor Jahrtausenden keine geistige Verirrung, wie der Spiritismus für die lebende

Generation, da der Glaube an das Eingreifen übersinnlicher Wesen in die irdischen Vorgänge und an das Vermögen des Menschen, übernatürliche Kräfte zu erlangen, nichts in sich barg, was der Naturkenntnis jener Zeit zuwider lief. Es ist auch sehr beachtenswert, daß die unsagbar läppischen Dinge, welche die Spirits in den spiritistischen Sitzungen häufig trieben, selbst sehr intelligente Personen, z. B. den verstorbenen du Prel, in ihrem Glauben an diese Wesen nicht zu beirren vermochten. Heutzutage dürften immer noch für diejenigen, die irgend eine Kenntnis von einer Geisterwelt zu besitzen glauben, die treffenden Bemerkungen Kants („Träume eines Geistersehers" erläutert durch Träume der Metaphysik, Geltung besitzen: „Wenn indessen die Vorteile und Nachteile ineinander gerechnet, die demjenigen erwachsen können, der nicht allein für die sichtbare Welt, sondern auch für die unsichtbare in gewissen Graden organisiert ist (wofern es jemals einen solchen gegeben hat), so scheint ein Geschenk von dieser Art demjenigen gleich zu sein, womit Juno den Tiresias beehrte, die ihn zuvor blind machte, damit sie ihm die Gabe zu weissagen erteilen könnte. Denn, nach den obigen Sätzen zu urteilen, kann die anschauende Kenntnis der anderen Welt allhier nur erlangt werden, indem man etwas von demjenigen Verstand einbüßt, welchen man für die gegenwärtige nötig hat"*).

*) Es ist bemerkenswert und bezeichnend, daß der Spiritismus in neuerer Zeit auch im streng katholischen Lager mehr und mehr Anhänger findet. So hat der Jesuit Pater Franco in jüngster Zeit eine Studie veröffentlicht, in welcher er mit Entschiedenheit für den Spiritismus eintritt und sich zu der Behauptung versteigt, daß heutzutage eigentlich nur noch wenige beschränkte Köpfe die Wahrheit der spiri-

Jede einseitige, intensive und anhaltende Beschäftigung mit einem Gegenstande, einer Wissenschaft, einer Kunst, technischen Problemen u.s.w. bedingt auch, wenn dieselbe bedeutende Verstandesleistungen erheischt, eine Einschränkung des geistigen Horizonts und damit der Urteilsfähigkeit für andere Gebiete. Hieraus erklären sich zum Teil, wie wir schon an früherer Stelle andeuteten, die Unbeholfenheit und Unsicherheit in Angelegenheiten des täglichen Lebens, die man so häufig bei Gelehrten und Künstlern trifft. Die meisten dieser Weltunerfahrenen haben jedoch die Einsicht, ihre schwache Seite zu erkennen und sich in praktischen Angelegenheiten von anderen leiten oder versorgen zu lassen. Es gibt jedoch gelehrte Herren, welche dieser Einsicht ermangeln und sich daher in Unternehmungen einlassen, bei denen sie durch ihre Unzulänglichkeit zu Schaden kommen. Manche gehen in der Überschätzung ihrer Begabung und ihres Wissens so weit, daß sie auch

---

tistischen Lehre leugnen. Um über meinen eigenen Standpunkt in der Frage keinen Zweifel aufkommen zu lassen, sei mir gestattet, die Schlußbemerkungen meiner Schrift „Somnambulismus und Spiritismus", 2. Auflage 1907, hier anzuführen: Die wissenschaftliche Beschäftigung mit den sogenannten okkulten Phänomen, welche der Spiritismus als seine Domäne betrachtete, hat, wie wir im Vorhergehenden zeigten, schon Vieles dazu beigetragen, den Schleier des Mystischen von einer Reihe von Tatsachen zu entfernen, die von spiritistischer Seite zugunsten ihrer Anschauungen verwertet wurden. Es ist zu erwarten, daß es ernster wissenschaftlicher Forschung gelingen wird, im Laufe der Zeit mehr und mehr von jenen materiellen mediumistischen Phänomenen, die uns heute so rätselhaft erscheinen, in den Zusammenhang der Naturvorgänge einzufügen und dadurch wenigstens in den Kreisen der Gebildeten der Ausbreitung des Spiritismus einen Damm zu setzen.

außerhalb ihrer Fachwissenschaft auf verschiedenen Gebieten eine Autorität beanspruchen, auf welche sie keinerlei Anrecht haben. Diese Urteilsschwäche hat schon für manchen hervorragenden Vertreter der Wissenschaft recht unangenehme Früchte gezeitigt, indem sie ihn verleitete, sich als kompetent in Angelegenheiten zu erachten, für welche er nicht die erforderliche Sachkenntnis besaß. Ein recht treffendes Beispiel ist der Fall des „klugen Hans" in Berlin, jenes berühmten Pferdes, das nach dem Gutachten einer Kommission, an deren Spitze sich der Psychologe Geheimrat Professor Stumpf befand, die Fähigkeit besitzen sollte, komplizierte Rechenaufgaben zu lösen, Quadratwurzeln auszuziehen, Personen nach Photographien wiederzuerkennen, konsonierende und dissonierende Akkorde zu unterscheiden usw., i. e. in bezug auf seine intellektuellen Leistungen als auf der Stufe eines Quintaners stehend betrachtet wurde. Dabei wurde übersehen, wie Moll nachgewiesen hat, daß die scheinbar so merkwürdigen Leistungen des klugen Hans auch durch Zeichen veranlaßt werden konnten, die von dem Besitzer des Pferdes oder anderen Personen ausgingen, was in der Tat auch der Fall war. Stumpf ist, was wir nicht verschweigen dürfen, zu dieser Ansicht auch später gekommen.

Die gelegentliche Urteilsschwäche Intelligenter äußert sich auf allen Gebieten menschlicher Geistestätigkeit. Wir werden uns damit noch an späteren Stellen zu beschäftigen haben. Hier wollen wir nur an einigen Beispielen zeigen, welchen Blödsinn Personen, denen ein gewisses Maß von Intelligenz nicht abzusprechen ist, zu leisten imstande sind. Ende der 80er Jahre des vorigen Jahrhunderts erregte die unter dem Titel „Rembrandt als Erzieher" publizierte Schrift eines anonymen Autors viel Aufsehen in Deutschland; sie führte auch zu einer Fülle von Erörterungen in der Tagespresse und in Broschüren, welche den in der Schrift enthaltenen Ansichten zum Teil zustimmten, zum Teil sehr entschieden entgegentraten. Der Autor des Buches ist zweifellos ein gebildeter und intellektuell wohlbegabter Mann. Doch trägt schon der Titel seines Buches einen exquisit schwachsinnigen Charakter. Wenn der Autor über die Persönlichkeit und das Leben Rembrandts sich genügend informiert hätte, so müßte er wissen, daß der geniale Künstler ein Mann von keineswegs einwandfreiem Charakter war, woraus er, dies sollte man wenigstens glauben, hätte folgern müssen, daß die Idee, denselben der deutschen Nation als Vorbild zu empfehlen, geradezu eine Ungeheuerlichkeit darstellt*). Von den zahlreichen schwachsinnigen Äußerungen, die man in der Schrift neben manchen treffenden Bemerkungen findet, seien hier nur folgende angeführt:

„Eine höhere Weltanschauung kennt weder innen noch außen, sondern nur die Mitte, das Leben."

„Im Bauer begegnet sich das irdische mit dem himmlischen, das äußere mit dem inneren Leben des Menschen, der König mit dem Künstler."

„Rembrandt der bäuerliche und königliche Künstler ist in seiner Art ein eherner Fels, ein fester, unverrückbarer Punkt, an dem sich die deutsche Volksseele zu neuen und schöneren Gestaltungen ihrer selbst ankristallisieren kann."

---

*) Vergleiche hiezu meine Schrift „Über die geniale Geistestätigkeit mit besonderer Berücksichtigung des Genies für bildende Kunst", 1903, Seite 80. Beispielsweise sei hier nur erwähnt, daß Rembrandt, nachdem er in Bankerott geraten war, sich zu Transaktionen von keineswegs ehrenhaftem Charakter herbeiließ, um sich Belästigungen seitens seiner nicht befriedigten Gläubiger zu entziehen und daß in seiner letzten Lebenszeit dem Trunke ergeben war.

Die an Rembrandt sich ankristallisierende deutsche Volksseele, welch ein herrliches Bild!

„Das Wissen erzeugt Pygmäen, der Glaube erzeugt Heroen. Kunst ist Subjektivität und Subjektivität ist Glaube."

„Erst dann ist ein Ding vollkommen, wenn es das Gegenteil von sich selbst ist; das ist eine Zwielichtsweisheit; aber im Zwielicht denkt man am besten."

„Die Giganten haben ihre Schlangenfüße: aber auch diesen ist die deutsche Kraft gewachsen."

Unter den polemischen Schriften, zu welchen die Möbius'sche Abhandlung: „Über den physiologischen Schwachsinn des Weibes" den Anstoß gab, figuriert eine von Freimann: „Über den physiologischen Stumpfsinn des Mannes". Die Schrift ist zweifellos von einer Dame verfaßt, der man Bildung und Intelligenz nicht absprechen kann. Und doch leistet die Autorin, die auf die Mediziner im Allgemeinen und auf Möbius im Besonderen sehr schlecht zu sprechen ist, folgende Sätze:

„Die medizinische Wissenschaft lehrt die „Kunst" als Mensch wie das Schwein leben zu können."

„Die Wollust ist in der medizinischen Wissenschaft das Zeichen der Gesundheit."

„Fortschritte haben die Mediziner auf keinem einzigen Gebiete erzielt."

„Unter den freilebenden Tieren kommen keine Krankheiten vor."

„Die Arznei ist für den Kranken, nicht für den Gesunden", sagt Möbius. Hier zeigt sich deutlich wie unfähig zu logischem Denken die Ärzte sind. Da die Arznei dem Gesunden schadet, so muß sie dem Kranken, dessen Organismus so wie so schon geschwächt ist, erst recht schaden."

„Der größte Teil der medizinischen Wissenschaft ist Blödsinn und der Rest ist aus der Naturheilkunde geliehen.“

„Je mehr Mediziner es gibt, um so schlimmer steht es mit dem Gesundheitszustande eines Volkes. Man kann geradezu sagen, die Ärzte sind schuld daran, daß die Kulturvölker und ihre Gesundheit so weit heruntergekommen sind.“

„Der Mediziner weiß gar nicht, daß von der Erkältung als solcher keine Krankheit herrühren kann, denn die Erkältung ist streng genommen, ein Prozeß der Gesundung.“

Wir müssen aus räumlichen Gründen darauf verzichten, diese Blütenlese fortzusetzen. Die Schrift zeigt in recht prägnanter Weise, welch haarsträubender Unsinn sich im Gehirn einer intelligenten Person festsetzen kann, wenn deren Denkvermögen durch Vorurteile und Leidenschaft beeinflußt ist.

Wenn wir das im Vorstehenden über die Urteilsschwäche intelligenter Individuen Angeführte überblicken, so können wir den Schluß nicht abweisen, daß die partielle von der allgemeinen Dummheit nicht durch eine tiefe Kluft getrennt ist. Was der Beschränkte leistet, ist durchaus nicht immer von minderwertigem, was der Intelligente produziert, nicht immer von vollwertigem Charakter. Der Beschränkte wird durch Unterricht, Übung, Erfahrung und Besonnenheit zu einzelnen Leistungen befähigt, die über dem Durchschnittsniveau seiner Begabung stehen; der Intelligente andererseits kann durch Mangel an Übung und Erfahrung, durch Affekte, Leidenschaften und andere Umstände zu Leistungen gelangen, die seiner Gesamtbegabung nicht entsprechen.

□ □
□

V. Abschnitt.

□

A. Die Dummheit als Faktor im wirtschaftlichen und sozialen Leben.

□

Ein Sprichwort sagt zwar: die Dummen haben das Glück; soweit sich dieses jedoch auf materielle Verhältnisse bezieht, trifft der Satz nur für Ausnahmsfälle zu. Im allgemeinen verknüpft sich das, was man Glück gewöhnlich nennt, weit häufiger mit der Intelligenz als mit der Beschränktheit und zwar aus dem naheliegenden Grunde, weil der Beschränkte nur durch Zufall gewinnen kann, was der Intelligente durch kluge Berechnung erreicht. Der beschränkte Arbeiter ist weniger leistungsfähig als der intelligente; er findet deßhalb weniger leicht Beschäftigung und erzielt auch nur geringeren Verdienst. Beschränktheit hält auch zahlreiche Arbeiter davon ab, sich den Organisationen anzuschließen, die auf Verbesserung ihrer Lohnverhältnisse hinarbeiten. Der wenig begabte kaufmännische Gehilfe mag in untergeordneter Stellung für mehr mechanische Dienstleistungen sich genügend qualifizieren;

zur selbständigen Tätigkeit ist er nicht befähigt und daher gewöhnlich außerstande, einen besser bezahlten Posten zu erlangen. Der beschränkte Kaufmann ist zumeist nur imstande, ein kleines Geschäft in einer Weise zu führen, die einen sicheren Ertrag ermöglicht*), läßt er sich in größere Unternehmungen ein, so kommt er infolge seiner Urteilsschwäche allzu leicht zu Schaden. Selbst der Besitz eines größeren Vermögens vermag ihn oft nicht vor dem Schiffbruche zu bewahren, da er infolge seiner Unfähigkeit, Personen und Verhältnisse richtig zu taxieren, Übervorteilungen der verschiedensten Art ausgesetzt ist. Daß die Beschränktheit auf dem Lande ungeheuer oft eine Quelle bäuerlicher Mißwirtschaft ist, unterliegt ebenfalls keinem Zweifel. Die Beschränktheit verknüpft sich sehr gerne mit einer Sorglosigkeit in betreff der Zukunft, die verderblich wird. Das Erträgnis günstiger Jahre wird verbraucht, zum Teil im Wirtshaus verpraßt, während für den Ausfall in schlimmen Jahren ein Reservefond geschaffen werden sollte. Von einer Versicherung gegen Hagelschlag, Viehkrankheiten etc. wird abgesehen, selbst die Versicherung gegen Feuersgefahr in ganz unzulänglicher Weise betätigt. Diese Sorglosigkeit führt in vielen Fällen zu schwerer Schädigung, selbst zum Ruin der wirtschaftlichen Existenz der Betreffenden. Die ungünstige Situation der Beschränkten auf wirtschaftlichem Gebiete wird noch dadurch verschlimmert, daß von vielen Seiten auf die Dummheit geradezu spekuliert und die Ausnützung derselben in gewissenlosester Weise betrieben wird. Man kann sich ein Bild davon verschaffen, wenn man ein Zeitungsblatt mit vielen Inseraten zur Hand nimmt. Das Ge-

*) Es gibt auch Ausnahmen in dieser Beziehung. Vergleiche S. 18.

setz gegen den unlauteren Wettbewerb hat zwar der Übervorteilung der Dummen durch unberechtigte Anpreisungen in den Zeitungen gewisse Schranken gesetzt, dieselbe jedoch keineswegs zu unterdrücken vermocht. Unter den auf die Dummheit des Publikums berechneten Zeitungsinseraten rangieren in erster Linie die Anpreisungen der Geheimmittel, welche entweder alle überhaupt existierenden Krankheiten heilen oder speziell die als unheilbar erachteten Krankheiten, (Krebs, Epilepsie etc.) kurieren sollen. An diese reihen sich die Reklamen für Mittel, durch welche gewisse körperliche Mängel unfehlbar gehoben werden. Da werden Pulver und Tees angepriesen, welche jeden Überfluß an Embonpoint beseitigen, und wieder andere, welche zu einer „idealen Büste" verhelfen, Salben, welche auf der glattesten Lippe einen prächtigen Schnurrbart und solche, die auf dem kahlsten Schädel eine Lockenfülle hervorzaubern. Ja, es mangelt nicht an Mitteln, deren Gebrauch jeder Dame die unbegrenzte Andauer ihrer Schönheit garantieren. Und dabei sind all diese Erzeugnisse wunderbaren Erfindungsgeistes so einfach anzuwenden und vollkommen harmlos. Hieher gehören auch die Reklamen vieler Kurpfuscher, Magnetopathen und selbst mancher approbierter Ärzte. Auch viele andere Inserate wenden sich offenbar an diejenigen, die nicht alle werden, so insbesondere die Annoncen der Heiratsvermittler, gewisse Stellungs-, Kaufs- und Verkaufsangebote. Die Dummheit ist aber auch häufig die Quelle falscher und leichtfertiger Spekulationen, die auf leichten Erwerb abzielen. Die dem Lottospiel gewohnheitsmäßig Ergebenen gehören wohl zum größten Teil der Kategorie der intellektuell Minderwertigen an, und es ist bedauerlich, daß noch mehrere deutsche Bundesstaaten es nicht verschmähen, in Form einer Lotterie die Torheit dieser Individuen auszunützen. Einfältige Menschen werden auch vielfach durch das Versprechen hoher Zinsen zum Hinausborgen größerer oder geringerer Teile ihres Vermögens an Schwindler und Betrüger verleitet, mitunter auch durch einen geringen Gewinn an der Börse zu Spekulationen veranlaßt, die ihnen schließlich den materiellen Untergang bringen.

Die Dummheit erweist sich auf wirtschaftlichem Gebiete auch dadurch öfters von schwerem Nachteil, daß sie sich Neuerungen jeder Art feindlich gegenüberstellt. In den früheren Dezennien haben manche Gemeinden in kläglicher Verkennung der Vorteile, welche die Eisenbahn dem Handel und Wandel bringt, sich ernsthaft bemüht, dieses Verkehrsmittel von ihren Gemarkungen fernzuhalten, eine Schädigung, unter der die betreffenden Gemeinden zum Teil noch heute leiden. Wichtige Einrichtungen, deren wirtschaftliche Vorteile jedem Einsichtigen klar sind, wie Wasserleitung, elektrische Beleuchtung, Errichtung von Badeanstalten etc. kommen an manchen als Sommerfrischen stark frequentierten Orten nur deshalb nicht zustande, weil die Mehrzahl der Gemeindemitglieder zu beschränkt ist, um einzusehen, welches Gewicht derartige Annehmlichkeiten für den Städter bei der Auswahl einer Sommerfrische haben. Der beschränkte Handwerker jammert, statt sich um die Anforderungen des Publikums zu kümmern und seine Erzeugnisse zu bessern, über die bösen Zeiten und die Konkurrenz, welche ihm die Kundschaft wegnimmt.

□

In unserem gesellschaftlichen Leben begegnen wir einer Reihe von Erscheinungen, die, obwohl in allen Schichten der Gesellschaft, auch in den gebildetsten anzutreffen, doch nur als Ausfluß einer intellektuellen Schwäche zu betrachten sind.

Die übertriebene Schätzung des Reichtums ist hier nicht die auffälligste und bedauerlichste Erscheinung. Geld ist etwas sehr Reelles und bedeutet einen Machtfaktor, der sich in allen Sphären des bürgerlichen Lebens geltend macht, und, wenn auch der Besitz allein schon in den Augen Vieler Ansehen verleiht, und man es bei uns nicht verschmäht hat, einem reich gewordenen Bierbrauer einen Platz in der Ruhmeshalle zu gewähren, so gibt es doch auch wieder andere, bedächtige Leute, denen das Vermögen an sich nicht imponiert. Einem ungleich tieferen intellektuellen Niveau entspringend, d. h. ungleich einfältiger ist die übertriebene Schätzung reiner Äußerlichkeiten, wie Titel, Orden, Zugehörigkeit zu einer Korporation, Abkunft, Verkehr usw. Es ist wohl zu begreifen, daß in unserem bureaukratisch regierten Gemeinwesen, in welchem man anerkannte Verdienste durch die Verleihung von Titeln und Orden zu belohnen sucht, auf den Besitz derartiger Auszeichnungen Gewicht gelegt wird. Allein der verständig und nüchtern Urteilende weiß auch zur Genüge, daß derartige Anerkennungen nicht lediglich dem wirklichen Verdienste zuteil werden, sondern in vielen Fällen nur den Charakter von Gunstbezeugungen seitens Vorgesetzter oder hochstehender Persönlichkeiten, mitunter sogar nur die Bedeutung eines Höflichkeitsaktes gegen Dritte oder eines Trinkgeldes besitzen. So ist es bekannt, daß die Begleiter von Fürstlichkeiten, die Besuche an auswärtigen Höfen machen, mit Orden versehen werden, wobei wohl nur ein Höflichkeitsakt gegenüber den Besuchenden intendiert ist. Es ist auch bekannt, daß Leute, die in der Lage sind, einer fürstlichen Persönlichkeit einen nicht näher zu bezeichnenden delikaten Dienst zu erweisen,

z. B. Eisenbahnportiers, einen Ordensschmuck aufzuweisen haben, der hochstehenden Beamten fehlt. Was die Titel anbelangt, so weiß man, daß manche derselben, so der Sanitätsrat und der Justizrat, bei einwandfreier Führung sozusagen ersessen werden können, während andere, so der Kommerzienrat, durch gewisse Leistungen gelegentlich erworben, man könnte sagen, erkauft werden. Man weiß aber auch schließlich, daß die Gegnerschaft maßgebender Persönlichkeiten es bewirken kann, daß dem verdienstvollsten Manne weder Titel noch Orden zuteil werden*). Man sollte glauben, daß dieser wohlbekannte Sachverhalt den Wert von Titeln und Orden, wenn auch nicht in den Augen der Menge, so doch in den Kreisen der Gebildeten und intellektuell Höherstehenden herabdrücken müsse, doch ist dies im großen und ganzen nur selten der Fall. Die Leere des Knopflochs ist für viele Beamte und Gelehrte ein Gegenstand tiefen Kummers, wenn dieselbe zu einer Zeit noch fortbesteht, in der nach den amtlichen Gepflogenheiten den Betreffenden die vierte Klasse des einen oder anderen Ordens hätte zukommen müssen; und ähnlich verhält es sich mit den Titeln. Selbst der Glanz, der der höchsten dieser Auszeichnungen, dem Prädikat „Exzellenz", wenigstens in den Augen vieler anhaftet, verbleicht vollständig,

*) Ein recht prägnantes Beispiel bildet in dieser Beziehung der verstorbene Möbius, dessen außerordentliche Verdienste um die Wissenschaft ohne jegliche staatliche Anerkennung blieben. Nicht minder interessant ist die Tatsache, daß, während seinerzeit der jetzt zum Tode verurteilte General Stößel wegen seiner Leistungen bei der Verteidigung von Port Arthur den Orden pour le merite, „die höchste preußische militärische Auszeichnung", erhielt, Wilh. Busch, der große Humorist, den Maximiliansorden nicht bekam, obwohl er von dem Kapitel dieses Ordens vor eschlagen war.

wenn wir die wahre Bedeutung desselben ins Auge fassen. Dem Manne, der keine Verdienste besitzt, kann der Titel solche nicht verschaffen und er bleibt trotz seines Prädikats ein Nemo; der Mann andererseits, der sich durch verdienstvolle Leistungen hervorgetan hat, erfährt durch den Titel keinen Zuwachs in seiner geistigen Bedeutung. Er bedarf desselben nicht, da ihn seine Leistungen schon über die Menge erheben. Berücksichtigen wir ferner, daß der Titel in einem Teil der Fälle lediglich einen Appendix gewisser Stellungen bildet, in anderen durch Hofgunst verliehen und nur in einer sehr kleinen Zahl von Fällen an Personen für ganz hervorragende wissenschaftliche oder künstlerische Leistungen gespendet wird, so muß man gestehen, daß die Bedeutung, die dem Titel von den Inhabern, wie von der großen Masse beigelegt wird, doch recht imaginärer Natur ist und die so häufig übertriebene Schätzung desselben auf einer Urteilsschwäche beruht. Wenn selbst Goethe auf seine „Exzellenz" einiges Gewicht legte, so geschah es, weil er trotz all seiner Größe von einer gewissen Eitelkeit nicht frei war; aber man frage nur, wie viele von den geistigen Heroen unserer Nation den Titel besaßen und noch besitzen, der so vielen längstvergessenen Inhabern von Hofämtern und höheren militärischen Stellungen zuteil wurde, und die Antwort wird unsere Ansicht nur bestätigen.

Ähnlich verhält es sich mit der Schätzung des Adels und gewisser gesellschaftlicher Kreise, in welchen dieser eine Rolle spielt. Es hat zweifellos eine gewisse Berechtigung, wenn ein Mensch auf seine Abkunft von Vorfahren, die sich Verdienste erworben und angesehene Stellungen bekleideten, Wert legt. Man kann es auch verstehen, daß bei unseren heutigen gesellschaftlichen Gepflogenheiten und Anschauungen die Besitzer von Adelsprädikaten in diesen einen Vorzug erblicken, der sie der Masse gegenüber auszeichnet. Allein die Anschauung, der man zuweilen in aristokratischen Kreisen begegnet, daß der Mensch eigentlich erst beim Baron beginne und der Adelige kraft seines Adels ein Wesen von feinerer oder höherer Organisation als das gemeine bürgerliche Pack repräsentiere, kann nur als Ausfluß von Urteilsschwäche erachtet werden. Intelligentere Angehörige der Aristokratie sind von solchen Ansichten in der Regel frei. Die Überschätzung des Adelsprädikates, der man in den aristokratischen Kreisen begegnet, spielt in unserer Gesellschaft jedoch eine weit geringere Rolle als die übermäßige Bewertung dieses Prädikates seitens Bürgerlicher. Der Herr Kommerzienrat z. B., der sonst sehr gut zu rechnen versteht und in keine Transaktion sich einläßt, die keinen Gewinn verspricht, verzichtet völlig auf seine kühl berechnete Denkweise, wenn es sich um den Erwerb gesellschaftlicher Konnexionen handelt. Die Frau Baronin X., der ihre Schneiderin den Kredit kündigte, bildet einen Star bei seinen Soupers und der Herr Leutnant von Y., dem er 100 Mark nur sehr ungern borgen würde, eine Zierde seiner Tanzgesellschaften, des gleichen der Attaché von Z., über den nichts Näheres bekannt ist, und die häßliche Frau von N. N., die Beziehungen zu Hofkreisen hat. Weshalb nun kultiviert der Herr Kommerzienrat die Gesellschaft dieser Leute, mit denen ihn kein Band irgendwelcher Sympathien verknüpft? Wegen ihrer Liebenswürdigkeit oder ihres Esprit, ihrer gesellschaftlichen Talente? Keineswegs, ebensowenig wegen der Aussicht auf irgendwelche materielle Vorteile. Der Verkehr mit diesen Leuten bedeutet für ihn lediglich eine Staffel, von der aus er in die von ihm als Elite betrachteten gesellschaftlichen Kreise zu gelangen hofft. Um dieser hohen Ehre teilhaftig zu werden, darf er natürlich die Unbequemlichkeit des Verkehrs mit mancher antipathischen Persönlichkeit nicht scheuen.

Was wir hier von dem Kommerzienrat erwähnten gilt natürlich nicht lediglich für diesen, ja für diesen nicht einmal in erster Linie, sondern überhaupt für eine große Anzahl von Angehörigen der Geschäftswelt, welche zu den materiellen Erfolgen, die sie errungen, auch den Vorzug einer höheren gesellschaftlichen Stellung gesellen wollen; diese glauben sie dadurch zu erlangen, daß sie sich Zutritt in gewisse gesellschaftliche Kreise verschaffen. Hierbei spielt insbesonders die Frau eine Rolle, in deren Augen der Zutritt in gewisse Kreise fast einer Adelung gleichkommt und das gelegentliche Angesprochenwerden von einer Prinzessin ungefähr einen Orden bedeutet. Da ist es natürlich, daß man sich ernsthaft bemüht, solcher Ehren teilhaftig zu werden, daß man den Verkehr mit Herrn oder Frau von X. Y. Z. eifrigst pflegt und an jedem Bazar sich beteiligt, der von der Crême der Gesellschaft besucht wird. Gelegentlich muß nun allerdings die Frau Bankier oder Fabrikant Soundso die Erfahrung machen, daß man in den von ihr so hochgeschätzten Kreisen nicht gerade sehr günstig über sie urteilt, ja selbst die Teilnehmerinnen an ihren Einladungen sich abfällig oder spöttisch über sie äußern. Sie fängt dann selbst an, ihre Meinung über diese Kreise etwas herabzuschrauben und ihre Bemühungen, sich in dieselben einzudrängen, als Ausfluß einer Urteilsschwäche zu betrachten. Das Bestreben reich gewordener Geschäftsleute, sich in die von ihnen als die Elite der Gesellschaft betrachteten Kreise einzudrängen und in ihrer Lebensführung es diesen gleichzutun, nimmt in Amerika öfters noch viel ungeschlachtere und lächerlichere Formen an als bei uns. Der Parvenu-Millionär glaubt es dort mitunter seinem Reichtum schuldig zu sein, sein Haus mit Kunstschätzen und den kostbarsten Raritäten zu füllen und eine Dienerschaft in der Art wie der englische Hochadel zu halten. Eine ergötzliche Schilderung von der Behausung eines derartigen Parvenus, der seinen Reichtum seiner Skrupellosigkeit verdankte, eines Mister O'Doyle gibt uns Frau von Heyking in ihren rasch berühmt gewordenen „Briefen, die ihn nie erreichten".

„Auf dem mit blitzenden Kupferplatten belegten Dache stehen zwei große Broncereiter, ähnlich wie auf dem deutschen Reichstagsgebäude, bei denen man sich auch immer staunend fragt, wie sie wohl da hinaufgekommen sind. Die Haustüre ist massiv geschnitzt und entstammt einem alten befestigten Hause bei Golconda; sie ist mit weit vorspringenden eisernen Spitzen versehen, die einst dazu dienten, den Anprall feindlicher Elefantenreiterei aufzuhalten. Durch diese Türe tritt man in eine weite, weißgoldene Halle. Zwei ägyptische Mumienkasten, reich bemalt und vergoldet, mit Deckeln, deren obere Enden Sperberköpfe darstellen, stehen aufrecht, wie Schildwachen zu beiden Seiten einer wunderbaren Malachittreppe, die zu den oberen Stockwerken führt. Es ist eine weltbekannte Treppe, über die die Lebemänner zweier Kontinente geschritten; führten ihre Stufen doch einst zu jener berühmten Aspasia des zweiten Kaiserreiches, der sie ein russischer Großfürst geschenkt."

„Gepuderte Diener mit respektablen englischen Gesichtern standen sich auf den Treppenabsätzen stumm gegenüber. „„Als der Herzog von H. neulich verkrachte,"" erklärte mir Charles W. O'Doyle, „„habe ich nach London telegraphiert und seine ganze Dienerschaft rüberkommen lassen — so war ich doch sicher, Leute zu haben, die in einem anständigen Hause trainiert worden sind."

Gepuderte Diener in dem Hause eines republikanischen Millionärs, das ist wohl ein ergötzliches Zeichen dafür, welcher Grad von Urteilsschwäche inbezug auf die Anforderungen der feineren Gesellschaft bei einem ungebildeten Menschen neben der größten geschäftlichen Gerissenheit bestehen kann.

Die Dummheit hat auch einen erheblichen Anteil an manchen Tragikomödien, die sich im gesellschaftlichen Leben abspielen. Dem Wunsche, vermögender zu scheinen, als man in Wirklichkeit ist, liegt häufig nur Beschränktheit zugrunde. Man befürchtet, an gesellschaftlicher Achtung zu verlieren, wenn man eine seinen Verhältnissen entsprechende Lebensführung nach außen hin zeigt. Deshalb ist alles darauf berechnet, um den Anschein des Gutsituiertseins zu erwecken und zu wahren. Damen mit den bescheidensten Einkünften kleiden sich elegant und geben Einladungen, die nur dadurch ermöglicht werden, daß an dem Notwendigsten gekargt wird. Man schämt sich, eine gutbezahlte Stellung anzunehmen, und zieht es vor, zu Hause um den kärglichsten Verdienst mühevoll zu arbeiten, weil dies geheim gehalten werden kann. Von besonders üblen Folgen ist die Dummheit mittelloser Eltern, wenn diese ihre Töchter, wie dies nicht selten geschieht, statt sie für einen Beruf ausbilden zu lassen, elegant kleiden, auf Bälle etc. führen, um durch den Anschein der Wohlhabenheit Freier anzulocken. Die Spekulation schlägt häufig fehl, und die armen Mädchen müssen später durch eine traurige Existenz für die Torheit ihrer Eltern büßen.

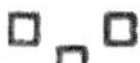

B. Die Dummheit in der Kunst.

□

Der Ruhm des Dichters hat so viel Verlockendes, daß man es begreiflich finden kann, wenn nach demselben neben den Auserwählten auch zahlreiche Nichtberufene streben. Unter den letzteren sind die Beschränkten mit einem erheblichen Kontingent vertreten, und ihre Werke tragen den Stempel ihrer Geistesart, in welcher Form dieselben auch erscheinen mögen. Manche dieser Dichterlinge besitzen eine gewisse Gewandtheit im Reimen, die sie für eine poetische Ader halten und zu Versen ausnützen, in welchen die trivialsten und albernsten Gedanken in gewisse Füße mit Ach und Krach gezwängt werden. Andere verlegen sich darauf, berühmte Muster nachzuahmen und dieselben in ihren Versen durch hohlen Pathos und Phrasengeklingel zu übertreffen. Die Dichteritis ist bekanntlich eine psychische Affektion, welche sehr viele Individuen in jüngeren Jahren und insbesondere unter dem Einflusse der Liebe heimsucht. Die Kinder der Musen, welchen diese Affektion zum Dasein verhilft, bleiben glücklicherweise zum größten Teil der Welt verborgen, weil die Erzeuger den Unwert oder die Unreife ihrer Werke erkennen oder nur zu ihrem Vergnügen, ohne irgend ein Verlangen nach Ruhm sich mit Dichten beschäftigen. Man könnte fragen, wie es trotzdem möglich ist, daß so manches Bändchen Gedichte gedruckt wird, über dessen Unwert die Verleger doch im allgemeinen nicht im Unklaren sein können. Die Drucklegung derartiger poetischer Ergüsse findet gewöhnlich ihre Erklärung darin, daß die Autoren die Kosten tragen. Manche derselben sind Söhne reicher Eltern und können sich als solche sogar den Luxus einer feineren Ausstattung ihrer Werke erlauben. Allein auch weniger Begüterte bringen mitunter schwere Opfer, um sich den Hochgenuß zu verschaffen, ihre Verse gedruckt zu sehen und dieselben, da auf besonderen Absatz kaum zu rechnen ist, wenigstens Freunden und Freundinnen dedizieren zu können. Es mangelt aber auch nicht an Fällen, in welchen von der Dichtmanie erfaßte beschränkte, arme Schlucker ihre schauderhaften Reimereien auf eigene Kosten drucken lassen und von deren Verschleiß eine kümmerliche Existenz fristen. Der bedeutendste Repräsentant dieser tragikomischen Sorte von Dichterlingen war wohl Wilhelm Sauter, der in den 60er und 70er Jahren des vorigen Jahrhunderts durch den zum Teil köstlichen Blödsinn, den er in Form von Gedichten verübte, viel von sich reden machte. In einem mir vorliegenden, von ihm verfaßten Festgedichte zur 400jährigen Jubibiläumsfeier der Universität München unterzeichnete er sich: „Carl Wilhelm Sauter in Nürnberg, Patriot im deutschen Kaiserreich, berühmt als Sauter von der Pegnitz, Autor und Eigentümer seiner selbstverfaßten poetischen Klänge, Uraniden, Orionen, seiner Selbstbiographie nebst dem System seiner Natur- und Lebensphilosophie, Gedichte auf Schillers dramatische Charaktere, erste und zweite Lieferung usw. usw. Literat: kosmopolitischer Naturphilosoph, Astralide, welcher glaubt, daß durch die Sonne von Stern zu Stern der Menschengeist fortlebt"*).

*) Eine seiner Gedichtsammlungen hat, soweit ich mich erinnere, folgendes Motto: „Des Lebens Unverstand mit Wehmut zu genießen, ist Tugend und Begriff".

Aber nicht nur das Gebiet der Lyrik wird von den beschränkten Dichterlingen bebaut, auch die Novelle und der Roman bilden Objekte ihres Schaffens. Die Betreffenden besitzen gewöhnlich eine rege, weder durch Reflexionen noch durch Wissen eingedämmte Phantasie, und wo diese sie im Stiche läßt, nehmen sie Anleihen bei bekannten Werken, um den Faden ihrer gewöhnlich auf Spannung abzielenden Erzählungen weiterzuspinnen. Auf diese Weise entsteht ein guter Teil unserer Hintertreppenliteratur, zumal ja manche dieser Dichterlinge auf Verdienst angewiesen sind und selbst um sehr kärglichen Lohn Material zur Füllung zahlreicher Hefte liefern.

Was an Minderwertigem in der poetischen Literatur geleistet wird, rührt jedoch keineswegs lediglich von den Beschränkten her. An die eben erwähnten Dichterlinge reihen sich die zwar nicht der Begabung, aber der Urteilsreife und Selbstkritik in erheblichem Maße ermangelnden Lyriker an, die sich gelegentlich an einem reinen Wortschwall zu berauschen scheinen. Zwei Proben dieser Art poetischer Leistungen aus einem jüngst publizierten Bändchen Gedichte mögen genügen.

Ultima ratio.

Weil ewig, ewig wir die Seele suchen
Und alle Mauern stürmen, die uns trennen,
Mit neuen Namen wollen wir uns nennen,
Weil ewig, ewig wir die Seele suchen.

Denn das Geheimnis schläft im Augenblicke,
Und wir vergehn, wenn wir es nicht finden,
Zu gerne tappen wir in ew'gen Schlünden —
Doch das Geheimnis schläft im Augenblicke!

Dem Unerkanntesten die Treue halten!
Wir kennen nur die Schatten und Gespenster,

Die lauern rings — zum Wirklichen kein Fenster —
Dem Unerkanntesten die Treue halten!

Wir.

Wir stürmen dahin
Im Lichte der Tage,
Doch unsere Wege
Sind dunkel.
Verlorene Sterne stäuben
Unter den Rädern hinweg;
Durch das Blachfeld des Alltags,
Der Liebesminuten
Gedrängte, selige Fülle
Weiter und weiter — —
Verwundert blicken auf uns
Aus Aeonenruhe
Die tief gebundenen Mächte des Seins;
Auf uns mit den hellen Fackeln —
Die sie nicht erleuchten,
Den hellen Augen —
Die sie nicht schauen
Auf uns, die in allen Abgründen
Sich selbst ewig suchen, sich selbst ewig finden —*).

Ich glaube, es dem Leser ruhig überlassen zu dürfen, ob er diesen Phrasen einen Sinn abgewinnen kann; mir ist es nicht gelungen.

□

Auch in den Werken hervorragender Poeten findet sich manches, was ihrer Begabung nicht völlig entspricht, ja sogar manches, was auf eine entschiedene Urteilsschwäche zurückgeführt werden muß. Ich will hier nur

---

*) Ich ziehe es vor, den Namen des Dichters zu verschweigen, da dies für ihn vorteilhafter sein dürfte.

ein Beispiel anführen: in der „Letzte Dorfgänge" betitelten Sammlung von Erzählungen Ludwig Anzengrubers findet sich eine Skizze: „Abgesprungen und aufgetrennt (aus den Erzählungen eines Weiberfeindes)". Die kleine Erzählung beschäftigt sich mit einem jungen Ehepaare Trendel, bei welchem es trotz der außergewöhnlichen Sanftmut des Gatten zu Zerwürfnissen kam, die zuletzt zur Trennung führten, weil Frau Trendel ungeachtet fortgesetzter Mahnungen es verabsäumte, Wäsche und Kleider ihres Mannes in Stand zu halten. Den Anstoß zu den in Frage stehenden Dissidien gab eine in ihrer Art phänomenale Nachlässigkeit der Frau. Ihr Gatte, ein subalterner Beamter, hatte sich dem Chef seines Departements vorzustellen, um ihm ein Gesuch wegen einer vakanten Stelle zu überreichen. Bevor er sich in die entsprechende Toilette warf, hatte er seine Frau eindringlichst gebeten, jedes seiner Bekleidungsstücke einer genauen Prüfung zu unterziehen. Trotzdem mußte er die Erfahrung machen, daß die beiden hinteren Knöpfe seines Beinkleides den Zug der Hosenträger nicht auszuhalten vermochten und abrissen. Auf seine Klage antwortete die Gattin: „Sei kein Kind, das mache ich ja mit einigen Stichen!", und sie tat es auch. Die Folge war, daß die beiden Knöpfe in der Audienz wieder abrissen, was für Trendel zu einer sehr peinlichen Situation mit unliebsamen Folgen führte.

Gegen diese Erzählung ist folgendes zu bemerken: Selbst eine schwachsinnige Person weiß, daß ein Knopf, der nur mit einigen Stichen angenäht ist, sehr leicht reißt. Frau Trendel ist nach der Schilderung des Dichters zwar eine sehr faule, aber durchaus keine schwachsinnige Person. Sie mußte daher ebenfalls wissen, daß man mit einigen Stichen einen Knopf nicht fest annähen kann, und trotz ihrer Trägheit bei der Wichtigkeit des Falles und nach den Mahnungen ihres Gatten, den sie liebte, die Knöpfe gehörig annähen. Wenn der Dichter sie dies verabsäumen ließ und daran eine tragikomische Szene knüpft, so hat er etwas psychologisch, unter den vorliegenden Verhältnissen wenigstens, Unmögliches angenommen, einen Sachverhalt geschildert, der der Lebenswahrheit völlig entbehrt, was bei dem hervorragenden Poeten nur durch eine Urteilsschwäche zu erklären ist, die mit seinen übrigen intellektuellen Leistungen nicht im Einklang steht.

□

Ein dichterisches Talent kann sich immer nur auf dem Boden einer trefflichen Allgemeinbegabung entfalten. Ein beschränkter Kopf ist daher nie imstande, ein poetisches Werk von wahrem Werte zu schaffen, da seine Begabung ihm hiezu nicht das erforderliche Gedankenmaterial liefert. Anders liegen die Dinge bei den bildenden Künsten. Das Talent für diese ist, wie wir gesehen haben, nicht an eine höhere Allgemeinbegabung gebunden, und es kann daher auch ein Beschränkter, wie der Fall Courbet lehrt, Werke von höherem künstlerischem Werte produzieren, weil das darzustellende Objekt weder eine reiche Phantasie, noch tiefsinnige Gedanken erheischen mag. Bei den Erzeugnissen der Dichtkunst ist der Gedankeninhalt immer die Hauptsache, die Form, wenn auch nicht nebensächlich, doch stets untergeordet. Die Beurteilung einer dichterischen Leistung erheischt daher keine besonderen Fachkenntnisse. Bei den bildenden Künsten wird dagegen unser Urteil über den Wert eines Werkes in erster Linie durch die Art der Darstellung, die Form, bestimmt. Der dargestellte Gedanke, das Objekt, kann höchst einfach und banal sein, ohne daß deshalb der Kunstwert des Werkes geschmälert wird oder gar verloren geht. So ist auf einem berühmten Gemälde Manets lediglich ein Bund Spargel, auf einem ebenfalls künstlerisch hochgewerteten Gemälde Van Goghs lediglich ein paar Lederstiefel dargestellt. Die Ansichten über die Technik, welche den Anforderungen der Kunst am meisten entspricht, gehen jedoch selbst in den hier in erster Linie maßgebenden Kreisen — bei den Künstlern — weit auseinander, so daß z. B. Gemälde, welche bis vor einem Dezennium als Zierden unserer Galerien galten, heute als minderwertig erachtet werden, und andere, die vor 10 Jahren mit Achselzucken betrachtet wurden, heute als vollendete Kunstwerke gelten. Diese Sachlage hat die Folge, daß der Laie mit seinem Urteil über Werke der bildenden Kunst im allgemeinen und speziell mit der Annahme von Dummheiten auf diesem Gebiete sehr zurückhaltend sein muß. Manches, was ihm entschieden mißfällt, mag vom Standpunkt einer gewissen Kunstrichtung aus völlig gerechtfertigt sein. Trotz alledem läßt sich behaupten, daß heute ungemein viel Minderwertiges und Wertloses, sogenannter Schund, produziert wird. Es hängt dies z. T. mit der Ausdehnung zusammen, welche die dilettantische Ausübung der Malerei heutzutage genommen hat. Es ist ja fast Mode geworden, daß die höhere Tochter nach Verlassen des Instituts noch einige Zeit Malunterricht nimmt. Die Mehrzahl dieser jungen Damen ist ebenso wie die ihrer männlichen dilettierenden Kollegen talentlos und sieht die Dürftigkeit ihrer Kunstleistungen ein. Es mangelt unter ihnen aber auch nicht an solchen, bei welchen sich zu dem Talentmangel noch ausgesprochene allgemeine Beschränktheit oder eine gewisse Verblendung durch Eitelkeit gesellt, infolge welcher sie ihre Klexereien als Kunstwerke taxieren und nicht nur zum Schmucke des eigenen Heims und zu Geschenken verwenden, sondern auch gelegentlich auf den Bildermarkt bringen. Zu den beschränkten Dilettanten kommen die berufsmäßig der Kunst Beflissenen, die über ihre Talentlosigkeit im Unklaren sind, und jene armen Schlucker — man könnte sie Kunstparias nennen — die aus Not Dutzendwaare zu Taglöhnerpreisen liefern. Die Stümpereien dieser Sorte von Künstlern bekommt man wohl nur selten auf Ausstellungen zu Gesicht, da sie gewöhnlich von den Jurys ferngehalten werden, und die Mängel, die an denselben zutage treten, gehören gewöhnlich ausschließlich oder vorwaltend dem Gebiete der Technik (Zeichnung, Farbe etc.) an. Es fehlt aber auch nicht an Fällen, in welchen das Manko ausschließlich das Objekt der Darstellung betrifft. Da kommen zunächst die Bilder in Betracht, in welchen eine Idee überhaupt nicht in verständlicher Weise zum Ausdruck gelangt. So fand sich vor mehreren Jahren in einer unserer Ausstellungen ein Bild, „Herbst" betitelt, auf dem nichts als spiralförmig angeordnete farbige Tupfen zu sehen waren. Auf einem anderen ebenfalls hier ausgestellten Bilde, das ein Waldinterieur darstellen sollte, waren lediglich regellos angeordnete, allerdings zum Teil prächtige Farbenflecke, dagegen nichts von einer Zeichnung zu erkennen*).

An diese für den Beschauer unverständlichen Bilder reihen sich jene an, deren Objekte zwar technisch gut ausgeführt, aber ästhetisch minderwertig sind. Man

*) Der Künstler, der dieses Bild lieferte, war geisteskrank. Wie man mir versichert, sind derartige Gemälde keine allzugroße Seltenheit. Nach der Ansicht der sog. Pointillisten muß, wie ich hier nicht unerwähnt lassen möchte, ein Gemälde nicht immer einen Gedanken zum Ausdruck bringen. Wenn sie in Betätigung dieser Ansicht Bilder malen, die nichts als Farbensymphonien sein sollen, so läßt sich dagegen nichts einwenden, wohl aber, wenn ein Künstler glaubt, mit einer Reihe irgendwie angeordneter farbiger Flecke z. B. den Herbst darstellen zu können.

kann hier von ästhetischen Dummheiten sprechen, da es sich um Urteilsmängel inbezug auf die ästhetischen Wirkungen des Dargestellten handelt, und es ist sehr bemerkenswert, daß man solchen auch unter den Leistungen bedeutender Künstler begegnet. So findet sich in einem Prospekt des Werkes „Etudes sur quelques artistes originaux, Félicien Rops, l'homme et l'artiste", die Reproduktion eines Gemäldes des genannten belgischen Künstlers, welches die Rückseite einer nackten weiblichen Figur darstellt, auf deren sehr entwickeltem Gesäß sich ein Visier findet. Man kann den Gedanken des Künstlers verstehen und muß doch die Darstellung desselben als unser ästhetisches Gefühl verletzend i. e. als ästhetische Dummheit (vulgo Geschmacklosigkeit) betrachten. Ähnliches gilt von dem Werke eines jüngeren angesehenen Künstlers, welches den Kopf Beethovens nach der Totenmaske darstellt. Auf dem Scheitel des großen Meisters lagern zwei kleine nackte Figuren, die sich küssen. Die Figuren, die wohl Genien darstellen sollen, verleihen durch die Art ihrer Lagerung und speziell die Haltung des einen an den Schläfen herabbaumelnden Beines dem Ganzen einen geradezu abstoßenden Eindruck, der auch durch die treffliche Ausführung der Details nicht gemildert wird.

□

Daß auch auf musikalischem Gebiete die Dummheit nicht selten ihr Wesen treibt, ist sattsam bekannt. Soweit es sich um reproduktive Tätigkeit handelt, ist es nicht schwer, das abzugrenzen, was hier als Dummheit zu erachten ist. Es ist in erster Linie die Wiedergabe eines Tonstückes in einer Weise, die den Intentionen des Komponisten sowohl als der allgemeinen Auffassung desselben ganz und gar entgegengesetzt ist, so wenn z. B. jemand einen Trauermarsch in der

Art eines Walzers oder einen Walzer in der Art eines Trauermarsches vorträgt. Hieher gehört aber auch die Einfügung eines Musikstückes in einem Zusammenhang, in dem dasselbe einen schreienden Kontrast bildet, so z. B. die Einschaltung einer Walzermelodie in die Musik einer Messe, wie man sie in Dorfkirchen mitunter zu hören bekommt. Auch im Gebiete der Komposition macht sich die Dummheit nicht allzuselten geltend. Es gibt Individuen, die trotz Mangels an musikalischem Talent, speziell musikalischer Phantasie sich zum Komponieren für befähigt erachten und bei denen mit der partiellen Dummheit, die ihr Talentmangel repräsentiert, sich noch die Urteilsschwäche verbindet, daß sie die von ihnen komponierten Tongewirre als musikalische Schöpfungen betrachten und gelegentlich einem Publikum ohne Bedenken vortragen. Wodurch sich diese Sorte musikalischer Dummheiten charakterisiert, ist jedoch schwer zu bezeichnen und muß dem Urteile Sachverständiger überlassen werden.

□

Was man endlich in der Schauspielkunst an Dummheiten leisten kann, hiefür liefern die Aufführungen mancher sogenannter Schmieren drastische Belege. Aber auch an besseren Theatern mangelt es, wie aus den Zeitungskritiken zu ersehen ist, nicht an derartigen Vorkommnissen. Der Schauspielerberuf stellt sehr hohe Anforderungen an die Urteilsfähigkeit des Individuums und bietet daher auch besondere Gelegenheit zur Bekundung von Urteilsschwäche. Der Schauspieler soll in der Lage sein, seine Rolle in dem Sinne, der dem Dichter vorschwebte, aufzufassen und für seine Aufgabe die richtigen Ausdrucksmittel zu finden. Fehlt ihm hiefür die Begabung, so gelangt er zu unrichtiger, selbst vollkommen verkehrter Interpretation seiner Rolle und zur Wahl unpassender Ausdrucksmittel. Er übertreibt in Mimik, Ton und Bewegung, ergeht sich in hohlem Pathos, wo eine natürliche Sprechweise am Platze wäre, und leiert die eindrucksvollsten Stellen verständnislos herunter. Zu den Dummheiten, welche die einzelnen Darsteller bei der Durchführung ihrer Rollen präsentieren, kommen bei kleineren Bühnen häufig solche der Direktoren und Regisseure, die Verhunzungen von Stücken durch Streichungen, Kürzungen und selbst ganz willkürliche Textveränderungen*), durch welche man dem Geschmacke des Publikums Rechnung tragen will. Die Lächerlichkeiten der Ausstattung und Inszenierung, mit denen man bei unzulänglichen Mitteln einen möglichst glänzenden Effekt zu erzielen versucht, gehören gleichfalls in diese Kategorie.

Was hier zuletzt erwähnt wurde, gehört schon in das Gebiet der Dramaturgie, auf dem auch an den Werken unserer großen Dichter von Unberufenen manches gesündigt wird. Das Kühnste und zugleich Lächerlichste, was auf diesem Gebiet neuerdings geleistet wurde, hat A. Sydow mit seiner vor kurzem veröffentlichten Bearbeitung von Goethes „Faust" für die Bühne zuwege gebracht. Der Raum gestattet es uns nicht, auf die kleineren zum Teil köstlichen Details einzugehen, durch welche der Autor Goethes Werk „verbessert" hat. Zur Charakterisierung des Geistes dieser Leistung genügt es, die von dem Autor vorgenommene Änderung und Ergänzung der Schlußszene des ersten Teiles anzuführen, durch welche der zweite Teil überflüssig gemacht werden soll.

*) So kommt es z. B. vor, daß man in Schillers „Räubern" Karl Moor Amalie heiraten und den alten Grafen vergnügt weiter leben läßt, um dem Geschmack des Publikums Rechnung zu tragen.

Nach den Worten „Heinrich, mir graut vor Dir!“, auf welche im Texte Mephistopheles bemerkt: „sie ist gerichtet!“, entfernt sich in der Bearbeitung Gretchen nach rechts, wobei sie dem Gerichtsdiener in die Hände läuft. Als Faust ihr nacheilt, ruft ihm Mephisto zu: „Her zu mir!“, worauf Faust repliziert: „Teufel, Tier!“. Mit der Gefängniswache bringt der Bearbeiter nun eine neue Figur auf die Szene, den Kommandanten der Wache.

Dieser spricht:

„Wer lärmet hier?
Ach, unser Heinrich!“, (Auf seinen Wink wird Faust gefesselt.)
„Halt, Bursche“, fährt er fort, „kommst grad bei Zeiten,
Mit Gretchen zum Schaffot zu schreiten,
Dort wartet Deiner lange schon
Derselbe Henker, der gleiche Lohn“.
(Faust wird abgeführt.)

Das Schlußwort gehört Mephisto, der sich in folgenden Betrachtungen ergeht:

„Wie eilt die Zeit so schnell vorbei!
Gleich wird das Sünderglöcklein schallen,
Die Uhr wird stehn, der Zeiger fallen,
Und ich bin meines Dienstes frei“.
(Hinter der Szene ertönt das Armensünderglöckchen.)
„O Fauste, welch ein feiner Tausch
War doch ein kurzer Wonnerausch,
Des Lebens bis Du ledig,
Ob Gott der Seele gnädig?“

Man mag sich mit Recht fragen, wie ein derartiger, wenn auch nicht direkt beabsichtigter, literarischer Vandalismus seitens eines gebildeten Mannes zu erklären ist. Denn jedem nur halbwegs Gebildeten muß ein Werk wie Goethes „Faust“ ein Maß von Verehrung für den Dichter einflößen, das in ihm die Idee einer Veränderung oder Verbesserung des Stückes nicht aufkommen läßt. Eine solche kann nur bei einem Menschen entstehen, der durch einen höheren Grad von Urteilsschwäche außerstand gesetzt ist, die Größe der Goetheschen Schöpfung als Ganzes auch nur einigermaßen zu erfassen und den poetischen Gehalt jedes einzelnen der von dem Dichter so kunstvoll zusammengewobenen, unendlich vielen Details zu würdigen. Zu dieser Urteilsschwäche muß sich bei dem Autor noch die Eitelkeit gesellt haben, alle bisherigen Faustbearbeiter durch Kühnheit und Gründlichkeit zu überbieten, und dies ist ihm auch gelungen.

C. Die Dummheit in der Wissenschaft.

(Dummheit und Gelehrsamkeit.)

Eine Verknüpfung von Dummheit und Gelehrsamkeit anzunehmen, dürfte sich mancher Leser sträuben. Gelehrsamkeit bedeutet ja nach der landläufigen Auffassung den Besitz eines reichen Schatzes von Kenntnissen auf dem Gebiete einer oder mehrerer Wissenschaften, und für viele liegt der Gedanke nahe, daß ein solcher Besitz nur bei guter Begabung zu erwerben ist. Diese Annahme ist jedoch nicht ganz stichhaltig. Auch ein beschränkter Kopf kann sich, wenn er über ein gutes Gedächtnis und den gehörigen Fleiß verfügt, eine bedeutende Summe von Kenntnissen auf irgend einem wissenschaftlichen Gebiete rein mechanisch aneignen. Ein Maß von Kenntnissen, das man als Gelehrsamkeit ansprechen kann, beweist daher allein noch nichts für einen gewissen Begabungsgrad. Entscheidend für letzteren ist lediglich die Art und Weise der Verwertung der erworbenen Kenntnisse. In der Tat sind die Individuen, welche bei geringer intellektueller Befähigung es in diesem oder jenem Fache zu einer gewissen Beschlagenheit bringen und durch diese bei den ihnen Fernestehenden ein günstiges Urteil über ihre Begabung hervorrufen, keineswegs selten. Manche dieser Personen sind sogar imstande, Stellungen zu erlangen, die in den Augen vieler wenigstens die staatliche Anerkennung nicht nur ihrer Gelehrsamkeit, sondern auch einer höheren Intelligenz bedeutet. Auch diese Behauptung dürfte manches Kopfschütteln erregen. Allein wenn man den Einfluß berücksichtigt, den Konnexionen und die Gunst hochmögender Personen bei Berufung von Hochschulprofessoren und Besetzung mancher anderer Stellen ausübt, so wird man es nicht allzu verwunderlich finden, daß auch in den Kreisen der Gelehrten mit Amt und Würden die Beschränktheit Vertretung besaß und noch besitzt. Die beschränkten Gelehrten haben nun gewisse Züge gemeinsam, die sie von ihren talentierten Kollegen überall unterscheiden. Sie sind gewöhnlich mit einem gewissen Dünkel ob ihres Wissens behaftet und betrachten jede nicht lobende Kritik ihrer Leistungen als böswillige Verunglimpfung. Neue Ideen werden von ihnen zumeist bekämpft, da sie ihre Anschauungen denselben nicht zu akkommodieren verstehen. Sie sind auch allzeit geneigt, aufstrebende Talente eher zu unterdrücken als zu fördern, da sie befürchten, von ihnen in den Schatten gestellt zu werden. Auf die Erfolge ihrer besser begabten Kollegen blicken sie nur mit

Neid, und soweit es angeht, suchen sie dieselben zu verkleinern. Diese Sorte von Gelehrten hat in gewissen Beziehungen schon Altmeister Goethe treffend charakterisiert (Faust 2. Teil), indem er Mephistopheles sprechen läßt:

„Daran erkenn' ich den gelehrten Herrn!
Was ihr nicht tastet, steht euch meilenfern;
Was ihr nicht faßt, das fehlt euch ganz und gar;
Was ihr nicht rechnet, glaubt ihr, sei nicht wahr;
Was ihr nicht wägt, hat für euch kein Gewicht;
Was ihr nicht münzt, das, meint ihr, gelte nicht."

Auch Molière war mit dieser Spezies von Gelehrten wohl vertraut, wie aus der Schilderung hervorgeht, die er dem Arzte Diafoirus von seinem Sohne Thomas geben läßt: „Es kostete viel Mühe, ihn lesen zu lehren; er war schon 9 Jahre und kannte noch nicht die Buchstaben. Gut, sagte ich zu mir selber: Früchte, die langsam reifen, sind die besten. Man schreibt nicht so leicht in den Marmor, wie in den Sand, aber diese Schrift ist dauerhafter; und diese Trägheit des Verstandes, diese Schwerfälligkeit der Einbildungskraft sind das beste Zeichen für ein gesundes Urteil in der Folge. Als ich ihn auf das Gymnasium schickte, hatte er mit vielen Widerwärtigkeiten zu kämpfen, aber er überwand sie alle und seine Lehrer lobten mir immer seinen Fleiß und seine Ausdauer. Durch stetes Hämmern auf das Eisen hatte er es rühmlich so weit gebracht, Licentia zu erhalten, und ich darf ohne Eitelkeit behaupten, daß in den 2 Jahren, seit er auf den Bänken sitzt, kein Kandidat in allen Disputationen unserer Fakultät ihm den Rang abgelaufen hat. Man fürchtet ihn, weil er auf Tod und Leben bei jedem Actus wider die gegnerischen Propositionen streitet. Er ist sehr stark im Disputieren, hält wie ein Türke an seinen Grundsätzen fest, läßt nie seine Meinung fahren, und verfolgt sein Argument bis in die geheimsten Schlupfwinkel der Logik. Was mir jedoch ganz besonders an ihm gefällt und worin er meinem Beispiele folgt, das ist, daß er sich blindlings den Ansichten der Alten anschließt, und von den modernen Weisheiten, die den Kreislauf des Blutes und anderes Zeug von gleichem Kaliber entdeckt haben wollen, nichts wissen will."

Beschränkte Köpfe unter den Gelehrten hat es zu allen Zeiten gegeben, solange man von Gelehrsamkeit überhaupt etwas weiß. Es hat jedoch den Anschein, als ob die Zahl dieser intellektuell Minderwertigen unter den Gelehrten früher bedeutender war, als gegenwärtig und insbesondere im Mittelalter, in dem gelehrte Bildung fast nur in den Kreisen des Klerus sich fand, reichlich vertreten war. In der Atmosphäre geistiger Stagnation, welche das Mittelalter repräsentiert, und auf dem Boden der Scholastik hat die beschränkte Gelehrsamkeit, oder wie man auch sagen kann, die gelehrte Dummheit, die köstlichsten und bizarrsten Früchte gezeitigt. Das System der Scholastik, welches der Philosophie als Magd der Theologie die Aufgabe stellte, das Dogma vernunftgemäß zu erklären, dabei die Gelehrten in dem Banne aristotelischer Lehren festhielt und jedes freie Denken perhorreszierte, dafür aber auf dialektische Haarspaltereien das größte Gewicht legte, dieses System war in besonderem Maße geeignet, auch beschränkten Köpfen einen Anreiz zu geben, ihr schwaches Licht leuchten zu lassen. Der Satz Anselms von Canterbury „Credo ut intelligam", der zum Leitmotiv der ganzen Scholastik wurde, ist so recht bezeichnend für das Widersinnige, mit dem sich diese sogenannte Philosophie abmühte. Indes wird der intellektuelle Wert der Scholastik in neuerer Zeit verschieden beurteilt. Während die einen auf die Spitzfindigkeiten und Haarspaltereien, die absurden Quästionen und Distinktionen, mit denen sich die Scholastiker in den weitschweifigsten Abhandlungen beschäftigten, hinweisen und sich deshalb für berechtigt erachten, das ganze System als eine Art von gelehrtem Unsinn hinzustellen, glauben andere, der Scholastik einen günstigen Einfluß auf den Stand der Intelligenz im Mittelalter nicht absprechen zu dürfen. Nach ihrer Ansicht sind all die absurden Fragen und zwecklosen Grübeleien und Tüfteleien in der Scholastik nebensächlich und zudem Ausfluß eines Forschungstriebes, der sich auf andere Weise nicht betätigen konnte, das System der Scholastik selbst dagegen ein sehr achtbares Geisteswerk, dessen Ausbau die Geister in reger Bewegung erhielt und dazu diente, das Denkvermögen zu steigern.

Ich kann mich mit dieser Auffassung nicht befreunden. Nicht nur der absolut geistlose Kleinkram, an dessen dialektische Bearbeitung die Scholastiker Zeit und Mühe verschwendeten, auch der durch Jahrhunderte sich hinziehende Streit über das Hauptproblem der Scholastik, ob die Allgemeinvorstellungen (Begriffe) eine selbständige Existenz — ante-res — besitzen oder lediglich Produkte der Abstraktion (nomina) seien, der Streit der Realisten und Nominalisten weist darauf hin, daß die intellektuelle Leistung der Scholastik als solche nicht hoch einzuschätzen ist. Zugegeben muß werden, daß unter den Scholastikern sich einzelne Männer von hervorragendem Verstande und umfassender Bildung befanden und selbst ein wirklich genialer Forscher (Roger Bacon) zu denselben zählt. Allein die positiven Leistungen und Verdienste dieser Männer liegen in anderen Richtungen, besonders auf dem Gebiete der Naturwissenschaft, nicht dem der Scholastik.

Über die absonderlichen und lächerlichen Fragen, welchen die Scholastiker Abhandlungen widmeten, erhält man in den Werken über Geschichte der Philosophie keine Auskunft. Man muß sich an die Sammlung von Kuriositäten wenden, wie sie z. B. Weber's „Demokritos“ enthält, um zu ersehen, welche Nichtigkeiten als Objekte gelehrter Erörterungen gewählt wurden. Es seien hier einige Beispiele angeführt: Hat die Ziege Wolle oder Borsten? Steht oder liegt Gott Vater? Kann er einen Berg ohne Tal schaffen? Tanzen die Engel Menuett oder Langaus? War es Luzifer, der den ersten Purzelbaum schlug? Was man in der Hölle treibe und bis zu welchem Thermometergrade die Hitze gehe? Die Wiedergeburt der alten klassischen Literatur führte zwar zur Beseitigung der Scholastik als philosophisches System, konnte jedoch den scholastischen Geist aus der Gelehrtenwelt nicht ganz entfernen.

Was nun den von manchen Seiten dem scholastischen System zugeschriebenen günstigen Einfluß auf das Denkvermögen betrifft, so wollen wir nicht in Abrede stellen, daß die literarischen Leistungen der Scholastiker sowie ihre Disputationen eine gewisse Übung des Denkvermögens mit sich brachten. Allein diese Übung war eine sehr einseitige; sie hat den Geist in dialektischen Subtilitäten und begrifflichen Spitzfindigkeiten gedrillt, den Sinn für die Wirklichkeit dagegen herabgedrückt, die Unterscheidung von Sein und Schein, von Wahrheit und Trug, von Wesentlichem und Unwesentlichem, von Möglichkeit und Gewißheit nicht gefördert, sondern eher erschwert und dadurch eine allgemeine oder partielle Urteilsschwäche bei den Gelehrten und Gebildeten herbeigeführt. Einen unwiderleglichen Beweis hiefür bildet die Ausbreitung und Andauer der Hexenprozesse, auf die wir noch zu sprechen kommen werden. Die ungünstige Einwirkung, welche die Scholastik auf das Urteilsvermögen äußerte, macht es verständlich, daß auch die Wiedergeburt des klassischen Altertums, wenn sie auch zum Verfall der scholastischen Philosophie führte, doch für lange nicht imstande war, den scholastischen Geist aus der Gelehrtenwelt zu entfernen. Das Haften an den untergeordnetsten Kleinigkeiten und an überlieferten alten Formeln, das Zusammentragen aller möglichen Ansichten über einen Gegenstand, die rein dialektische, in den feinsten Subtilitäten sich ergehende Behandlung von Fragen, die nur auf dem Wege der Erfahrung zu lösen oder überhaupt gegenstandslos sind, dies wurde noch immer vielfach als Zeichen echter Gelehrsamkeit angesehen. Damit hängt es zusammen, daß man auf die Dickleibigkeit der verfaßten Bücher ein besonderes Gewicht legte und auf die Behandlung der absonderlichsten Themata verfiel*).

Die Dummheit hat auch auf jenem Gebiete menschlicher Tätigkeit, auf welchem Verstandesschärfe besonders vonnöten ist, auf dem der Wissenschaft, nicht selten eine Rolle gespielt, mit der wir uns hier kurz beschäftigen müssen. Das Streben nach Erkenntnis auf den verschiedenen Gebieten menschlichen Interesses führte von Anfang an wie noch gegenwärtig zur Bildung irrtümlicher Ansichten, die nur allmählich, mitunter erst im Laufe vieler Jahrhunderte überwunden werden konnten. Allein diese Irrungen im Bereiche der Wissenschaften sind sehr ungleichwertig. Manche derselben sind die Produkte eines überlegenen Geistes, dem zur Erkennung der Wahrheit lediglich die erforderlichen Erfahrungsgrundlagen fehlten, andere dagegen der

*) So führt, um einige Beispiele zu geben, Weber (Demokritos) an, daß Salmasius eine Abhandlung über die goldenen Äpfel der Hesperiden schrieb, in welcher er zu dem Schlusse gelangte, daß es sich um Pomeranzen handle, und Apinius eine Dissertation über das Thema verfaßte, ob es recht sei, den Hunden die Ohren zu stutzen.

Ausfluß einer Geistesschwäche, eines Mangels an Kritik, der auch für die betreffende Zeit nicht entschuldbar ist. Letztere Irrtümer sind wir berechtigt als Dummheiten zu betrachten, von denen sich manche eine ungeheure Zeit hindurch fortschleppten. Theologische Einflüsse spielten hier mitunter eine gewichtige Rolle und führten dazu, daß sich die ungereimtesten Vorstellungen über Naturvorgänge erhielten. Am deutlichsten zeigt sich dies in den Ansichten über die Entstehung der Vögel und die Entwicklung einer gewissen Gattung derselben*). Von theologischer und den Theologen nahestehender Seite wurde seit dem 4. Jahrhundert die Anschauung vertreten und praktisch verwertet, daß die Vögel kaltblütige, fischähnliche Tiere seien, deren Genuß deshalb auch keine Übertretung des Fastengebotes in sich schließe. Man bemühte sich auch, durch die albernsten Darlegungen die Übereinstimmung der Fisch- und Vogelnatur zu erweisen. Als Stütze dieser absonderlichen, allem Tatsächlichen widersprechenden Idee wurde eine Stelle in der Bibel verwertet (Genesis I, 20), nach welcher Gott am fünften Tage den Gewässern befohlen habe, die Fische und die Vögel, welche unter der Veste des Himmels fliegen, hervorzubringen. Indes blieb die Ansicht von der fischartigen Natur aller Vögel nicht ganz unbestritten, und man gelangte allmählich dahin, dieselbe auf die Wasservögel zu beschränken, die dann auch noch als Fastenspeise statt der Fische zugelassen wurden. Ganz besonders gilt dies von den Meergänsen oder -Enten (Bernicla leucopsis) und ein Märchen von der ungeschlechtlichen Entstehung dieser Vögel, das sich wohl aus älteren, andere Vögel betreffenden Sagen ent-

*) S. Carus Sterne, Die allgemeine Weltanschauung in ihrer historischen Entwicklung. Stuttgart 1889. S. 162 u. f.

wickelt hatte, trug wesentlich dazu bei, die Verwendung dieser Tiere als Fastenessen zu begründen. Die Meergänse sollten aus den Knospen gewisser am Meeresstrande wachsender, weidenähnlicher Bäume sich entwickeln, nachdem sie eine gewisse Größe erlangt, am Schnabel von den Zweigen nach abwärts hängen und nach ihrer Belebung in das Meer fallen. Dieses Märchen erhielt sich, obwohl es von bedeutenden Gelehrten, wie Albertus Magnus, bekämpft wurde, eine Reihe von Jahrhunderten, um dann durch ein anderes ersetzt zu werden, nach welchem die Meergänse aus Ausschwitzungen faulender, im Meere treibender Baumstämme entstehen sollten. Daneben entwickelte sich ein anderes Märchen, das ebenfalls Jahrhunderte hindurch Glauben fand, nach welchem die Meergänse aus einer Muschel (Entenmuschel) hervorgehen sollten. Alle diese Phantastereien wurden von angesehenen Gelehrten gläubig hingenommen, zumal es nicht an ernstzunehmenden Personen fehlte, welche sich durch den Augenschein von dem in Frage stehenden Tatbestand überzeugt haben wollten*).

---

*) Welchen Illusionen die Gelehrten bis in das 17. Jahrhundert unterlagen, zeigt in markanter Weise der Bericht, welchen Michael Mayer, der Leibarzt Rudolf II., über die Entstehung der Bernikelgans gibt. Mayer, der an die geschlechtslose Entwicklung der Bernikelgans aus einer Muschel fest glaubte, will den in den Muschelschalen wie in seinem Ei liegenden Fötus des Vogels selbst gesehen und sich überzeugt haben, daß er Schnabel, Augen, Füße, Flügel und selbst angehende Federn besaß. Er schrieb auch dem Harze der Tannen und den auf diesen wachsenden Algen einen besonderen Einfluß bei der Erzeugung der Bernikelgans zu.

Auch Sir Robert Moray, dessen Bericht in den Schriften der Londoner königl. Gesellschaft 1677—78 veröffentlicht ist, behauptete in jeder Muschel (Entenmuschel), die er öffnete, ein vollkommen ausgebildetes Vögelchen gefunden zu haben.

Bei der Annahme einer fischähnlichen Natur der Vögel und ungeschlechtlicher Entstehung solcher handelt es sich nicht um Irrtümer, die wie viele andere sich aus den unvollständigen Kenntnissen der tatsächlichen Verhältnisse erklären lassen. Die auffälligen Unterschiede in dem Körperbau der Vögel und Fische konnten den Beobachtern im Mittelalter ebensowenig entgehen, wie in der Neuzeit, und für die Annahme einer ungeschlechtlichen Entstehung der Vögel mangelte jede tatsächliche Grundlage; sie widersprach sogar aller Erfahrung. Diese Annahmen können daher lediglich als Ausfluß einer Urteilsschwäche betrachtet werden, welche, soweit es sich um die Fischähnlichkeit der Vögel handelt, auch die Heranziehung der Bibel nicht weniger auffällig erscheinen läßt. Besonders merkwürdig ist dabei der Umstand, daß die Produkte dieser Geistesschwäche sich nicht nur viele Jahrhunderte hindurch fortzuschleppen vermochten, sondern auch manche Gelehrte derart suggestiv beeinflußten, daß sie das gesehen zu haben glaubten und behaupteten, was lediglich in ihrer Phantasie existierte.

Ein Seitenstück zu den Baum- und Muschelgänsen in der Naturwissenschaft bilden die Tierprozesse in der Jurisprudenz. Die Juristen wollen zwar die Verantwortung für diese absonderlichen, uns heute höchst komisch erscheinenden Vorkommnisse ablehnen, indem sie dieselben auf uralte Volksgebräuche und Rechtsanschauungen zurückführen. Allein sie können nicht in Abrede stellen, daß sie wie die Geistlichkeit bei diesen Prozessen mitwirkten, die Formalitäten derselben bestimmten und manche gelehrte Abhandlung über den Gegenstand schrieben. Professor v. Amira, der in einer Schrift „Tierstrafen und Tierprozesse" (1891) sich mit dem Gegenstande eingehend beschäftigte, äußerte sich über den in Frage stehenden

Sachverhalt folgendermaßen: „Als es sich bei den Tierstrafen und Tierprozessen überall noch um anzuwendendes Recht handelte, war es die Praxis, der die Theorie zu dienen suchte, und die Werke der in diesem Dienste arbeitenden Juristen und Theologen werden unter unseren Quellen zu nennen sein."

„Man hat Tiere wegen bestimmter von ihnen angerichteter Schäden öffentlichen Strafen oder doch einem Verfahren unterworfen, das den Anschein eines öffentlichen Strafverfahrens gewährt. Die Träger der Staatsgewalt haben z. B. die Strafe des Hängens, des Lebendigbegrabens, des Verbrennens durch das ordentliche Vollzugsorgan, den Nachrichter, an Tieren vollstrecken lassen und es sind dabei die nämlichen feierlichen und umständlichen Formen beobachtet worden, die für den Vollzug von Todesurteilen an Menschen bestimmt waren. Die geistliche Gewalt hat gegen Tiere den Kirchenbann ausgesprochen. Dieser aber erging in denselben Formen des Strafurteils, welche gegen Kirchenmitglieder einzuhalten waren, wie andrerseits der Todesstrafe ein förmliches Todesurteil des ordentlichen weltlichen Gerichts gegen das Tier voranging. Das eine wie das andere Urteil ferner bildete selbst wieder nur den Abschluß eines geordneten gerichtlichen Verfahrens. Und zwar sehen wir in diesem oftmals das Tier geradezu als Partei behandelt, — verklagt, zur Verantwortung vorgeladen, durch einen Offizialanwalt vertreten, und sorgsam ist das Recht an der Arbeit, zwischen dem klagenden Menschen und dem verklagten Tier Sonne und Wind gleich zu verteilen. Wo der Prozeß unter Menschen ein schriftlicher, konnte auch der mit dem Tier Dutzende von Schriftsätzen und ebensoviel Termine — die Augenscheinaufnahmen nicht gerechnet — erfordern und so selbst bei schneller Justiz halbe Jahre sich hinziehen."

Obwohl die Unvernunft des Tieres im Altertum wie im Mittelalter wohl bekannt war und dieselbe auch von einzelnen als Argument gegen die Tierprozesse geltend gemacht wurde, fuhr man doch fort, das Tier als Verbrecher zu behandeln, ihm einen verbrecherischen Willen zuzuschreiben und in aller Form Rechtens wie einen Menschen zu verurteilen. „Und es sind", bemerkt v. Amira, „graduierte oder doch geschulte Juristen, die derartige Erkenntnisse fällen." Der Strafvollzug erfolgte mitunter unter dem Geläute aller Glocken durch den Nachrichter, der im Bedarfsfalle aus weiter Entfernung herbeigerufen wurde*).

Die Hilfe der geistlichen Gerichtsbarkeit wurde ausschließlich gegen gewisse Tiergattungen, insbesondere Ungeziefer, das eine größere Verbreitung erlangte, Mäuse, Ratten, Maulwürfe, Raupen, Schlangen, Kröten etc. in Anspruch genommen. Man glaubte diese Tiere durch die kirchliche Maledictio oder Excommunicatio in der Form des Anathems vertreiben zu können. Das Verfahren war hiebei ein streng prozessuales und seiner Form nach vollständig kontradik-

*) Daß man in Basel und an anderen Orten Hähne verbrannte, die ein Ei gelegt haben sollten, ist nach v. Amira auf Rechnung des Volksaberglaubens von der Gefährlichkeit des Basiliskeneies zu setzen, das nur von einem Hahn gelegt wird.

Dr. Cabanès in Paris, der sich in jüngster Zeit ebenfalls mit den Tierprozessen beschäftigte (Indiscrétions de l'Histoire, 5. Serie), erwähnt z. B., daß im Jahre 1499 nach den noch vorhandenen Akten ein Schwein wegen Mordes zum Tode verurteilt und ihm das Urteil im Gefängnis vorgelesen wurde. Das Tier wurde auf einem Karren, den rechts und links Gerichtsdiener geleiteten, zur Richtstätte geführt. Etwas sinnvoller als diese Formalitäten ist der Umstand, auf den Cabanès hinweist, daß das Fleisch hingerichteter Tiere nicht verzehrt werden durfte, auch wenn es sich um ganze Herden handelte, was auf eine Mahnung der Besitzer hinauslief, ihre Tiere gehörig zu beaufsichtigen.

torisch. „Eingeleitet wird es“, bemerkt von Amira, „vor dem geistlichen Gericht nach dem gewöhnlichen System durch eine „supplicatio“ oder „requesta“ der Klagspartei an den Richter, woraufhin dieser gegen die verklagten Tiere eine Zitation erläßt und denselben einen „procurator“ (advocatus) bestellt. Der letztere hat dann namens der Tiere auf die Klage, die ebenfalls durch einen Anwalt vertreten wird, zu antworten. Es wurden dabei Termine anberaumt und Schriften gewechselt“. Das Urkomische dieses ganzen Verfahrens wird durch die gefällten Entscheidungen noch erhöht. Es wurde unter Androhung der erwähnten Kirchenstrafen den Tieren verboten, während des Prozesses sich weiter auszubreiten, und Ausweisungsbefehl gegen sie erlassen, mit der Auflage, ihren Abzug bis zu einem gewissen Termine zu bewerkstelligen, bis zu dem ihnen freies Geleite zugesichert wurde. Auch das Ziel der Wanderung wurde den Tieren vorgeschrieben. Sie sollten in das Meer, auf eine entlegene Insel sich begeben, oder sich auf ein bestimmtes, ihnen von der Gemeinde angewiesenes Grundstück zurückziehen. Auch weltliche Gerichte erließen solche Ausweisungsbefehle. Man fragt sich vergebens, wie eine derart unsinnige Rechtssprechung von den staatlichen und kirchlichen Autoritäten gebilligt und mit allen Formalitäten eines hochnotpeinlichen Kriminalprozesses sich Jahrhunderte lang erhalten konnte und weshalb erst so spät den Juristen wie Klerikern die Erkenntnis der Sinnlosigkeit und Lächerlichkeit derselben aufging. Auch hier haben wir wieder ein Phänomen der Beschränktheit vor uns, von dem sich auch die Vertreter der intelligenteren Kreise nicht frei zu halten wußten, obwohl sicher nicht viel Überlegung dazu gehörte, das Törichte des fraglichen Vorgehens gegen

Tiere zu erkennen. Was speziell die Versuche, Mäuse, Ratten und anderes Ungeziefer durch Maledictio und Excommunicatio zu bekämpfen, betrifft, so können dieselben nicht allzusehr befremden, wenn man den Wunderglauben früherer Jahrhunderte bezüglich der Wirksamkeit dieser kirchlichen Strafen berücksichtigt. Allein die Zitation der Mäuse etc. vor Gericht und die Ausweisungsbefehle mit vorgeschriebener Marschroute, die man gegen sie erließ, bekunden eine Naivität, die mit dem Bildungsgrade der in Betracht kommenden geistlichen und weltlichen Richter nicht vereinbar erscheint.

Den Tierprozessen schließen sich die Hexen- und Satansprozesse, was den törichten Charakter der ihnen zugrunde liegenden Anschauungen anbelangt, würdig an, nur haben diese Prozesse eine so traurige und verhängnisvolle Rolle Jahrhunderte hindurch gespielt und so ungeheure Menschenopfer gefordert, daß wir uns eines Grauens über diese Folgen menschlicher Torheit nicht erwehren können. Man spricht sehr viel von dem Hexenwahn und seinen Folgen als einem Schandfleck in der Geschichte der Menschheit, und es läßt sich auch nicht in Abrede stellen, daß der Glaube an die Existenz von Hexen, die Beschuldigungen, welche man gegen diese vorbrachte, in ihrer Unbegründetheit und Hartnäckigkeit einen wahnhaften Charakter zeigten. Allein die Verbreitung dieses Glaubens enthält, nachdem er von höchster kirchlicher Stelle nicht nur gebilligt, sondern geradezu gefordert wurde, an sich nichts Auffälliges und genügt auch keineswegs, die Ausdehnung und Andauer der Hexenprozesse zu erklären. Der Hexenglaube umfaßt nichts als die Annahme, daß von den Hexen eine Menge in ihrer Art chimärischer Verbrechen begangen werden können. Von dieser Möglichkeit bis zum tatsächlichen Geschehen war jedoch —

selbst wenn erstere als außer Zweifel stehend betrachtet wurde —, noch immer ein bedeutender Schritt und man mußte, da es sich in jedem einzelnen Hexenprozesse um Leben und Besitz der Angeklagten handelte, doch darauf bedacht sein, Beweise für die erhobenen Beschuldigungen zu erlangen. Man mag nun zugeben, daß Hexenverfolgungen in nicht wenigen Fällen lediglich aus Habgier und Rachsucht geschahen und deshalb die Beweiserhebung nur eine formelle war und daß die Angeschuldigten nicht selten unter den Qualen der Tortur über die ihnen zugeschriebenen Beziehungen zum Teufel alles das gestanden, was man von ihnen zu erfahren wünschte. Allein die ungeheure Zahl der Hexenbrände wird dadurch ebensowenig, wie durch die Ausbreitung des Hexenwahnes an sich verständlich. Daß man Jahrhunderte hindurch unzählige arme Menschen und nicht nur Erwachsene, sondern auch Kinder einkerkerte, den grausamsten Torturen unterzog, sie verurteilte und verbrannte, ohne daß auch nur in einem einzigen Falle irgend ein tatsächlicher Beweis für die erhobenen Beschuldigungen beigebracht wurde und daß gegen dieses sinn- und ruchlose Vorgehen ebenfalls Jahrhunderte lang sich auch unter den Gebildetsten keine Stimme erhob, daß man auch in diesen Kreisen die verübten Greuel als etwas Berechtigtes, ja Selbstverständliches hinnahm, all dies läßt sich nur durch einen Rückgang des Denkvermögens der intelligenteren Bevölkerungselemente erklären. Diese intellektuelle Schädigung ist meines Erachtens dem Einflusse der Scholastik zuzuschreiben, die, wie wir schon andeuteten, mit ihren dialektischen Spiegelfechtereien, ihren haarspaltenden Distinktionen und Quästionen den Sinn für das Reelle erstickt und die Fähigkeit zwischen tatsächlichen und Scheinbeweisen zu unterscheiden herabgedrückt hatte.

Die Hexenprozesse schwanden von der Bildfläche, lange bevor die Gesetzgebung ihnen den Boden entzogen hatte, nicht etwa infolge kirchlicher Mißbilligung oder der Einwirkung außergewöhnlicher Ereignisse, sondern einfach deshalb, weil in den Kreisen der Gebildeten wenigstens das Urteilsvermögen allmählich wieder so erstarkte, daß man den ungeheuerlichen Unsinn erkannte, der Jahrhunderte hindurch in den Hexenprozessen verübt worden war.

Auf dem Gebiete der Medizin mangelt es ebenfalls nicht an Analogien zu den Tierprozessen und der Annahme von Baumgänsen. Vom Altertum bis in das 19. Jahrhundert finden wir in der Medizin fortlaufend neben trefflichen Beobachtungen und scharfsinnigen Theorien eine Reihe der törichtsten Vorstellungen über Krankheiten und Krankheitsursachen, Vorstellungen, die sich nicht aus der Unzulänglichkeit der Untersuchungsmethoden und dem jeweiligen Stande der Naturkenntnisse erklären lassen. Eines der prägnantesten Beispiele dieser Art bildet die Rolle, die dem Uterus in der Lehre von der Hysterie zugeschrieben wurde. Der Uterus (Gebärmutter) sollte nach Plato ein Tier sein, das ein glühendes Verlangen nach Schwängerung hegt, und wenn diesem Verlangen längere Zeit nach Entwicklung der Pubertät nicht entsprochen wird, aus Verdruß hierüber den ganzen Körper durchwandert, hiebei die Luftwege verlegt und die Atmung hemmt, dergestalt die größten Gefahren für das Leben herbeiführend. Die Idee einer Wanderung des Uterus infolge sexueller Nichtbefriedigung erhielt sich, obwohl dieselbe schon von Galen entschieden bekämpft worden war, das ganze Mittelalter hindurch in der Medizin. Man erblickte hierin die Ursache aller jener Zufälle, die man als natürliche Äußerungen der Hysterie betrachtete, während man einen anderen Teil der hysterischen Erscheinungen auf dämonische Einflüsse zurückführte. Daß Plato auf die Idee verfiel, den Uterus als ein Tier zu betrachten und im Körper herumwandern zu lassen, war sicher kein geistvoller Einfall und erklärt sich aus seinem Mangel an anatomischen Kenntnissen. Die mittelalterlichen Ärzte hätten aber durch ihre, wenn auch sehr bescheidenen anatomischen, wie physiologischen Kenntnisse an der Beibehaltung und Verwertung einer derartigen Theorie verhindert werden sollen. Nur eine ausgesprochene Urteilsschwäche konnte sie zu einer kritiklosen Annahme der überlieferten Fabel bestimmen. Es ist auch kein Ruhmesblatt in der Geschichte der Medizin, daß selbst erfahrene und sehr gelehrte Ärzte noch im 16. und 17. Jahrhundert (so Lepois, Paré, Plater und selbst noch Willis) den Hexen- und Dämonenglauben vollständig teilten und deshalb eine Reihe hysterischer Zustände auf übernatürliche Ursachen zurückführten. Man verfehlte auch nicht, aus diesen Anschauungen entsprechende praktische Folgerungen zu ziehen, soferne man den Feuertod für die des Verkehrs mit dem Teufel Bezichtigten unter Umständen für ganz gerechtfertigt hielt*).

Daß auch diejenigen Ärzte, denen man den Fortschritt in der Medizin zuschreibt, in manchen ihrer Anschauungen und den darauf basierenden Behandlungsmethoden eine Urteilsschwäche bekunden, die uns geradezu in Erstaunen setzt, hiefür liefert der berühmte und einer gewissen Genialität nicht ermangelnde Theophrastus Bombastus von Hohenheim, genannt Paracelsus**), ein drastisches, in mancher Hinsicht

*) Vergleiche Löwenfeld, Über hysterische Schlafzustände, deren Beziehungen zur Hypnose und zur grande Hystérie. Archiv f. Psych. 22. u. 23. Bd.

**) Siehe Lehmann: „Aberglaube und Zauberei". 2. Aufl. 1908. S. 230 u. f.

ergötzliches Beispiel. Paracelsus bekannte sich zu der Ansicht, daß jeder einzelne Teil des menschlichen Körpers einem bestimmten Planeten oder Himmelszeichen unterworfen ist und deshalb die Stoffe, welche unter denselben Stern oder dasselbe Zeichen gehören, gegen Krankheiten des betreffenden Körperteiles wirksam sein müssen. Da Gold und Herz der Sonne unterworfen sind, ist Gold ein Mittel gegen Herzkrankheiten. Alle wirksamen Kräfte (Arcana) wirken nur auf einzelne Körperteile. Ein wirksamer Stoff ist aber bei Behandlung von Krankheiten überhaupt nicht nötig; es genügt, etwas zu wählen, was unter denselben Sternenhimmel gehört wie das kranke Glied, so z. B. Sigille und magische Charaktere, und Paracelsus empfiehlt auch solche zur Verhütung und Behandlung einer ganzen Reihe von Krankheiten. Viel merkwürdiger ist noch die Paracelsus'sche Theorie von den Sympathiekuren. „Da alle gleichartigen Dinge ihre Kräfte gegenseitig anziehen, so kann man eine Krankheit auch dadurch heben, daß man einige Krankheitsstoffe auf ein anderes Wesen, eine Pflanze oder ein Tier überführt. Geschieht dies unter Beobachtung gewisser Vorsichtsmaßregeln, so werden die entfernten Stoffe die ganze Krankheit an sich ziehen; sie geht auf die Pflanze oder das Tier über, und der Mensch wird gesund" (Lehmann). In welcher Weise die Sympathiekuren von Paracelsus und seinen Anhängern praktisch geübt wurden, hiefür einige Beispiele:

„Es wird der Zahnschmerzen transplantiret in eine Weide, Holderbaum, Haselstaude etc. auf diese Weise: Nachdem die Rinde ein wenig abgeschält worden, so schneide ein Spähnchen heraus; mit demselben stich das Zahnfleisch, so lange bisz es blutet, hernach lege den blutigen Spahn wieder an seinen Ort, decke die

Rinde darüber und verwahre sie wohl mit Kothe." „Die Schwindsucht kann folgendermaßen curirt werden: Nimm Johannisbrot, so viel du willst, gisz guten Wein darauf und laß es 24 Stunden weichen. Den andern Tag darauf lasz zuvor den Urin, trink darauf von dem Wein und continuire es neun Tage nacheinander, so dasz du dich von allen Geträncken gänzlich enthaltest, indessen allen gelassenen Urin aufsammelst und in den Rauch hängest, damit er allgemach verzehrt werde, so wird die Schwindsucht nach und nach geheilet werden."

An die törichten Anschauungen, denen wir als positiven Produkten einer Urteilsschwäche in der Geschichte der einzelnen Wissenschaften begegnen, reihen sich als negative Leistungen intellektueller Minderwertigkeit die Kämpfe an, die gegen neue wissenschaftliche Wahrheiten und bedeutende Erfindungen auf technischem Gebiete seitens einzelner Gelehrten und gelehrter Körperschaften geführt wurden. Es ist kaum eine einzige bedeutende Entdeckung im Bereiche der Naturwissenschaften und der Medizin gemacht worden, die nicht von Fachgelehrten mit einem Eifer bekämpft worden wäre, der einer besseren Sache würdig war*). Flammarion erwähnt, daß die pythagoreische Schule zuerst die tägliche Bewegung unseres Planeten annahm, wodurch die absurde Vorstellung, die einen grenzenlosen und unendlichen Himmel binnen 24 Stunden sich um einen unbedeutenden Punkt drehen ließ, hinfällig wurde. Diese geniale Idee wurde von Platon und Archimedes,

*) Flammarion hat in seinem jüngst publizierten Werke „Rätsel des Seelenlebens" eine Reihe derartiger Vorkommnisse zusammengestellt, die zum größeren Teile schon allgemein bekannt waren.

selbst von den Astronomen Hipparch und Ptolemäus bekämpft. Ptolemäus fand die Theorie von der Bewegung der Erde völlig lächerlich. Noch im Jahre 1806 wurde in Frankreich von einem geistvollen Manne namens Mercier, Mitglied des Instituts, ein Werk publiziert, in welchem der Autor erklärt, er würde nie zugeben, daß sich die Erde wie ein Kapaun am Spieße drehe. Harvey, der die Lehre vom Blutumlauf definitiv begründete, fand unter seinen zeitgenössischen Kollegen erbitterte Gegner seiner Anschauungen*). Die Newtonsche Farbentheorie wurde von hervorragenden Gelehrten bekämpft und unter diesen fand sich kein geringerer als Goethe, der sich darüber nicht zu trösten vermochte, daß die Physiker der Newtonschen Theorie den Vorzug vor seiner Farbenlehre gaben. Die Entdeckung Lavoisiers, daß die atmosphärische Luft hauptsächlich aus 2 Gasen, dem Sauer- und dem Stickstoff bestehe, erregte den lebhaftesten Widerspruch. Ein Mitglied der Academie des sciences, der Chemiker Baumé, verteidigte Lavoisier gegenüber auf das energischste die alte Lehre von den vier Elementen und wollte nicht zugeben, daß die Elemente, an denen man seit 2000 Jahren festgehalten hatte, in die Kategorie der zusammengesetzten Substanzen verwiesen würden. Lavoisier selbst, der große Chemiker, konnte sich nicht dazu verstehen, die damals schon oft beobachtete Tatsache des Falles von Meteorsteinen zuzugeben. In einem sehr gelehrten Berichte an die Akademie, der durch einen genau beobachteten Fall von Meteorsteinen veranlaßt war, suchte er nachzuweisen, daß Steine nicht vom Himmel fallen können. Galvani, der durch einen glücklichen Zufall die nach ihm benannte Elektrizität

*) Als solche taten sich zwei berühmte Mitglieder der Pariser Fakultät, Jean Riolan junior, ein bekannter Anatom, und Guy Patin besonders hervor.

(den Galvanismus) entdeckte, erntete mit seinen Veröffentlichungen über diesen Gegenstand von ungeheurer Tragweite anfänglich zumeist nur Spott. Man nannte ihn den Tanzmeister der Frösche, und es gelang erst Volta, der Entdeckung Galvanis die ihr gebührende Anerkennung zu verschaffen. In England lehnte die Royal Society 1841 die Einsetzung einer Erinnerungstafel für den berühmten Physiker Joule, der um die Thermodynamik sich die größten Verdienste erworben hatte, ab. Robert Mayer, der geniale Naturforscher, der in seiner 1842 veröffentlichten Abhandlung: „Bemerkungen über die Kräfte der unbelebten Natur" als erster das Gesetz von der Erhaltung der Kraft verkündete, mußte es erleben, daß seine Entdeckung lange Zeit von den Fachgelehrten ignoriert oder abfällig kritisiert wurde. Der Wiener Gynäkologe Semmelweis, der zuerst auf die Übertragung des Wochenbettfiebers durch die Hände der untersuchenden Ärzte, ungereinigte Instrumente und Utensilien hinwies und sich dadurch die hervorragendsten Verdienste um die Verhütung dieser schweren Krankheit erwarb, stieß mit seinen Anschauungen bei den bedeutendsten seiner Fachgenossen auf Widerstand, der bei manchen mit direkten Anfeindungen und Verfolgungen verknüpft war. Erst die Entdeckungen Listers und die bakteriologischen Untersuchungen über das Puerperalfieber brachten die Gynäkologen zur Anerkennung der Semmelweisschen Verdienste.

Bemerkenswert sind auch die Ansichten, welche eine Reihe bedeutender Fachgelehrter (Anthropologen) über den für die Vorgeschichte des Menschen so bedeutungsvoll gewordenen Gebeinfund im Neandertal äußerten. Während Dr. Fuhlrott, dem die betreffenden Skeletteile zuerst übermittelt wurden, mit Entschiedenheit dafür eintrat, daß es sich um Überreste eines europäischen Urmenschen handle, eine Auffassung, welche durch spätere Funde bestätigt wurde und gegenwärtig allgemein anerkannt ist, meinte Professor Mayer in Bonn, daß die Gebeine von einem 1814 gestorbenen Kosaken, Professor Rudolf Wagner in Göttingen von einem alten Holländer, Dr. Pruner-Bey (Paris) von einem Kelten, Virchow von einem gichtbrüchigen Greise stammen. Die Autorität des letztgenannten großen Forschers genügte lange Zeit, die richtige Deutung des Fundes bei der Mehrzahl der Anthropologen zu verhindern.

Die hervorragendsten Erfindungen der Neuzeit gaben ebenfalls manchem Gelehrten Gelegenheit, eine erstaunliche Urteilsbeschränktheit zu offenbaren. Der Bericht Franklins über seine Beobachtungen, die zur Erfindung des Blitzableiters führten (die Fortleitung der atmosphärischen Elektrizität durch einen Eisenstab), erregte bei den gelehrten Herren der Royal Society in London nur Gelächter. Diese verweigerten auch die Drucklegung des Franklinschen Vortrages. Dem Erfinder der Gasbeleuchtung, dem Franzosen Leban, der 1804 starb, wurde eingewendet, daß eine Lampe ohne Docht nicht brennen könne, und seine Erfindung wurde auch in Paris erst 14 Jahre nach seinem Tode verwertet, nachdem bereits 1805 Birmingham mit der Gasbeleuchtung vorangegangen war. Als es sich um die Einführung der Eisenbahn handelte, wurden in verschiedenen Ländern von gelehrter und ungelehrter Seite die schwersten Bedenken gegen dieses Verkehrsmittel geltend gemacht, Bedenken, die uns heutzutage fast unglaublich erscheinen. Etwas Besonderes wurde damals in Bayern geleistet. Ein Medizinalkollegium (oder eine Fakultät), dessen Gutachten eingefordert wurde, sprach sich dahin aus, daß die Zulassung der Eisenbahn als Verkehrsmittel eine schwere Schädigung der öffentlichen Gesundheit bedeute. Die blitzschnelle Bewegung der Wagen müßte bei den Reisenden eine Art Gehirnerschütterung, bei den Zuschauern Schwindel und andere nervöse Zufälle herbeiführen, und man müsse deshalb die Schienen mit hohen Holzwänden umgeben, um die Bahn den Blicken des Publikums zu entziehen. Indes hat in Frankreich selbst der große Naturforscher Arago noch 1838 die lächerlichsten Einwände gegen den Bau von Eisenbahnen vorgebracht und auch Thiers, der hervorragende Staatsmann und Geschichtsschreiber meinte, für die Bedürfnisse des Verkehrs genügten einige kurze Linien in der Nähe großer Städte; ausgedehntere Linien seien überflüssig. Gegen den Vorschlag, Amerika und Europa durch ein unterseeisches Kabel zu verbinden, machte der hervorragende Physiker Babinet geltend, indem er sich auf die Theorie des elektrischen Stromes stützte, daß eine Übertragung von Depeschen auf eine so große Entfernung nicht möglich sei. Am prägnantesten jedoch hat das Mitglied der Académie des Sciences, Bouillaud, gezeigt, welches Maß von Beschränktheit und Urteilsschwäche sich bei einem Gelehrten offenbaren kann, wenn dieser genötigt ist, sich mit ganz neuen Ideen zu befassen. Flammarion berichtet über den Genannten folgendes: „Ich selbst wohnte einst einer Sitzung der Académie des Sciences bei. Es war an jenem denkwürdigen Tage, als der Physiker Du Moucel den versammelten Gelehrten den Phonographen Edisons vorführte. Als der Apparat nach beendeter Erklärung nun zu reden begann, erhob sich einer der Akademiker, ein älterer Herr, und, durchdrungen von klassischer Bildung, voll edler Empörung über die Frechheit des Neuerers, stürzte er sich auf den Vertreter Edisons, packte ihn an der Gurgel und schrie:

„Sie Schuft! Glauben Sie, wir lassen uns von einem Bauchredner zum besten halten?“ Es war dies Monsieur Bouillaud. So geschehen am 11. März 1878. Was vielleicht noch komischer war — 6 Monate später am 30. September in einer ähnlichen Sitzung, hielt es Monsieur Bouillaud für seine Pflicht, nach einer eingehenden Prüfung des Apparates die Erklärung abzugeben, er sei überzeugt, daß es nur eine geschickte Bauchrednerei sei, „man könne doch unmöglich annehmen, daß ein schäbiges Metall den edlen Klang der menschlichen Stimme wiedergeben könne“.

◻

Ein besonderes Kapitel menschlicher Torheit in der Form der Wissenschaft, das wir noch kurz berühren müssen, bilden die sogenannten Geheimwissenschaften. Sind schon die törichten Anschauungen, denen wir in dem Entwicklungsgange der einzelnen Wissenschaften begegnen, auffällige Zeugnisse einer Kritiklosigkeit, die sich zum Teil durch viele Generationen hindurch fortschleppte, so finden wir in den Geheimwissenschaften eine Sammlung von Ansichten, die trotz Mangels jeder Erfahrungsgrundlage, sowie trotz ihrer Willkürlichkeit und Albernheit nicht nur vom Altertum bis in die Neuzeit sich erhielt, sondern auch zweifellos manche im allgemeinen wohlbegabte Köpfe in ihren Bannkreis zog. Zuvörderst kommt hier die Astrologie in Betracht, welche die Sterne als nächste Ursache aller Ereignisse auf Erden betrachtete und aus ihren Stellungen alles künftige Geschehen auf Erden ableiten zu können glaubte. Keine Aufgabe inbezug auf Vorhersage der Zukunft war ihr zu schwierig. „Erdbeben und politische Umwälzungen“, bemerkt Lehmann, „Wind und Wetter, das Schicksal Neugeborener und diplomatischer Verhandlungen, der Ausgang von

Kriegen und die Fundstätte verlorener Gegenstände — alles vermag die Astrologie mit Hilfe der Sterne vorauszusagen und zu bestimmen". Diese Wissenschaft zerfiel den verschiedenen Aufgaben entsprechend in verschiedene Zweige, eine politische, meteorologische Astrologie usw., und jeder dieser Zweige hatte seine besonderen Methoden und Regeln. Wenn nun auch ein glücklicher Zufall mitunter das aus den Sternen Geweissagte bestätigt haben mag, so mußten doch diese Treffer gegenüber den Nieten so verschwindend sein, daß man auch hier wieder sich fragen muß, wie sich dieser Wahnwitz so lange erhalten und selbst von hervorragenden Geistern gläubig hingenommen werden konnte.

Etwas verständlicher als die Astrologie ist die Alchemie, die sogenannte Goldmacherkunst, in Wirklichkeit die Sucht, Gold zu machen, was man durch Auffindung eines magischen Elixiers zu erreichen hoffte. Die menschliche Gewinnsucht und die Wertschätzung des Goldes einerseits, andrerseits der Mangel an Kenntnissen auf chemischem Gebiete machen es begreiflich, daß viele Personen nicht nur unendlich viel Zeit und Mühe, sondern auch ihr Vermögen daran setzten, das kostbare Elixier zu entdecken und keine Enttäuschung sie abzuhalten vermochte, an die Erreichbarkeit dieses Zieles zu glauben. Bemerkenswert ist auch hier, daß selbst bedeutende Gelehrte groben Täuschungen unterlagen. Van Helmont und Helvetius, 2 Ärzte und für ihre Zeit bedeutende Chemiker glaubten durch Anwendung eines roten Pulvers, das sie von einem Unbekannten erhalten hatten, Gold aus anderen Metallen (Quecksilber und Blei) erzeugt zu haben, während es sich doch nur um Gewinnung eines äußerlich goldähnlichen Metalles gehandelt haben konnte.

Neben der Astrologie blühten bekanntlich lange Zeit als Glieder der Geheimwissenschaften auch andere Wahrsagekünste, die Chiromantie, die Arithmomantie etc. und die praktische Kabbala, die Kunst, die Geister zu beschwören, deren Ursprung man auf König Salomo zurückführte. Wenn man die Anschauungen, die diesen Künsten zugrunde lagen, einer Prüfung unterzieht, so findet man überall nur Annahmen, die nicht das Produkt tiefsinniger Erwägungen und sorgfältiger Beobachtungen, sondern willkürliche, phantastische, zum Teil unglaublich lächerliche Konstruktionen darstellen. Es ist bekannt, wie verlockend gerade der phantastische Unsinn für beschränkte und verschrobene Köpfe ist, und man kann sich deshalb nicht wundern, daß auch die Geheimwissenschaften und Geheimkünste speziell die Astrologie noch heutzutage manche Anhänger besitzen.

□ □ □

D. Die Dummheit in der Politik.

□

Mit einer Geschichte der Dummheiten, die auf dem Gebiete der Politik schon begangen wurden, ließe sich leicht eine Reihe von Bänden füllen. Man kann ja getrost behaupten, ein großer Teil dessen, was man die Weltgeschichte nennt, ist lediglich eine Geschichte politischer Dummheiten. Wir müssen uns hier begnügen, einen flüchtigen Blick auf die hieher gehörigen Vorkommnisse der neuesten Zeit zu werfen. Die Dummheiten, die in der Politik der Einzelstaaten zutage treten, haben wie früher auch gegenwärtig noch mehrere Quellen. Sie können lediglich von den Regierenden ausgehen. In diesem Falle gilt noch immer der alte Horazsche Satz: Quidquid delirant reges, plectuntur Argivi, nur daß gegenwärtig die Argiver, wenigstens in den konstitutionellen Staaten, sich nicht auf das Beklagen beschränken, sondern in der Presse und in den Parlamenten gegen das Verübte gewöhnlich remonstrieren und, soferne es möglich ist, die verantwortlichen Faktoren zur Rechenschaft ziehen. Die fraglichen Dummheiten können aber auch lediglich den Regierten, dem Volke, zur Last fallen oder aus einem Zusammenwirken von Regierung und Volk hervorgehen. Um einige Beispiele zu geben, so waren die lebhaften Sympathien, die man während des Burenkrieges in Deutschland dem Burenvölkchen entgegenbrachte, und die damit zusammenhängende unfreundliche Gesinnung gegen England im wesentlichen eine politische Dummheit der Massen, zu deren Erkenntnis man später, man darf wohl sagen, allseitig gelangte. Es war dies eben reine Gefühlspolitik, und das Gefühl hatte hier wie in Privatangelegenheiten das Urteil getrübt und der besseren Einsicht den Weg verschlossen. Daß aber auch die regierenden Kreise bei uns an politischen Fehlern nicht Unbedeutendes geleistet haben, wurde durch die Vorkommnisse der jüngsten Zeit in eindringlicher Weise dargetan. Es sei hier nur darauf hingewiesen, daß bei Besprechung der für das Reich so beschämenden Interviewaffäre im Reichstage ein nationalliberaler (also keineswegs regierungsfeindlicher) Abgeordneter sich zu der Äußerung veranlaßt sah, es sei eine unglaubliche Tatsache, daß 4 Beamte des auswärtigen Amtes das Manuskript des in Frage stehenden Zeitungsartikels gelesen und unbeanstandet gelassen haben, da man doch annehmen kann, daß ein mäßig begabter Kanzleibeamter die enorme internationale Tragweite dieses Schriftstückes zu beurteilen in der Lage war.

Auch die Feindseligkeiten, die sich in Serbien gegenwärtig wegen der Einverleibung Bosniens und der Herzegowina gegen Österreich kundgeben, sind im wesentlichen eine politische Dummheit der Massen, der glücklicherweise durch die Besonnenheit der Regierung die Spitze abgebrochen wird*).

Der unglückliche Feldzug, den Italien gegen Abessinien unternahm, war dagegen im wesentlichen eine Dummheit der Regierenden, da die Masse des italienischen Volkes dem abessinischen Abenteuer abhold war.

Die provozierende Haltung, durch welche das kleine Griechenland 1897 die Türkei zur Kriegserklärung nötigte, war hinwiederum eine politische Dummheit, an der Volk und Regierung in gleichem Maße partizipierten. Nationaler Größenwahn hatte die Massen, wie die Regierenden betört und erst der unglückliche Ausgang des leichtfertig angezettelten Krieges konnte die Griechen zur Erkenntnis ihrer militärischen Unzulänglichkeit der Türkei gegenüber bringen.

In Frankreich war der Krieg 1870 eine politische Dummheit, die zunächst zwar von der Regierung ausging, aber von den Massen gutgeheißen wurde.

Spanien hat für die törichte Politik, die es in Cuba verfolgte, nicht nur mit dem Verluste dieser überaus wertvollen Kolonie, sondern auch mit dem der Philippinen büßen müssen.

---

*) Zusatz während des Druckes: Die Sachlage hat sich inzwischen in Serbien sehr geändert. Allem Anscheine nach steht dort die Regierung hinter dem Volke an Verblendung nicht mehr zurück.

Diese Beispiele aus neuerer Zeit ließen sich leicht erheblich vermehren und man brauchte damit nicht sehr in die Weite zu schweifen.

Wenn wir uns fragen, wie sich die Dummheiten erklären, die sich in dem politischen Verhalten der einzelnen Staaten zueinander kundgeben, so ist wohl nur der kleinere Teil derselben auf Unfähigkeit der leitenden Staatsmänner und anderer politischer Größen zurückzuführen. Die Geschichte lehrt, daß für die Beziehungen der europäischen Kulturvölker zueinander nicht lediglich die kühle Erwägung ihrer Interessen, sondern zum Teil, mitunter sogar vorherrschend, gewisse Suggestivideen von starker Gefühlsbetonung bestimmend sind, Ideen, die dem Volke von Machthabern und politischen Führern eingepflanzt und durch die nationale Eitelkeit unterhalten werden. Es sei hier an den Einfluß erinnert, den die Gloireidee vor dem Jahre 1870 und nach diesem die Revancheidee in Frankreich ausübte, an die Idee des Panslavismus in Rußland, eines Großgriechenlands bei den Griechen, eines Großserbiens bei den Serben, an die Idee des Imperialismus in England und den Vereinigten Staaten. Dazu kommt der Umstand, daß in manchen Fällen dynastische Interessen (so bei dem deutsch-französischen Kriege 1870) den Volksinteressen gegenüber die Oberhand gewannen, mitunter auch ein Staatsoberhaupt unkluge politische Ideen direkt zu verwirklichen trachtet.

□

Es liegt nahe, daß in der Politik der Parteien der Einzelstaaten ähnlich wie in der äußeren Politik sich mancherlei Unverstand kundgibt. Schon das Programm der einzelnen Parteien — wir haben hierbei nicht lediglich die deutschen Verhältnisse im Auge — enthält gewöhnlich Punkte, die einer ernsten Kritik von ganz unbefangener Seite nicht standhalten. Nach den Ansichten der Angehörigen einer bestimmten Partei steht es jedoch mit den politischen Prinzipien ihrer Gegner viel schlimmer. Nur die Punkte, in welchen das Programm der Gegner mit dem eigenen übereinstimmt, sind vernünftig, alles Übrige ist selbstverständlich eine Torheit oder noch Schlimmeres. So ist, um nur einige Beispiele zu geben, für die Liberalen das Prinzip der Ultramontanen, die Herrschaft der Kirche im Staate möglichst zu fördern, soweit bei denselben nicht egoistische Motive im Spiele sind, lediglich Ausfluß einer Beschränktheit und der Sozialismus eine gefährliche Utopie. Für die Sozialisten und die Angehörigen verschiedener anderer Parteien sind hinwiederum die Prinzipien des Liberalismus nichts als hohle Phrasen, Gemeinplätze, die nur bei dem selbstgefälligen, denkträgen Bürgertum noch verfangen können. Selbst die Konservativen urteilen über die Prinzipien der augenblicklich mit ihnen Hand in Hand gehenden Liberalen im Grunde ihres Herzens nicht viel milder, und die Liberalen hinwiederum in ähnlicher Weise über das Programm der Konservativen, soweit dasselbe nicht mit ihrem eigenen sich deckt.

Zu den theoretischen Dummheiten in der Parteipolitik gesellen sich die praktischen, die zumeist in dem Eifer verübt werden, dem Gegner zu schaden und der eigenen Sache zu nützen. Die Wahlen bieten am häufigsten Gelegenheit zur Betätigung dieses praktisch politischen Unverstandes. Da werden für die Volksvertretung Kandidaten aufgestellt und gewählt, die zur selbständigen Beurteilung öffentlicher Angelegenheiten völlig unfähig sind. Es werden über die gegnerische Partei die einfältigsten Lügen verbreitet und von der Wahl des vorgeschlagenen Kandidaten ganz phantastische Vorteile in Aussicht gestellt, gelegentlich auch Wahlbündnisse eingegangen oder angeregt, die den Parteiprinzipien ganz und gar widersprechen und die man vor der Öffentlichkeit abzuleugnen genötigt ist, und dergleichen mehr.

Was in den Parlamenten an politischen Dummheiten verübt wird, hierüber geben die Tageszeitungen genügenden Aufschluß. Wir wollen hier nur erwähnen, daß diese Dummheiten in ihrer Art und Bedeutung sehr verschieden sind. Sie treten in den Resultaten mancher Abstimmungen, den Beschlüssen über Annahme oder Ablehnung von Gesetzen, den Abmachungen der Parteien untereinander, nicht selten aber auch in den oratorischen Leistungen einzelner Redner in den Debatten, endlich auch in dem äußeren Verhalten der Volksvertreter bei gewissen parlamentarischen Situationen zutage. Was letzteres betrifft, sei hier nur an die Vorgänge erinnert, durch welche man im österreichischen Parlamente und einzelnen Landtagen der Monarchie die Gegner mundtot zu machen sucht (Gebrauch von Kindertrompeten, Pfeifen und anderen Lärminstrumenten). Man sieht hier deutlich, wie in der Masse dem einzelnen das Gefühl persönlicher Verantwortlichkeit für sein Handeln und persönliche Würde abhanden kommt, worauf wir später noch zu sprechen kommen werden.

Neben den politischen Parteien der Einzelstaaten, die in ihrem Programm, man darf wohl sagen, doch immer wenigstens einige vernünftige Punkte aufweisen, existiert eine internationale Partei — die Anarchisten — deren Ziele einen durchaus schwachsinnigen Charakter besitzen. Die anarchistische Lehre, obwohl ursprünglich von einzelnen zweifellos geistvollen Männern (Proudhon, Bakunin u. a.) begründet, bildet eine Kette von ausgesprochen törichten, aller Erfahrung widersprechenden Annahmen. „Sie dekretiert“, bemerkt Friedmann in seiner trefflichen Abhandlung (über die Wahnideen im Völkerleben*), „nicht die Gesetze seien durch menschliche konträr-soziale Impulse, sondern die letzteren seien durch die Gesetze provoziert worden, obwohl auch nicht das primitivste Naturvolk ohne streng gehandhabte Gesetze auskommt. Die Tausch- und Eigentumsbeziehungen, welche die Sozialdemokratie in gerechter Weise durch stärkste Staatspolizei erzwingen will, regeln sich für den Anarchismus durch die absolut guten Eigenschaften der Menschen ganz von selbst“.

Die Ansicht, daß ein Staat oder überhaupt irgend eine Form menschlicher Gesellschaft auf die Dauer ohne Gesetze bestehen könne, ist so widersinnig, daß dieselbe begreiflicherweise nur wenige Anhänger finden konnte. Dieser Umstand hat Netschajew (1869) auf die Idee gebracht, „die Propaganda der Tat“ zu empfehlen, eine Idee, in der Wahnwitz und Verruchtheit sich kombinieren. Durch ungeheuerliche Verbrechen sollte die Aufmerksamkeit aller auf den Anarchismus gelenkt und Schrecken unter den Besitzenden und Regierenden verbreitet werden. Diese Anregung fand, wie die Folge zeigte, in den Köpfen mancher verbrecherisch angelegter Anarchisten einen günstigen Boden und führte bekanntlich zu einer Reihe scheußlicher Untaten. Manche Psychiater (so insbesondere von Krafft-Ebing und Lombroso) haben den Anarchismus wohl hauptsächlich mit Rücksicht auf diese grauenvollen Auswüchse als Ausfluß einer Geistesstörung, einer Verrücktheit mit politischen Wahnideen betrachtet, und es ist wohl auch nicht zu leugnen, daß

*) Grenzfragen des Nerven- und Seelenlebens Nr. 6 und 7.

die Matadoren des Anarchismus und insbesondere die anarchistischen Verbrecher zumeist psychisch abnorme Individuen, Entartete mit intellektuellen und mehr noch mit ethischen Defekten sind. Erfreulicherweise ist es den Regierungen gelungen, wenn auch nicht den Anarchismus zu ersticken, so doch wenigstens die Neigung zur Propaganda der Tat entschieden einzudämmen.

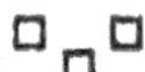

VI. Abschnitt.

□

Die Dummheit der Massen und die Massendummheiten.

□

Die Erfahrungen auf dem Gebiete der Rassen- und Völkerpsychologie haben in neuerer Zeit dazu geführt, daß man die Masse als eine Einheit betrachtet, welche in ihren geistigen Eigenschaften und Leistungen sich von den sie bildenden Einzelindividuen in gewissen Beziehungen unterscheidet, weshalb man auch von einer Volksseele oder Massenpsyche im Gegensatz zur Einzelpsyche spricht. Man ist im allgemeinen wenig geneigt, der Masse, insbesondere wenn sie als Einheit auftritt und handelt, viel Verstand zuzutrauen, und die Erfahrungen des täglichen Lebens wie der Geschichte verleihen unleugbar dieser ungünstigen Meinung eine gewisse Stütze. Auch unsere größten Dichter haben aus ihrer Geringschätzung der geistigen Qualitäten der Masse kein Hehl gemacht. Am treffendsten hat Schiller den Unterschied zwischen Einzel- und Massenpsyche zum Ausdruck gebracht: „Jeder, sieht man ihn einzeln, ist leidlich klug und verständlich, sind sie in corpore, gleich wird ein Dummkopf daraus." Ähnlich äußert sich Grillparzer in seiner Tragödie „Ein Bruderzwist im Hause Habsburg": „Erträglich ist der Mensch als einzelner, dem Haufen steht die Tierwelt gar zu nahe."*) Die Intelligenz der Masse entspricht gewöhnlich nicht der durchschnittlichen Begabung und Bildung der in ihr vorhandenen Einzelindividuen, sie steht vielmehr unter dem Niveau dieser. Im Einzelfalle macht sich natürlich die Intelligenzstufe der die Masse zusammensetzenden Personen geltend. Eine Versammlung gebildeter und intelligenter Männer wird sich nie zu Schritten hinreißen lassen, deren der nächstbeste Pöbelhaufe fähig ist. Doch lehrt die Erfahrung, daß auch eine Vereinigung gebildeter Menschen sich unter Umständen zu Torheiten und Rohheiten verleiten lassen kann, welche die in ihr vertretenen Einzelindividuen, wenn nicht sämtlich, so doch zum größten Teile im isolierten Zustande nicht begehen würden. Ich muß mir gestatten, hier einige Beispiele anzuführen. Ein Berliner Universitätsprofessor erwähnt in einer Vorlesung den Umstand, daß ein jüdischer Rechtsanwalt, ein hochangesehener und verdienstvoller Jurist, durch Mörderhand seinen Tod fand. Diese Mitteilung rief bei der Zuhörerschaft nicht Zeichen des Abscheus, sondern des Beifalls (Trampeln mit den Füßen etc.) hervor. Seitenstücke zu dieser Affäre bilden die von Zeit zu Zeit sich immer wiederholenden, durch politische Leidenschaften veranlaßten Raufereien und Prügeleien an österreichischen Universitäten zwischen deutschen und italienischen, deutsch-freiheitlichen und klerikalen

*) Über die Mehrheit äußern sich Schiller und Goethe gleich ungünstig. Ersterer sagt: „Was ist die Mehrheit? Mehrheit ist Unsinn, Verstand ist stets bei wenigen nur gewesen." Goethes Urteil über die Mehrheit lautet ähnlich: „Nichts ist widerwärtiger als die Majorität, denn sie besteht aus wenigen kräftigen Vorgängern, aus Schelmen, die sich akkommodieren, aus Schwachen, die sich assimilieren und der Masse, die nachtrollt, ohne nur im mindesten zu wissen, was sie will."

Studierenden, ferner die Beschimpfungen und Bedrohungen, welchen Zola und sein Verteidiger während der Dreyfußaffäre seitens Angehöriger der gebildetsten Pariser Kreise ausgesetzt waren. Wenn wir den Fall in Berlin berücksichtigen, so dürfen wir wohl annehmen, daß die einzelnen Studierenden, welche an der fraglichen Beifallsäußerung teilnahmen, selbst wenn sie der antisemitischen Richtung angehörten und bei ihnen die jugendliche Unreife des Urteils in besonderem Maße sich geltend machte, doch weder so gemütsroh, noch so unverständig waren, um den Mord eines hochverdienten Mannes mit Beifall aufzunehmen. Wenn sie dies trotzdem taten, so konnte es nur infolge des Umstandes geschehen, daß in der Masse das Einzelindividuum Einflüssen unterliegt, welche hemmend auf die Betätigung seiner intellektuellen (und moralischen) Kräfte wirken. Ähnlich erklärt sich das erwähnte Verhalten der österreichischen Studenten. Der Einzelne mag sehr wohl einsehen, daß politische Gegensätze nicht durch Gewalttätigkeiten sich ausgleichen lassen; er mag auch durch seine Intelligenz und Gesittung abgehalten werden, den einzelnen politischen Gegner zu beschimpfen oder tätlich anzugreifen. Sobald er jedoch in der Mitte Gleichgesinnter sich befindet, sinkt seine Intelligenz und verliert seine Gesittung ihren Einfluß. Er beteiligt sich an sinnlosen Demonstrationen und läßt sich zu Gewalttätigkeiten gegen den politischen Gegner hinreißen, die der von ihm vertretenen Sache nur schaden*).

*) Besonders bemerkenswert sind die in jüngster Zeit in Innsbruck von den klerikalen Studenten begangenen Exzesse, weil man diesen schon in Anbetracht ihrer religiösen Gesinnung ein gewalttätiges Vorgehen gegen Andersdenkende nicht zutrauen sollte. Nach den Zeitungsberichten wurden von den Innsbrucker klerikalen Studenten deren deutschfreiheitlichen Kommilitonen aus dem Universitätsgebäude

Die Masse als solche bildet, wie wir aus dem Vorstehenden schon ersehen, ein Agens, welches auf die Intelligenz und zumeist auch auf die Moral des Einzelnen einschränkend wirkt. Wenn wir uns fragen, wie diese psychische Veränderung zustande kommt, so stoßen wir auf eine Mehrzahl von Momenten, von welchen im Einzelfalle bald mehr das eine, bald mehr das andere wirksam wird. In erster Linie kommt in Betracht, daß in der Masse das Einzelindividuum je nach dem Zwecke der Vereinigung nur mit einem Teile seiner geistigen Persönlichkeit (seinen politischen, religiösen, ästhetischen etc. Ego) figuriert. Wer sich in eine politische Versammlung begibt, läßt sein Familien- und Geschäftsich zu Hause; wer einer Zusammenkunft zu religiösen Zwecken anwohnt, läßt sein politisches und geschäftliches Ich zurück. Der Familienvater, der eine Redoute allein besucht, nimmt sein Familien-, sein politisches, geschäftliches und nicht selten auch sein religiöses (moralisches) Ego nicht mit.

Die Einschränkung der Persönlichkeit hat auch eine Einschränkung des geistigen Horizontes zur Folge. Die Vorstellungen, die dem momentan dominierenden Partialego entspringen, rufen keine Gegenvorstellungen auf anderen Gebieten des Totalego hervor, oder nur solche von ungenügender Stärke. Dazu kommt, daß in der Masse beim Einzelindividuum das Gefühl persönlicher Verantwortlichkeit und persönlicher Würde, das unter gewöhnlichen Verhältnissen für sein Handeln von so großer Wichtigkeit ist und bedenklichen Antrieben gegenüber einen mächtigen Hemmschuh bildet,

---

hinausgedrängt, die Vorlesungen gesprengt und noch anderer Unfug getrieben. (Vergl. Münchener Neueste Nachrichten 19. Mai 1908 Vorabendblatt). In Graz nahmen die Prügeleien unter Studenten Dimensionen an, daß die Universität zeitweilig geschlossen werden mußte.

sich bedeutend verringert, mitunter selbst ganz schwindet, während gleichzeitig die Neigung zur Imitation (Ansteckungsfähigkeit) unter den von der Masse ausgehenden Eindrücken wächst. Einen sehr wichtigen Faktor, dessen Bedeutung jedoch in den einzelnen Fällen schwankt, bildet endlich auch die Gemütsverfassung der Masse, da mit der gemütlichen Erregung die Fähigkeit ruhiger Überlegung abnimmt. Die höchsten Grade leidenschaftlicher Erregung und gewisse Affekte (Angst, Schrecken etc.) können die Masse in einen Zustand versetzen, in welchem nur mehr die rohen Instinkte zur Geltung kommen.

Die erwähnten Umstände haben sämtlich die Eigenschaft, daß sie die Suggestibilität i. e. die Disposition zur kritiklosen Annahme von Vorstellungen steigern. Die Masse ist daher als solche für Eingebungen empfänglicher, als es der Durchschnittssuggestibilität der sie bildenden Individuen entspricht. Die Steigerung der Suggestibilität der Masse ist zwar, wie ich a. O.*) gezeigt habe, keine allgemeine, sondern auf gewisse Arten von Eingebungen beschränkt, für welche Charakter und Bildung der zusammengescharten Individuen und der Zweck der Vereinigung derselben bestimmend sind. Gerade diese elektive Natur der Suggestibilitätssteigerung bedingt es aber häufig, daß die Masse in ihrem Handeln durch törichte, gefährliche, selbst verbrecherische Suggestionen bestimmt wird. Man denke z. B. an einen Volksauflauf, der durch die Verhaftung einiger Radaubrüder veranlaßt wird. Diese widersetzen sich den Schutzleuten und finden dabei Unterstützung durch Kameraden. In der durch den Vorfall angezogenen Menge werden Stimmen laut, die zur

*) L. Loewenfeld: Der Hypnotismus, Handbuch der Lehre von der Hypnose und der Suggestion, S. 470 und f.

Ruhe und Unterstützung der ihres Amtes waltenden Sicherheitsorgane mahnen; diese verhallen jedoch ungehört, während Äußerungen, welche zu Tätlichkeiten gegen die Schutzleute auffordern, Beifall finden. Es bedarf schließlich nur einiger besonders lauter, ermunternder Zurufe, und die Menge stürzt sich auf die Polizeiorgane, mißhandelt dieselben und entreißt ihnen die Gefangenen.

Wie hier, so sehen wir auch sonst häufig genug, daß in der Masse vernünftige Eingebungen keinen Boden finden, während die Empfänglichkeit für törichte Hetzereien sehr entwickelt ist. Die Dummheit der Massen äußert sich in verschiedenen Formen, wobei Begabung und Gesittung der Elemente, welche dieselben zusammensetzen, die Zwecke und die Örtlichkeit der Vereinigung und insbesondere das emotionelle Verhalten der Masse eine Rolle spielen. Am gräßlichsten und verheerendsten kommt sie in den Paniken zum Ausdruck, deren Macht Gebildete wie Ungebildete in fast gleicher Weise unterliegen. Die Panik im gewöhnlichen Sinne wird durch die plötzlich auftauchende Idee einer Lebensgefahr hervorgerufen und charakterisiert sich als ein die Masse ergreifender Affekt höchster Angst, der dem Einzelnen die Besinnung mehr oder weniger raubt. Bei Paniken, die durch Theaterbrände verursacht wurden, hat man beobachtet, daß die Menschen, die sich bei besonnenem Vorgehen zum größten Teil durch die vorhandenen Ausgänge hätten retten können, in ihrer Angst in sinnloser Weise gegen einzelne Ausgänge sich drängten und dort zu einem Knäuel zusammengeballt, sich selbst den Weg zur Rettung versperrten. Bei der Panik, welche die große Feuersbrunst in Chicago im Jahre 1871 verursachte, kam es, wie man mir berichtete, verschiedenfach vor, daß Personen den wertvollsten Teil ihrer

Habe zurückließen und mit schweren Gegenständen von geringem Werte weite Strecken forteilten. Paniken werden im Kriege nicht lediglich durch tatsächliche, plötzlich eintretende, sondern mitunter auch durch rein eingebildete Gefahren verursacht, indem z. B. eine durch eine aufgescheuchte Viehherde aufgewirbelte Staubwolke auf eine feindliche Abteilung bezogen wird. Die von der Angst ergriffenen Truppen versuchen zumeist um jeden Preis ihr Leben zu retten, werfen deshalb alles die Fortbewegung Erschwerende (Waffen, Gepäck) von sich und trachten nur, sich möglichst weit und eilig von dem bedrohenden Feinde zu entfernen. Es kommt aber auch vor, daß die Panik eine völlig lähmende Wirkung auf das Denkvermögen der von ihr Befallenen ausübt und dieselben außerstande setzt, irgend einen Versuch zur Flucht oder Abwehr zu machen. So wird berichtet, daß in dem abessinischen Feldzug italienische Truppen, die beim Anrücken des Feindes von einer Panik ergriffen wurden, trotz verzweifelter Vorstellungen und Bitten ihrer Offiziere die Waffen wegwarfen und sich ohne den Versuch eines Widerstandes von dem schonungslosen Feinde abschlachten ließen. An den Börsen bewirken mitunter Nachrichten von schwerwiegenden politischen oder wirtschaftlichen Ereignissen, gelegentlich auch schon bloße Gerüchte Epidemien maßloser Aufregung und Kopflosigkeit, welche die Befallenen veranlassen, auch ganz sichere Werte mit den größten Verlusten loszuschlagen und dadurch ihr Vermögen zu verschleudern.

Leidenschaftliche Erregungen, insbesondere Erbitterung und Rachsucht gegen einzelne Personen können die Masse ebenfalls zu einem Handeln veranlassen, durch welches ihre eigenen Interessen schwer geschädigt werden. So ist es öfters vorgekommen, daß streikende Arbeiter, wenn die Aussichten auf Erfüllung ihrer Forderungen schwanden, die Fabriken, in welchen sie beschäftigt waren, demolierten, oder wenigstens Versuche in dieser Richtung unternahmen. Bei den jüngsten agrarischen Unruhen in Rußland und Rumänien wurden von aufrührerischen Bauern die Pachthöfe, die sie bewirtschaftet hatten, verwüstet.

Bei den von den Massen verübten Greueln, über welche uns die Geschichte und die Zeitungen unserer Tage berichten, so insbesondere bei den Progromen in Rußland, tritt uns überall neben der Roheit und Grausamkeit auch die Dummheit der Masse entgegen, die sich in gleich sinnlosem Wüten gegen Personen wie gegen Eigentum äußert.

In den konstitutionellen Staaten geben die Wahlen den Massen reichliche Gelegenheit, ihre intellektuelle Inferiorität als Stimmvieh zu betätigen. Die Wahlen verschaffen auch der Dummheit der Massen einen ungeheueren Einfluß auf die Staatsangelegenheiten. Bei den an Wahlversammlungen Beteiligten, wie den zur Urne schreitenden Massen macht sich natürlich auch die intellektuelle Qualität der Einzelindividuen geltend. Je tiefer letztere steht, um so leichter wird die Masse durch gewisse Parteischlagworte gefangen und betört und um so geringere Ansprüche stellt sie an Intelligenz und Bildung ihres Vertreters.

Auch bei dem Theaterpublikum gibt sich die intellektuelle Qualität der Masse oft recht deutlich kund. Der ernste und kritisch angelegte Geist läßt, wenn er in das Theater geht, einen Teil seiner Urteilsfähigkeit zu Hause. Er will sich amüsieren und spendet den seichten Witzen einer Posse, die ihn unter anderen Verhältnissen anwidern würden, Beifall wie der naivste Zuhörer und trägt durch sein Verhalten dazu bei, daß wertlose Stücke sich im Repertoire erhalten, während gehaltvolle aus demselben verschwinden.

Der Einfluß der Masse macht sich aber nicht bloß geltend, wenn das Individuum mit anderen in großer Zahl versammelt ist; es genügt für viele Menschen, zu wissen, daß eine große Menge von Ihresgleichen dieses oder jenes tut oder glaubt, um ebenfalls dasselbe zu tun und zu glauben, ohne Prüfung, ob das Betreffende vernünftig ist oder nicht. Man spricht dann von psychischer Ansteckung, psychischen Epidemien. Bei diesen ist der Umstand bemerkenswert, daß es sich weit vorherrschend um die Übertragung von Torheiten handelt, da die intellektuelle Entwicklung der großen Menge für die Annahme solcher einen weit günstigeren Boden bildet, als für die unanfechtbarer Vorstellungen. Die Massendummheiten können alle Stände heimsuchen und im öffentlichen wie im privaten Leben hervortreten. Eine sehr bedenkliche Bedeutung haben dieselben schon öfters auf dem politischen, rechtlichen und wirtschaftlichen Gebiete erlangt. Es sei hier, soweit die Politik in Betracht kommt, an den Boulangismus in Frankreich, die Schwärmerei für einen Hohlkopf und Phrasenhelden, der die Menge lediglich durch sein Auftreten zu kaptivieren verstand, erinnert. Auf dem Gebiete der Rechtspflege hat die Dreyfußaffäre in einer geradezu phänomenalen Weise gezeigt, welche enorme Verbreitung und Zähigkeit gewisse Massendummheiten erlangen können. Die Dreyfußaffäre, ursprünglich eine reine Rechtsangelegenheit, bot chauvinistischen Elementen eine willkommene Veranlassung, auf die Massen des französischen Volkes erregend einzuwirken und denselben eine Reihe überaus törichter Vorstellungen, man könnte sagen Wahnideen, beizubringen. Diese hafteten, da die politische Leidenschaft ein vernünftiges Urteil unmöglich machte, Jahre hindurch, und nur ganz allmählich und auf Umwegen gelang es der Regierung, die geradezu läppischen Ideen, die sich in den Köpfen der Masse, zum Teil auch der Gebildeten über den Dreyfußfall festgesetzt hatten, zu überwinden.

Wie betörend und ansteckend die Suggestion raschen und mühelosen Gewinnes, wenn in geschickter Form vorgebracht, auf die Menge wirkt, hiefür liefern schon die Spekulationsepidemien des 17. und 18. Jahrhunderts (die Tulpanomanie in Holland, der John Law-Schwindel in Frankreich und der South Sea Company Aktienschwindel in England), die den Ruin ungezählter Existenzen herbeiführten, recht auffällige Beweise. Die Tulpenmanie, die im Jahre 1634 in Holland um sich griff, ist die interessanteste unter den in Frage stehenden Epidemien, da sie uns zeigt, welch unglaubliches Maß von Verblendung die Gewinnsucht bei einem sonst nüchtern urteilenden Volke zu verursachen vermag. Um die genannte Zeit stieg der Preis der Tulpen in Holland erheblich und alle Kreise der Bevölkerung fingen alsbald an, sich mit der Zucht und dem Handel von Tulpen zu befassen, worüber die gewohnten Geschäfte vielfach vernachlässigt wurden. Einzelne Tulpensorten erreichten rasch einen geradezu fabelhaften Wert. Man verkaufte die Zwiebel granweise zu demselben Preise, wie Diamanten. Eine Tulpe, „Admiral Liefken" geheißen, von einem Gewicht von ungefähr 400 Gran (perits) wurde auf 4400 Gulden gewertet und der Preis von 5500 Gulden einer Tulpe „Semper Augustus", die nur 200 Gran wog, noch für billig gehalten. Man verkaufte Grundstücke, Häuser und die verschiedensten Habseligkeiten, um dafür Tulpen zu erwerben, und ein besonders kühner Spekulant gab für 40 Tulpen ein Kapital von 100 000 Gulden hin. Man erwartete, daß die in Holland grassierende Tulpenmanie auch die übrige Welt ergreifen und deren Gold nach Holland für die dort gezüchteten

Tulpen fließen werde. Bei dieser extrem wahnwitzigen Spekulationsmanie konnte der Krach nicht lange ausbleiben. Als man das Törichte und Gefährliche dieses ganzen Tulpengeschäftes zu erkennen anfing, sanken die Preise der Tulpen noch viel rapider, als sie gestiegen waren, und der Ruin Unzähliger war die Folge.

Eine ähnliche, doch von minder törichten Vorstellungen ausgehende Spekulationsmanie suchte Frankreich im Jahre 1719 heim. John Law, der Gründer der Mississipi Company, welchem durch ein Regierungsedikt auch das Monopol des Handels nach Ostindien und der Südsee verliehen worden war, wußte durch die Inaussichtstellung einer Dividende von 120 % für die von der Gesellschaft ausgegebenen Aktien die besitzenden Kreise derart zu kötern, daß man sich um den Besitz von Aktien förmlich riß. Als 50 000 neue Anteilscheine auf den Markt gebracht wurden, fanden sich hiefür 300 000 Abnehmer. Man bestürmte Law förmlich um Anteilscheine, und Personen aus den höchsten Ständen, Herzoge, Grafen und deren Frauen warteten stundenlang auf der Straße, um Bescheid auf ihre Gesuche um Aktien zu erhalten. Die Preise der letzteren stiegen ungeheuer, und das Spekulationsfieber verbreitete sich, da man von den Unternehmungen der Company ganz ungeheuere Gewinne erwartete, in allen Kreisen der Bevölkerung. Die Reaktion ließ auch hier nicht allzulange auf sich warten. Die geträumten Gewinne blieben natürlich aus, und die so viel begehrten Aktien wurden wertlos.

Durch ähnliche, schwindelhafte Versprechungen wie die Mississipi Company in Frankreich erzeugte die South Sea Company in England im Jahre 1720 eine Spekulationsepidemie. Jedes in Aktien der Gesellschaft angelegte Kapital sollte einen Gewinn von mehreren Hundert Prozent bringen. Die Direktoren der Gesellschaft hatten der Leichtgläubigkeit des Publikums nicht zu viel zugemutet. Ihre Aktien fanden reißenden Absatz, und die Spekulation mit denselben erreichte riesige Dimensionen. Der Erfolg der South Sea Company wirkte ansteckend. Neue Gesellschaften, die sich mit den lächerlichsten Projekten befaßten*), schossen wie Pilze empor. Auch deren Aktien fanden Abnehmer. Als die Aktien der South Sea Company auf 1000 gestiegen waren, folgte der Zusammenbruch, der die gleichen Folgen wie die erwähnten Epidemien in Holland und Frankreich hatte.

An ähnlichen Vorkommnissen auf wirtschaftlichem Gebiete, nur von geringerer Bedeutung, hat es auch in neuerer Zeit nicht gefehlt. So blühte in München in den 70er Jahren der sogenannte Dachauerbankschwindel. Eine Abenteurerin namens Adele Spitzeder verstand es, durch das Versprechen hoher Zinsen und Provisionen eine Anzahl von Personen, zumeist aus den unteren Ständen, zu veranlassen, ihr größere oder kleinere Beträge zu leihen. Das Gerücht von den zugesicherten hohen Gewinnen verbreitete sich alsbald und bewog eine große Anzahl weiterer Personen, ohne nähere Prüfung des Sachverhaltes der Schwindlerin größere Summen, zum Teil selbst ihr ganzes Vermögen anzuvertrauen; man drängte ihr das Geld förmlich auf. Die Vertrauensseligen haben von dem Hingegebenen nur sehr wenig mehr gesehen.

Ähnlich hatte in Frankreich der Umstand, daß viele Personen ihr Vermögen in Bontoux-Aktien anlegten, die

*) Solche Projekte waren z. B.: Herstellung eines Rades für ein Perpetuum mobile, die Umwandlung des Quecksilbers in ein schmiedbares Metall, die Gewinnung von Silber aus Blei.

Folge, daß eine Unzahl anderer aus Gewinnsucht das Gleiche taten und ihre Torheit mit dem Verluste des angelegten Kapitals büßen mußten.

Zu den am häufigsten wiederkehrenden Massentorheiten gibt die Mode den Anstoß. Man darf nur die Modebilder aus den ersten Dezennien des verflossenen Jahrhunderts betrachten, um zu sehen, welche Geschmacklosigkeiten in der Toilette beider Geschlechter Verbreitung fanden, weil es eben Mode war. Die Damen der Gegenwart würden sich wohl entsetzen, wenn man ihnen zumuten wollte, sich der Krinoline wieder zu bedienen, die zu tragen auch die verständigsten Vertreterinnen des zarten Geschlechtes in den 60er Jahren keinen Anstand nahmen, nachdem die Kaiserin Eugenie es für gut gefunden hatte, durch dieses Toilettenstück während einer Schwangerschaft ihren körperlichen Zustand den Blicken der Außenwelt zu entziehen. Gegenwärtig verurteilt die Mode die Damen zu der Dummheit, auf Taschen in den Kleidern zu verzichten, deren sie ebensogut wie das starke Geschlecht bedürfen. Obwohl das Unvernünftige und Lästige dieser Mode erkannt wird, sehen wir jedoch nur selten, daß man deren Annahme ablehnt.

Auch die Kreise der Gebildetsten erweisen sich für die Ansteckung durch Torheiten zuweilen recht zugänglich. Im verflossenen Jahre nahmen einige deutsche Zeitungen den Prozeß Bülow-Brand zum Anlaß, sich über die Homosexuellen zu entrüsten und dieselben in einer Weise zu verunglimpfen, die völlig ungerechtfertigt war. Dies wirkte ansteckend auf eine sehr große Anzahl von Zeitungen der verschiedensten Parteirichtungen. Auch diese säumten nicht, die Schale ihres Zornes über die armen Homosexuellen zu ergießen und sich in Schmähungen derselben förmlich zu überbieten. Was dabei an unsinnigen Behauptungen selbst von im allgemeinen gut redigierten Zeitungen geleistet wurde, ist geradezu erstaunlich, und ich möchte glauben, daß manche der betreffenden Redakteure heute die Auslassungen über die Homosexuellen sehr befremdlich finden werden, zu denen sie sich damals ohne Bedenken verstiegen.

Wie die Gehässigkeit, wirkt auch oft die übertriebene Wertschätzung einzelner Persönlichkeiten ansteckend, und die Begeisterung für Berühmtheiten äußert sich nicht selten in komisch wirkenden Formen. Hieher gehört der Kultus, der berühmten Sängern und Schauspielern, insbesondere von weiblicher Seite entgegengebracht wird, die Begeisterung für Tänzerinnen auf männlicher Seite, die sich mitunter bis zu der grotesken Ovation des Pferdeausspannens versteigt. Die Begeisterung für den amerikanischen Seehelden Hobson hat die sonst auf ihre Würde so sehr bedachten amerikanischen Ladies zu einem ganz unerhörten Bruche mit der Konvention fortgerissen. Leutnant Hobson hat während des spanisch-amerikanischen Krieges sein Schiff in die Luft gesprengt, um der spanischen Flotte das Auslaufen aus dem Hafen von Santiago unmöglich zu machen, und hielt nach Beendigung des Krieges in einer Reihe von amerikanischen Städten Vorträge über seine kühne Tat. Nach einem dieser Vorträge fühlte sich eine Dame von Begeisterung für Leutnant Hobson so hingerissen, daß sie sich nicht enthalten konnte, ihn zu küssen, und dem gegebenen Beispiele folgten alle anwesenden Damen. Auch in den darauffolgenden Vorträgen hielten die Damen mit dem Küssen nicht zurück. In den Fällen, in welchen politische oder religiöse Leidenschaften oder Neigungen im Spiele sind, finden die törichtsten Vorstellungen in den Massen leicht Eingang. So verbreitete sich in dem französischen Volke nach dem Kriege 1870—71 die von irgend einer Seite angeregte Vorstellung epidemisch, die Waffenerfolge der Deutschen seien nur durch Verrat ermöglicht worden und Marschall Bazaine wurde ein Opfer dieser sinnlosen Annahme. Nach der Besetzung Roms durch die italienischen Truppen fanden gewisse klerikale Kreise es angezeigt, die Mär zu verbreiten, der Papst werde in einer Art Kerker gefangen gehalten, und es fehlte nicht an Blättern, welche den Kerker mit dem Strohlager ihren Lesern bildlich veranschaulichten. Diese Mär fand trotz ihrer außerordentlichen Albernheit insbesondere unter dem katholischen Landvolke sehr zahlreiche Gläubige und hat sich eine Reihe von Jahren hindurch behauptet*).

*) Hier verdient noch der Umstand Erwähnung, daß es im verflossenen Jahrhundert mehrfach religiös Verrückten gelang, psychisch-religiöse Epidemien hervorzurufen und ihre Anhänger zu den schlimmsten Torheiten inbezug auf ihre materielle Lage zu verleiten. So brachte der Geisteskranke William Miller im Staate New-York (1840) durch seine Prophezeiung vom bevorstehenden Weltuntergange seine Anhänger (die Milleriten) dahin, daß sie ihre Geschäfte aufgaben und ihre Familien dem Elend überließen. Ähnlich haben in Rußland die Anhänger des an mania religiosa leidenden Maljòvanni mit Rücksicht auf den von letzterem prophezeiten Weltuntergang ihre Arbeit aufgegeben und ihr Eigentum verkauft oder verschenkt. Vergl. Loewenfeld, Hypnotismus Seite 480 u. f.

□ □ □

VII. Abschnitt.

□

Dummheit und Kriminalität.

□

Daß die Dummheit auf dem Gebiete der Kriminalität eine große Rolle spielt, hievon kann sich jeder überzeugen, der die Verhandlungen unserer Strafgerichte, speziell der Schwurgerichte, auch nur einige Zeit mit einer gewissen Aufmerksamkeit verfolgt. Sowohl die Ausführung der Straftaten (soweit es sich um Verbrechen handelt), als das Verhalten der Delinquenten nach denselben, die Art der Verwertung der durch die Straftat gewonnenen Vorteile, die Art der Verteidigung während der Voruntersuchung und in der öffentlichen Verhandlung, alles dieses weist darauf hin, daß die Verbrecher wenigstens zum großen Teile entschieden intellektuell minderwertige Individuen sind.

Der Eindruck, den die oberflächliche Beobachtung des Verbrechers schon gewährt, findet seine volle Bestätigung in den Ergebnissen der Untersuchungen, welche eine Reihe von ärztlichen Forschern über den Geisteszustand der Verbrecher in den letzten Dezennien angestellt haben. Die Resultate, zu welchen die einzelnen Beobachter gelangten, stimmen zwar nicht völlig überein. Speziell haben die deutschen Forscher die Ansicht Lombrosos und seiner Schule von dem „geborenen Verbrecher" und den seelischen und körperlichen Eigentümlichkeiten, die demselben zukommen sollen, nicht zu bestätigen vermocht. Allein darin stimmen die deutschen Forscher (Baer, Kirn, Aschaffenburg) mit den italienischen überein, daß sie den niedrigen Stand der Intelligenz des Durchschnittsverbrechers betonen. Lombroso bemerkt: „Könnte man eine Durchschnittssumme für den Verstand der Verbrecher mit eben der Sicherheit ermitteln wie für den Schädelinhalt, so würde man meines Erachtens zu demselben Ergebnis wie dort gelangen, d. h. man würde finden, daß ihr Verstand im Durchschnitte geringer ist, als bei den normalen Menschen". Baer hebt hervor, daß der niedere Stand der intellektuellen Entwicklung der Verbrecher nicht auf Rechnung der sozialen Umgebung und der Erziehungsverhältnisse gesetzt werden könne, d. h., daß es sich bei den Verbrechern, um eine angeborene mangelhafte Veranlagung handle.

Die Beziehungen zwischen Dummheit und Kriminalität sind indes komplizierter Natur und können hier nur flüchtigst skizziert werden. In erster Linie kommt hier die Tatsache in Betracht, daß der seelische Defekt bei den Verbrechern sich zumeist nicht auf das intellektuelle Gebiet beschränkt, sondern auch die Gefühle, speziell die altruistischen und ethischen betrifft. Es gibt nicht wenige intelligente Menschen, welche trotz eines ausgesprochenen Mankos hinsichtlich der ethischen Gefühle mit den Strafgesetzen nicht in Konflikt kommen, da ihr Verstand für sie genügt, sie in den Bahnen des gesetzlich Zulässigen (aber deshalb nicht immer Moralischen) zu erhalten. Es sind dies jene kühlen Verstandesmenschen, die ihren Vorteil in der rücksichtslosesten Weise ausnützen und ihre Erfolge oft nur ihrem brutalen Drauflosgehen verdanken. Unsere Zeit liefert manche hervorragende Beispiele dieser Art, doch nomina sunt odiosa.

Der Beschränkte ist, wie wir sehen werden, wegen seines intellektuellen Defizits schon mehr der Gefahr ausgesetzt, als der Intelligente, in die Bahn des Verbrechens zu gelangen. Sind bei ihm auch die ethischen Gefühle wenig entwickelt — von dem vollständigen Mangel derselben (moral insanity) wollen wir hier ganz absehen — so entbehrt er einer überaus wichtigen Schutzwehr gegen antisoziale und kriminelle Neigungen. Der Beschränkte bedarf dieser Schutzwehr um so mehr, als sein Verstand ihm keine ausreichenden Direktiven für das Verbleiben auf dem Boden des Gesetzes gibt.

Zweitens: Der Beschränkte ist durch seine Veranlagung zum Kampf ums Dasein weniger ausgerüstet, als der Intelligentere; er verdient im Durchschnitt weniger als letzterer, versteht es weniger, mit dem Ertrage seiner Arbeit wirtschaftlich umzugehen und gerät daher leicht in Notlagen, durch die er in die Arme des Verbrechens getrieben wird. Sehr wichtig ist dabei auch die erhöhte Suggestibilität, die sich mit der Dummheit zumeist verknüpft. Der Beschränkte ist für Eingebungen jeder Art zugänglicher als der Begabte, er kann daher auch zu Handlungen unmoralischer und verbrecherischer Natur durch die Gewährung oder Inaussichtstellung eines gewissen Lohnes leicht bestimmt werden. Oft ist es geradezu merkwürdig, um welch geringer Vorteile willen beschränkte Individuen, insbesondere Frauen, sich zu verbrecherischen Handlungen gebrauchen lassen und daß sie dabei oft noch die gröbsten Mißhandlungen von seiten derjenigen ertragen, unter deren suggestivem Einflusse sie stehen.

Drittens: Die Urteilsschwäche des Beschränkten wird auch vielfach dadurch die Quelle von Verbrechen, daß sie denselben verhindert, die Folgen seiner Handlungen richtig abzuschätzen und bei einer Straftat die

Chancen des Unentdecktbleibens nach allen Seiten zu erwägen. Selbst Verbrecher, die bei Verübung eines Deliktes eine große Raffiniertheit an den Tag legen, lassen in ihrem Kalkul häufig den einen oder anderen wichtigen Umstand außer Betracht, der schließlich zu ihrer Entdeckung führt. In vielen Fällen, so namentlich bei Verbrechen gegen das Leben, ist das kriminelle Vorgehen von einer Art, daß nur bei großer Verstandesschwäche die Hoffnung des Unentdecktbleibens genährt werden kann. Ein unbequemes Familienglied wird z. B. erschlagen und dann aufgehängt, und die Verbrecher glauben, damit die Annahme eines Selbstmordes genügend plausibel gemacht zu haben. Der beschränkte geistige Horizont läßt den Verbrecher offenbar zumeist wohl die Vorteile, aber nicht die Schattenseiten der Straftat genügend erkennen, und wenn zur Dummheit noch die Leidenschaft, speziell die Liebesleidenschaft sich gesellt, dann schwindet jede nüchterne Überlegung der Folgen, und der verbrecherische Plan wird ausgeführt, auch wenn keine irgendwie begründete Aussicht besteht, daß die Beteiligten dem Strafrichter entgehen. Besonders bezeichnend für die Verstandesschwäche der Verbrecher ist ihre Sorglosigkeit bezüglich der Zukunft und der törichte Gebrauch, den sie von dem unrechtmäßig erworbenen Gute machen. Große Summen werden in kurzer Zeit verpraßt, ohne Rücksicht darauf, was dann kommen wird, und dabei die Geldverschleuderung oft in einer Weise betrieben, welche die Aufmerksamkeit der Polizei auf den Delinquenten lenkt. Die Borniertheit, die sich in der Verwendung des unrechtmäßig Erworbenen zeigt, sticht oft sehr von der Schlauheit, mit der die Straftat ausgeführt wurde, ab. Das Ehepaar Schellhaas z. B. schaffte sich nach der Ermordung des Privatiers Kramm ein Automobil an, obwohl es vorher in den dürftigsten Verhältnissen gelebt hatte. Das Ehepaar, welches es verstand, einem Münchener Rechtsanwalt durch Erpressung die Summe von einer halben Million abzunehmen, vergeudete die erschwindelten Summen durch sinnlosesten Luxus und hatte schließlich nur Schulden.

Eine besondere Berücksichtigung erheischt hier die Kombination von Dummheit mit höheren Graden von Suggestibilität, wie sie sich insbesondere bei weiblichen Personen findet. Die betreffenden Individuen sind, auch wenn sie der ethischen Gefühle nicht ganz ermangeln, infolge ihrer Beeinflußbarkeit unfähig, unmoralischen und verbrecherischen Eingebungen Widerstand zu leisten, und werden dadurch, wenn sie in die Hände von Verbrechern geraten, zum blind gefügigen Werkzeug dieser. Mehrere berühmte Kriminalfälle liefern hiefür interessante Belege. Es sei hier zunächst ein von Bernheim *) mitgeteilter Fall angeführt.

„Da ist ein junges Mädchen, welches in den besten Grundsätzen aufgezogen und von allen für sanftmütig und brav gehalten worden ist. Sie heiratet, ihre ersten Jahre sind glücklich, sie scheint eine zärtliche Gattin und gute Mutter. Später nimmt ein junger Mann ihre Fantasie gefangen; von ihrem Gatten, der mit den Schwierigkeiten des Lebens zu ringen hat, vernachlässigt, gibt sie sich diesem jungen Manne hin. Einige Zeit nachher sinnt der Gatte auf Rache gegen den jungen Mann, welcher nicht nur seine Frau verführt, sondern auch ein Konkurrenzgeschäft gegründet hat, welches aufblüht, während sein eigenes Geschäft kränkelt. Um seine Rache zu befriedigen, nähert er sich von Neuem seiner Frau, redet ihr ein, daß jener Nebenbuhler allein die Ursache ihres Unglückes sei, gibt ihr zu verstehen, daß jener Mann getötet werden müsse,

*) Bernheim: Neue Studien über Hypnotismus, Suggestion und Psychotherapie 1892.

und daß er ihr um diesen Preis die eigene Schuld verzeihe. Sie ergibt sich dieser Suggestion, weicht gehorsam den Drohungen ihres Mannes, gibt ihrem früheren Geliebten ein Rendez-vous und liefert ihn, unter dem Vorwande, die alten Beziehungen wieder anzuknüpfen, ohne Leidenschaft und Aufregung ihrem Manne aus, der ihn ermordet. Kein Bedauern, kein Gewissensvorwurf regt sich in ihr, sie scheint die Größe ihres Verbrechens nicht zu ahnen. In ihrer früheren Lebensgeschichte findet sich nichts, was solche moralische Entartung voraussehen ließ. Die Lehrerin des Institutes, indem sie ihre Erziehung genossen, sagt vor der Jury aus, daß sie die fügsamste, besterzogene Schülerin gewesen ist. Ein Zeuge äußert sich über sie: „Sie war wie ein weicher Teig, zur Tugend gerade so gut zu kneten, wie zum Laster.“ Das heißt in der Sprache der Psychologie: Sie hatte ein suggerierbares Gehirn, sie fügte sich allen Suggestionen, und ihr moralischer Sinn — muß ich hinzufügen — konnte ihrer maßlosen Suggerierbarkeit kein Gegengewicht bieten.“

Minder tragisch ist der Fall der Metzgersehefrau Sauter, der vor dem oberbayerischen Schwurgerichte zur Aburteilung gelangte. Diese äußerst beschränkte und suggestible Person war beschuldigt, den Versuch zur Tötung ihres Gatten dadurch gemacht zu haben, daß sie ein ihr von einer Kartenschlägerin zu diesem Zwecke empfohlenes Mittel — Einstreuen von Enzianwurzeln in die Socken — gebraucht hatte. Durch ähnliche Mittel wollte sie nach der Anklage mit Hilfe der Kartenschlägerin den Tod einer Anzahl weiterer Personen herbeiführen. Die Verhandlung ergab, daß die Kartenschlägerin der Angeklagten, deren Suggestibilität ausnützend, den Glauben beigebracht hatte, daß es ihr (der Kartenschlägerin) ein leichtes sei, beliebige Personen eines natürlichen Todes sterben zu lassen.

Hiedurch war der stupiden Angeklagten indirekt die Idee suggeriert worden, die ihr unbequemen Personen zu beseitigen. Die Klarlegung dieses Sachverhaltes durch den ärztlichen Sachverständigen Dr. von Schrenk-Notzing hatte die Freisprechung der Sauter zur Folge.

Auch die Kombination von Dummheit und Aberglaube, die uns schon im Falle Sauter in gewissem Maße entgegentritt, spielt im Gebiete der Kriminalität nicht selten eine Rolle. Von besonderem Interesse ist hier der Umstand, daß die Nachforschungen über den kriminellen Aberglauben Ergebnisse geliefert haben, die wie ein Hohn auf die Aufklärung unserer Zeit erscheinen. Es hat sich gezeigt, daß manche Formen stupidesten Aberglaubens, die man längst als ausgestorben wähnen möchte, sich noch wie ein versteinerter Rest mittelalterlicher Dummheit bis in unsere Zeit erhalten haben und gelegentlich zu kriminellen Akten den Anstoß geben. Dr. Hellwig, der sich mit der hier in Frage stehenden Materie eingehend beschäftigte*), erwähnt u. a.: „Der Aberglaube, daß gewisse Krankheiten durch in dem Körper des Patienten hausende Dämonen (Besessenheit) verursacht seien, führte noch in den letzten Dezennien zu gewaltsamen Austreibungsversuchen, d. h. schweren Mißhandlungen der Kranken, welche dauerndes Siechtum, ja selbst den Tod zur Folge hatten." Beleidigungen und Körperverletzungen, die mit dem Hexenaberglauben in Zusammenhang stehen, sind häufig; es sind aber auch noch in den letzten Jahren Mordtaten vorgekommen, bei welchen dieser Aberglaube im Spiele war.

---

*) Dr. Hellwig: „Der kriminelle Aberglaube in seiner Bedeutung für die gerichtliche Medizin." Ärztl. Sachverständigen-Zeitung 1906, S. 326.

Der Vampirismus*) führt speziell zu Leichenschändungen (Abhacken des Kopfes, Eintreiben eines Pfahles in das Herz etc.). Ein derartiger Fall ereignete sich noch im Jahre 1896 in Pommern. Zu Leichenschändungen gibt auch der Glaube an Totenfetische, d. h. die Zauberkraft gewisser Körperteile von Verstorbenen Anlaß. In Thüringen und in der Pfalz öffnet die Hand oder der Finger eines ungetauft gestorbenen Kindes Türen und Schlösser und macht unsichtbar. Diese Teile werden daher von Dieben sehr geschätzt, und man mußte in der Pfalz noch Mitte vorigen Jahrhunderts nach dem Begräbnis eines solchen Kindes den Kirchhof bewachen, um die Öffnung des Grabes zu verhindern. Im Odenwalde wurden noch in neuerer Zeit Leichen die Köpfe abgeschnitten, um sie zu Zwecken der Schatzgräberei zu verwenden.

*) Vampirismus, i. e. der Aberglaube, daß Tote den Lebenden das Blut aussaugen oder sonst schaden können.

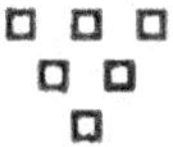

VIII. Abschnitt.

□

Die Erkennung (Diagnose) der Dummheit.

□

Dummheit und Schwachsinn.

Wir haben an früherer Stelle bereits die Kriterien der Dummheit besprochen. Wenn wir es trotzdem nicht für überflüssig erachten, einem Gebrauche der medizinischen Literatur folgend, hier der Erkennung der Dummheit noch eine kurze besondere Besprechung zu widmen, so geschieht es deshalb, weil die Unterscheidung der normalen intellektuellen Minderwertigkeit von den besseren Begabungsgraden zuweilen, von den tiefer stehenden, dem Gebiete des Pathologischen angehörenden, dem Schwachsinn, sogar häufig auf Schwierigkeiten stößt, die eine Quelle zum Teil schwerwiegender Irrtümer bilden. Wir haben den Umstand ebenfalls schon an früherer Stelle berührt, daß bei den Beschränkten auf Grund angeborener Veranlagung einzelne besondere Talente bestehen oder durch Übung und Unterweisung einzelne Fähigkeiten besonders ausgebildet sein mögen. Hiedurch wird das Urteil über die Gesamtbegabung des Individuums nicht selten irre geleitet.

Wenn man jedoch die intellektuellen Leistungen der Betreffenden, die nicht von ihren besonderen Talenten abhängen und nicht dem Gebiete ihrer alltäglichen (beruflichen) Beschäftigung angehören, einer näheren Prüfung unterzieht, kann deren Minderwertigkeit in der Regel keinem Zweifel unterliegen. Der Besserbegabte ist imstande, auch über kompliziertere Angelegenheiten, die seinem Berufe und dem Kreise seiner gewöhnlichen Interessen ferne liegen (von den Fällen abgesehen, die Spezialkenntnisse erheischen), ein zutreffendes Urteil sich zu bilden, während der Beschränkte dies nur ausnahmsweise vermag. Seine Fähigkeiten reichen im allgemeinen nur zur Beurteilung ihm fernerliegender einfacher Verhältnisse aus. Der Besserbegabte ist auch viel eher imstande, die Grenzen seiner Urteilsfähigkeit zu erkennen, als der Beschränkte. Wo ersterer sich außerstande sieht, eine bestimmte Ansicht zu gewinnen, weil ihm die erforderlichen Grundlagen fehlen, ist der Beschränkte mit seiner Meinung oft rasch fertig, da er gewohnt ist, aus unzulänglichen Voraussetzungen Schlüsse zu ziehen.

Ebenso wie einzelne bessere, auf bestimmte Gebiete sich beschränkende Leistungen zu einer zu günstigen Beurteilung, so können auch einzelne intellektuelle Mängel zu einer zu ungünstigen Taxierung der Gesamtbegabung Veranlassung geben. In dieser Hinsicht wird dem Mangel an Schulkenntnissen, d. h. von Kenntnissen, die gewöhnlich in der Schule erworben werden, — auffällige Schwäche in der Orthographie, Unbeholfenheit im Rechnen, Fehlen historischer und geographischer Kenntnisse — nicht selten eine irrtümliche Bedeutung beigelegt. Die Mangelhaftigkeit der Schulkenntnisse kann auf Faulheit des Schülers, Vernachlässigung des Schulbesuches oder Unzulänglichkeit des Unterrichts beruhen; letzteren Mißständen begegnet man auch bei uns auf dem Lande nicht selten, in außerdeutschen Ländern noch viel häufiger. Die Kenntnis geographischer und geschichtlicher Daten kann infolge von Gedächtnisschwäche und mangelnder Reproduktion durch Lektüre und andere Auffrischungsgelegenheiten verloren gehen. Personen, deren Beruf keine Übung im Rechnen mit sich bringt, können in letzterem eine Unbeholfenheit an den Tag legen, die in keinem Verhältnisse zu ihren sonstigen Fähigkeiten steht*). Am wenigsten sind orthographische Fehler für die Annahme intellektueller Minderwertigkeit eines Individuums zu verwerten. Es gibt Personen, die kaum ein Wort richtig schreiben können, und doch, wie man zu sagen pflegt, keineswegs auf den Kopf gefallen sind, während viele Beschränkte in der Rechtschreibung sich wohlbeschlagen erweisen. Selbstverständlich muß bei der Bewertung mangelhafter Schulkenntnisse der Bildungsgrad des Individuums Berücksichtigung finden. An Personen, die nur Elementarunterricht genossen haben, ist ein anderer Maßstab anzulegen, als an solche, die höhere Lehranstalten besuchten.

Von größerer Bedeutung als das Maß der Schulkenntnisse für die Beurteilung der intellektuellen Begabung ist insbesondere bei Ungebildeten der Umfang des durch Erfahrung erworbenen Wissens, wobei natürlich die Lebensverhältnisse des Individuums in Betracht kommen. Ein Mann, der von den wichtigsten

*) Bemerkenswert ist die Tatsache, die mir von dem schon früher erwähnten Schulmanne mitgeteilt wurde, daß die meisten Schüler im Rechnen zurückbleiben und das Jahresziel nicht erreichen und nicht wenige 2, 3 und mehr Jahre brauchen um die Zahlen bis 20 allseitig beherrschen zu lernen, was schon im ersten Schuljahre erreicht werden sollte. Es scheint demnach, daß die rechnerische Begabung häufig wenig entwickelt ist.

staatlichen und kommunalen Einrichtungen keine einigermaßen zutreffende Vorstellung besitzt, der von den politischen Parteien und den bedeutendsten politischen Ereignissen der Gegenwart nichts weiß, darf als beschränkt angesehen werden, während die gleiche Unkenntnis bei einer Frau nicht diesen Schluß rechtfertigt, da diese weniger Veranlassung hat, sich um die betreffenden Angelegenheiten zu kümmern.

In praktischer Hinsicht ist die Unterscheidung der Dummheit vom pathologischen Schwachsinn von besonderer Wichtigkeit. Es erhellt dies ohne weiteres aus der zivil- und strafrechtlichen Bedeutung des Schwachsinns. Der normale Beschränkte besitzt trotz seiner intellektuellen Minderwertigkeit volle Geschäftsfähigkeit im Sinne des Bürgerlichen Gesetzbuches und ist auch strafrechtlich wie jeder besser begabte geistig Normale verantwortlich. Der Schwachsinnige kann dagegen durch Entmündigung in seiner Geschäftsfähigkeit in weitgehendem Maße beschränkt werden und seine strafrechtliche Verantwortlichkeit (Zurechnungsfähigkeit) ist vermindert*) oder ganz ausgeschlossen. Die Entscheidung, ob es sich in einem gegebenen Falle noch um normale Beschränktheit oder um pathologischen Schwachsinn handelt, ist daher für das Individuum und seine Familie unter Umständen von größter Tragweite, stößt aber häufig, wie schon erwähnt wurde, namentlich soweit die leichtesten Formen des Schwachsinns in Betracht kommen, auf große Schwierigkeiten.

Die Dummheit ist ein Zustand, der weder stets gleich ausgeprägt ist, noch sich von den übrigen Begabungsgraden scharf absondert. In praxi begegnen

*) Die verminderte Zurechnungsfähigkeit besteht bei uns vorerst allerdings nur in der Theorie, gesetzlich ist sie noch nicht anerkannt.

wir ungemein vielen Abstufungen der Dummheit; die schwächsten Nuancen derselben gehen unmerklich in die Durchschnittsbegabung, die höheren Grade derselben ebenso in den Schwachsinn über. Aus dieser Sachlage erklärt es sich, daß wir keinen Kanon für die normale Intelligenz besitzen und die von uns für die Dummheit angeführten Kriterien nicht zu deren Unterscheidung vom Schwachsinn sich verwerten lassen, da dieselben auch für letzteren zutreffen. Man könnte nun zunächst daran denken, und theoretisch scheint diese Annahme auch gerechtfertigt, daß die Intensität der in Frage stehenden intellektuellen Mängel den Ausschlag geben müsse. In der Tat finden sich auch bei den mittleren und höheren Graden des Schwachsinns diese Mängel in ganz besonderem Maße ausgeprägt. Für die Unterscheidung der leichtesten Formen des Schwachsinns von der normalen Beschränktheit erweist sich jedoch der Grad der intellektuellen Minderwertigkeit allein als unzulänglich. In diesem Umstande sind die in der psychiatrischen Literatur überall hervorgehobenen Schwierigkeiten begründet, mit welchen die Beurteilung dieser Grenzfälle verknüpft ist — Schwierigkeiten, die in gerichtlichen Fällen nicht selten zu erheblichen Meinungsverschiedenheiten unter den Sachverständigen führen.

Man sondert gegenwärtig die Schwachsinnigen je nach dem Grade ihrer geistigen Regsamkeit in zwei Hauptgruppen: stumpfe und erregte. Die ersteren entsprechen in ihrem Verhalten den populären Vorstellungen vom Schwachsinn ungleich mehr wie letztere; sie zeigen im allgemeinen die Charaktere der Dummheit in bedeutender und ziemlich gleichmäßiger Entwicklung. Die erregten Schwachsinnigen können dagegen an Gedächtnisleistungen, Lebhaftigkeit der Phantasie und Schnelligkeit des Gedankenverlaufs den normalen Dummen übertreffen. Sie verstehen es insbesondere in den leichtesten Fällen, sich verschiedenartigen äußeren Verhältnissen anzupassen, bekunden ein allerdings nicht tiefer gehendes Interesse für eine Menge von Gegenständen, nehmen in Gesellschaft an der Unterhaltung regen Anteil und mögen durch die Schlagfertigkeit ihrer Antworten mitunter selbst erfahrene Personen über ihre Begabung täuschen. Für die Unterscheidung dieser Schwachsinnsform wie des Schwachsinns überhaupt von der normalen Beschränktheit ist der Stand der Schulkenntnisse weder im günstigen noch im ungünstigen Sinne verwertbar. Ausgeprägt Schwachsinnige können über ein ansehnliches Maß von Schulkenntnissen verfügen, insbesondere soweit es sich um reine Gedächtnisleistungen und rechnerische Fertigkeit*) handelt, während bei normalen Beschränkten es mit den Schulkenntnissen sehr übel bestellt sein mag**).

Die meisten Psychiater sind deshalb dahin gelangt, nicht das Maß der Kenntnisse, die sich das Individuum in und außerhalb der Schule erworben hat, sondern die Art der Verwertung derselben, d. h. die soziale

---

*) Wir haben schon an früherer Stelle auf die rechnerischen Leistungen Schwachsinniger hingewiesen. Bumke (Landläufige Irrtümer in der Beurteilung von Geisteskranken) erwähnt ebenfalls, daß selbst sehr Schwachsinnige mitunter ausgezeichnet rechnen.

**) Ziehen (Die Prinzipien und Methoden der Intelligenzprüfung, Berlin 1908.) erwähnt in dieser Beziehung u. a. folgendes: Viele vollsinnige Berliner Arbeiter wissen vom Kriege 1870—71 fast nichts mehr. Von den Hauptstädten der einzelnen Länder haben manche keine Ahnung. Geschichtliche Personen werden in unglaublicher Weise verwechselt. Die Kenntnis des Einmaleins ist auch bei Vollsinnigen nicht immer vollständig. Speziell wird 7×8 öfters unrichtig angegeben. Die Zahl der Tage im Jahre und gar im Schaltjahr ist vielen vollsinnigen Individuen nicht bekannt. Antworten wie 250, 350, 360, 356 beweisen noch keinen Intelligenzdefekt.

Brauchbarkeit des Individuums, seine Fähigkeit, sich eine gewisse Lebensstellung zu schaffen und seine Interessen zu wahren, als das Entscheidende zu betrachten. Bei ausgeprägten Fällen von Schwachsinn fehlt diese Fähigkeit gewöhnlich. Die betreffenden Individuen sind nicht imstande, ohne ständige Führung und Anleitung in irgend einem Berufe sich andauernd brauchbar zu erweisen. Auch die lebhaften Schwachsinnigen sind trotz ihrer größeren geistigen Regsamkeit gewöhnlich zu einer geordneten, selbständigen Lebensführung untauglich. Sie halten in keinem Berufe, keiner Stellung längere Zeit aus und geraten schließlich häufig auf die Bahn des Verbrechens. Bei guter Erziehung und unter günstigen äußeren Verhältnissen können jedoch auch leicht Schwachsinnige dahin gelangen, eine geringe intellektuelle Anforderungen erheischende Stellung selbständig auszufüllen. So ist es nichts Außergewöhnliches, daß leicht schwachsinnige Frauen imstande sind, den Anforderungen eines kleineren Haushaltes ohne Unterstützung völlig Genüge zu leisten. Ein schwachsinniger Arbeiter, der genötigt ist, seinen Unterhalt zu erwerben, mag sich um Beschäftigung wie ein Vollsinniger umtun und die ihm übertragenen Arbeiten, wenn dieselben kein besonderes Kopfzerbrechen erheischen, in befriedigender Weise selbständig ausführen. Andrerseits kann auch ein Normalbegabter infolge von Leichtsinn, Unstetheit, Genußsucht und Willensschwäche zu einem Taugenichts und damit sozial so unbrauchbar werden wie ein Schwachsinniger. In den schwer zu beurteilenden Grenzfällen müssen daher neben der eingehenden Untersuchung des Individuums dessen ganze Lebensgeschichte und seine Abstammungsverhältnisse für die Entscheidung herangezogen werden. Ausgeprägte erbliche Belastung spricht für, Mangel solcher gegen Schwachsinn. Aus der Lebensgeschichte wird ersichtlich, wie das Individuum auf verschiedene äußere Verhältnisse reagierte, welches Maß von Urteilsfähigkeit es nicht alltäglichen Vorkommnissen gegenüber bekundete. Von besonderer Wichtigkeit ist ferner das Vorhandensein anderer krankhafter Erscheinungen seitens des Nervensystems und körperlicher Mißbildungen. Der normale Beschränkte zeigt gewöhnlich weder in seiner körperlichen Entwicklung, noch auf seelischem Gebiete Anomalien; wenigstens sind solche bei ihm nicht häufiger als bei besser Begabten. Bei Schwachsinn finden sich dagegen sehr häufig neben dem Intelligenzdefekte andere krankhafte psychische und nervöse Erscheinungen, sowie verschiedene von jenen körperlichen Mängeln, die gemeinhin als Degenerationszeichen betrachtet werden (Mißbildungen des Schädels, der Ohren, des harten Gaumens, ungleiche Innervation der beiden Gesichtshälften, Schielen etc.).

Besonders häufig werden bei Schwachsinnigen auch Anomalien der Gemütssphäre angetroffen, einerseits übermäßige gemütliche Erregbarkeit und Neigung zu maßlosen Affekten, periodisch wiederkehrende Verstimmungszustände, andrerseits gemütliche Stumpfheit, insbesondere geringe Entwicklung oder Fehlen der ethischen Gefühle*). Auch psychische Zwangserscheinungen (Zwangsimpulse und -triebe, Phobien etc.), sowie Anomalien des Trieblebens, speziell auf geschlechtlichem Gebiete, exzessiv gesteigerte Libido, Perversionen etc. kommen bei demselben nicht selten vor.

Bei alledem läßt sich nicht verkennen, daß in dem Grenzgebiete, in dem Beschränktheit und Schwachsinn ineinander übergehen, dem subjektiven Ermessen be-

*) In letzterem Falle spricht man von moralischem Schwachsinn. Der Intelligenzdefekt mag in diesen Fällen sehr gering sein.

züglich dessen, was noch und was nicht mehr normal ist, ein zu weiter Spielraum gegeben ist. Wieweit hier die Auffassungen auseinandergehen, zeigt wohl am deutlichsten Folgendes: Während der englische Irrenarzt Tredgold erklärt, daß die Unfähigkeit, in der Volksschule Fortschritte zu machen, noch kein Zeichen geistigen Defektes sei, und sogar so weit geht, daß er auch Individuen, die nicht nur in der Schule nicht mitkommen, sondern in ihrem ganzen Verhalten einen gewissen Stumpfsinn bekunden, noch für geistig normal erachtet*), halten es manche deutsche Psychiater nicht für ausgeschlossen, daß ein Schwachsinniger bis zur Prima an einem Gymnasium gelangt und das Reifezeugnis für die Universität erwirbt. Also auf der einen Seite der geistig Normale, der unfähig ist, Lesen und Schreiben einigermaßen zu lernen, und auf der anderen Seite der Schwachsinnige mit Gymnasialbildung. Dies zeigt meines Erachtens recht deutlich, daß das Gebiet der Beschränktheit, mit dem man so wohl bekannt zu sein glaubt, noch eingehenderer Durchforschung bedarf, wenn die Willkür in der Unterscheidung zwischen Normalem und Krankhaftem mehr als bisher möglich war, ausgeschaltet werden soll.

*) „In fact", bemerkt Tredgold (Mental Deficiency, London 1908, Seite 142) inbezug auf die in Frage stehenden Kinder, „their whole demeanour and behaviour are characterized by a more or less dull stolidity. Here, again, I do not think the condition is necessarily one of mental defect; it is physiological, and not pathological, although undoubtedly it is the normal in its lowest mental form" (es ist der Normalzustand in seiner untersten geistigen Form).

□□□

IX. Abschnitt.

□

A. Die Dummheit in der Vergangenheit.

□

Die Frage des intellektuellen Fortschrittes.

Ist die Dummheit heutzutage weniger verbreitet und geringer, als in früheren Zeiten, berechtigen uns die Tatsachen der politischen und Kulturgeschichte, der Völkerkunde und Völkerpsychologie zu der Annahme, daß das intellektuelle Niveau der Massen ein höheres ist, als vor 500, 1000, 2000 und mehr Jahren? Haben wir es mit einem stetigen Fortschritt in der intellektuellen Entwicklung der Menschheit zu tun und besteht die Hoffnung, daß die Dummheit schließlich ganz überwunden wird? Manchen mag die Beantwortung dieser Fragen leicht erscheinen. Man spricht soviel von den Segnungen unserer Kultur, von der Aufklärung, welche durch den Schulunterricht und die Presse verbreitet wird, von dem Einfluß der modernen Verkehrsmittel, von der erzieherischen Bedeutung der allgemeinen Wehrpflicht, den riesigen Fortschritten der modernen Technik, welche auch den breitesten Massen zugute kommen, und wiegt sich dabei in dem Glauben, daß wir es herrlich weit gebracht und uns intellektuell weit über das Mittelalter und das Altertum erhoben haben. Die Beantwortung der erwähnten Fragen stößt jedoch tatsächlich auf erhebliche Schwierigkeiten. Die politische Geschichte beschäftigt sich vorwaltend mit den Taten der Mächtigen; sie gibt uns über die intellektuellen Leistungen der Volksmassen in den verschiedenen geschichtlichen Perioden keinen direkten Aufschluß. Auch die Kulturgeschichte liefert wenig wertvolles Material, da die Fortschritte in der Kultur nur von einzelnen hervorragenden Personen ausgehen und von den Massen nur angenommen werden. Die Tatsachen der Völkerkunde und Völkerpsychologie sind zum großen Teile mehrdeutig und gestatten sehr abweichende Ansichten. Man hat z. B. bisher ziemlich allgemein angenommen, daß die Naturvölker der Gegenwart einen Kulturzustand aufweisen, in dem die Kulturvölker in fernen Zeiten sich befanden und daß dem niederen Stande der Kultur auch geringere geistige Entwicklung entspreche. Wallace hat dagegen in einer jüngst veröffentlichten Arbeit die intellektuelle Überlegenheit der Kulturvölker über die Naturvölker entschieden bestritten. Die Naturvölker beweisen nach ihm in ihrer Sprache, ihrem sozialen Leben und ihrem Charakter ganz dasselbe Maß geistiger Fähigkeiten, wie die modernen Kulturvölker, und wenn sie wirklich in einzelnen Punkten zurückstehen, so seien sie in anderen überlegen.

Wenn sich auch gegen die Wallacesche Ansicht gewichtige Einwände geltend machen lassen, so weist dieselbe doch darauf hin, daß die Beantwortung der Frage, wie es mit dem intellektuellen Fortschritt der Menschheit steht, sich doch nicht so einfach gestaltet, wie vielfach angenommen wird.

□

Zunächst müssen wir uns aus räumlichen wie aus sachlichen Gründen die Fragestellung eng umgrenzen. Zu einer Zeit, in welcher in Deutschland die sogenannte Steinzeitkultur noch bestand, d. h. der Gebrauch metallener Geräte noch ganz oder fast ganz unbekannt war, besaß China bereits eine hochentwickelte Kultur. Es wäre zwar sehr interessant, doch würde es uns hier viel zu weit führen, auch nur den Versuch eines Vergleichs unternehmen zu wollen, wie sich die Intelligenz der heutigen Bevölkerung Chinas zu der der Chinesen vor 3000 und mehr Jahren verhält. Raum und Zeit gestatten uns nur, die Verhältnisse in einem Teile Europas in Betracht zu ziehen, und auch hierbei ergeben sich schon sehr bedeutende Schwierigkeiten.

Um mit Sicherheit einen intellektuellen Fortschritt konstatieren zu können, wäre es notwendig, das geistige Verhalten einer Bevölkerung oder einer Rasse in zwei zeitlich weit auseinander liegenden Perioden vergleichen zu können. Dies ist aber wenigstens für die europäische Bevölkerung im großen und ganzen unmöglich. Die Einwohnerschaft unseres Kontinents hat in den letzten 2000 Jahren durch innere und äußere Kriege, Seuchen, Ein- und Auswanderung und insbesondere durch Rassenmischungen eine gewaltige Änderung erfahren, so daß, wenn wir etwa von Skandinavien absehen, die gegenwärtigen Einwohner der einzelnen Länder nur zum kleineren oder kleinsten Teile als Nachkömmlinge derjenigen vor 2000 Jahren zu betrachten sind. So ist z. B. das Volk der Hellenen, dessen Leistungen auf den Gebieten der Kunst und Wissenschaft noch gegenwärtig unsere Bewunderung erregen, so gut wie ausgestorben. Die gegenwärtige Bevölkerung Griechenlands ist ein Rassen- oder Völkergemenge, das nicht als Erbe hellenischen Geistes angesehen werden kann.

Auch die Geschlechter jener Italiker, welche durch ihre kriegerische Tüchtigkeit das römische Weltreich begründeten, sind durch innere und äußere Kriege fast ganz aufgerieben worden, und unter den heutigen Italienern dürften sehr wenige sich mit Recht rühmen können, altrömisches Blut in ihren Adern zu haben. Dazu kommt, daß wir über den Kultur- und Intelligenzzustand der Einwohnerschaft eines großen Teiles von Europa vor 2000 und mehr Jahren doch nur mangelhaft unterrichtet sind und in den einzelnen mitteleuropäischen Ländern die Massen nicht überall auf gleichem intellektuellem Niveau stehen.

Wir ersehen aus dem Angeführten, daß, selbst wenn wir uns bei der Untersuchung der Frage auf die uns in erster Linie interessierende Bevölkerung Mitteleuropas beschränken und dabei von der jüngeren Steinzeit ausgehen, wir nur zu Schlüssen von sehr bedingter Gültigkeit gelangen können. Es läßt sich dabei nur eruieren, ob und inwieweit die Bevölkerung Mitteleuropas in ihrer intellektuellen Entwicklung von der jüngeren Steinzeit bis zur Gegenwart Unterschiede aufweist, und es muß dabei außer Betracht bleiben, daß schon die mittelalterliche Bevölkerung dieses Teiles unseres Kontinentes sich nicht lediglich aus Nachkommen der Steinzeitmenschen zusammensetzte und dies noch weniger für die Gegenwart gilt. Diese Sachlage veranlaßt uns, zuzusehen, ob wir nicht auch noch auf einem andern Wege Aufschlüsse über die uns beschäftigende Frage erlangen können, nämlich durch einen Vergleich der intellektuellen Leistungen der europäischen Kulturvölker des Altertums mit denen der Kulturvölker der Gegenwart.

Wenn wir das für unser Problem in Betracht kommende Material einer Prüfung unterziehen, so stoßen wir auf 2 Reihen von Tatsachen, von welchen die eine für eine Hebung des intellektuellen Niveaus der Massen innerhalb der vorwürfigen ausgedehnten Zeitperiode spricht, während die andere die Berechtigung einer solchen Annahme zweifelhaft erscheinen läßt. Unter den Tatsachen der ersten Reihe beansprucht zunächst der Abstand zwischen der Kultur der jüngeren Steinzeit und der der Gegenwart unsere Aufmerksamkeit. Dieser Abstand ist so gewaltig, daß er den Gedanken aufdrängt, es müsse mit dem Umschwung in den äußeren Lebensverhältnissen ein bedeutender Fortschritt auf intellektuellem Gebiete einhergegangen sein. Allein auch wenn wir unseren Blick nicht so weit in die Vergangenheit zurückschweifen lassen und den Kulturzustand vor etwa 1000 Jahren berücksichtigen, so ist der Unterschied von der Gegenwart ebenfalls so bedeutend, daß er ähnliche Gedanken anregen mag, wie der Vergleich der jüngeren Steinzeit mit der Gegenwart. Wir dürfen uns hier jedoch nicht mit Annahmen begnügen, die nur auf allgemeinen Eindrücken beruhen. Wie wir schon an früherer Stelle andeuteten, ist man nur zu häufig geneigt, aus dem Stande der Kultur eines bestimmten Volkes oder einer bestimmten Zeit zu weit gehende Schlüsse auf das intellektuelle Verhalten der Kulturträger zu ziehen. Die Beziehungen der Kultur zur Intelligenz sind jedoch viel komplizierter, als gemeinhin angenommen wird, und wenn wir zu einiger Klarheit über dieselben gelangen wollen, müssen wir zusehen, wie die einzelnen Elemente unserer Kultur entstanden sind, wie sie sich verbreiteten und welchen Einfluß dieselben auf das Denkvermögen der Massen auszuüben vermochten.

Lippert bezeichnet in seiner trefflichen Kulturgeschichte die Lebensfürsorge als den Grundantrieb aller Kultur. Je geringer dieselbe ist und je leichter die umgebende Natur das für dieselbe Nötige gewinnen läßt, um so weniger Denkanstrengungen sind erforderlich, und so begreift es sich, daß die Tapuyaindianer in Brasilien, obwohl von der herrlichsten Natur umgeben, auf der untersten Stufe der Menschheit stehen, da ihre Lebensfürsorge eine äußerst beschränkte ist und sich mit sehr geringer geistiger Anstrengung betätigen läßt. In der Ausdehnung der Lebensfürsorge unterscheiden sich die Natur- und Kulturvölker im allgemeinen in auffälligster Weise, und einen wichtigen Beleg hiefür bildet der Umstand, daß Naturvölker durch epidemische Krankheiten, Gifte (Alkohol) und Naturereignisse (Mißwachs) häufig ungleich schwerer heimgesucht werden, als Kulturnationen. Auch bei letzteren schwankt die Ausdehnung der Lebensfürsorge im großen und ganzen je nach der Höhe der Kulturentwicklung, dann hinwiederum in den einzelnen Bevölkerungskreisen je nach dem Grade der Bildung, sowie nach wirtschaftlichen und sozialen Verhältnissen. Diese Unterschiede betreffen sowohl die persönliche als die soziale Seite der Lebensfürsorge. Erstere schließt nicht lediglich die Sorge für die Befriedigung der materiellen Bedürfnisse in sich; sie bedeutet die Fürsorge für alles, was die Existenz des Individuums in gesundheitlicher, wirtschaftlicher und sozialer Beziehung betrifft, und erheischt sowohl ein Wissen wie ein Streben nach Kenntnissen, das dem Naturmenschen völlig abgeht und auch bei der Mehrzahl der Angehörigen der zivilisierten Nationen nur in geringem Maße vorhanden ist. Die soziale Seite der Lebensfürsorge betrifft zunächst das Wohl der Familie, dann aber auch des Stammes und der Volksgenossen und kann inbezug auf letztere so weit gehen, daß sie die Interessen der Person und der Familie denen des Stammes und Volkes unterordnet.

So gewaltig nun auch der Anteil ist, welchen die Lebensfürsorge an unseren Kultureinrichtungen hat, so bildete und bildet dieselbe doch nicht die einzige Quelle kulturellen Fortschritts. Alles, was der Befriedigung ästhetischer oder überhaupt höherer, rein geistiger Bedürfnisse dient, ja, auch viele sinnliche Annehmlichkeiten (Bequemlichkeiten) fallen außerhalb des Bereiches der Lebensfürsorge und müssen dennoch als ein wichtiger Teil unseres Kulturbesitzes betrachtet werden. Außerdem dürfen wir nicht übersehen, daß das Maß der Lebensfürsorge keinen absolut sicheren Index für den Kulturzustand eines Volkes oder einer Zeitperiode bildet, da dasselbe in einer Hinsicht sehr weitgehend, in anderer sehr mangelhaft sein mag und durch örtliche Verhältnisse, Volkscharakter und andere Umstände mitbeeinflußt wird. Wir betrachten z. B. gegenwärtig Abortanlagen, welche rasche und gründliche Entfernung der Fäkalien gewährleisten, als einen wichtigen hygienischen und damit auch kulturellen Fortschritt. Auch die alten Römer hatten bereits für die Abfuhr der Fäkalien höchst beachtenswerte Vorkehrungen getroffen. Auf der andern Seite fehlten in den herrlichsten Palästen Frankreichs noch im 18. Jahrhundert Aborte gänzlich; man begnügte sich noch mit dem Gebrauche von Leibstühlen. Ebenso geschah es in Rom noch in der ersten Hälfte des vorigen Jahrhunderts in im übrigen gut eingerichteten Häusern (vereinzelt auch in München), und in der Umgebung Roms finden sich noch gegenwärtig kleinere Gasthäuser, in denen der Fremde vergeblich nach dem Orte der Bequemlichkeit frägt*). Es ist dies ein Zustand der Bedürfnislosigkeit,

*) Eine mir befreundete Dame, Kollegensgattin, wurde von dem Wirte einer Locanda in der Umgebung Roms, den sie nach dem bewußten Orte fragte, mit stolz erhobenem Haupte auf die ganze umgebende Campagna hingewiesen.

der sich zweifellos an vielen anderen Orten Italiens noch findet, bei uns dagegen selbst in den entlegensten und ärmlichsten Dörfern nicht mehr vorkommt. Der Italiener der unteren Stände übertrifft den Deutschen an Lebensfürsorge, soweit diese durch Sparsamkeit und Nüchternheit betätigt wird, steht jedoch hinter dem Deutschen an Lebensfürsorge zurück, soweit hiefür Reinhaltung des Körpers, der Kleidung und der Behausung in Betracht kommt.

Inbezug auf die soziale Fürsorge begegnen wir ähnlichen Unterschieden in einzelnen Ländern. So übertreffen wir auf dem in Frage stehenden Gebiete, soweit es sich um öffentliche Maßnahmen und Einrichtungen zum Schutze von Leben und Gesundheit handelt, die Vereinigten Staaten bei weitem. Während z. B. bei uns überall da, wo eine Straße ein Schienengeleise kreuzt, Schranken und ähnliche Vorrichtungen angebracht sind, die beim Passieren eines Zuges herabgelassen werden, um das Betreten des Bahnkörpers zu verhindern, begnügt sich der Amerikaner damit, eine Tafel mit der Aufschrift: „Look out for the engine“ anzubringen. Die Fürsorge für das liebe Publikum geht bei uns sogar soweit, daß man polizeilicherseits das Auf- und Abspringen von einem im Gange befindlichen Trambahnwagen verbietet, eine dem Amerikaner ganz unbekannte und unverständliche behördliche Bevormundung. In den Vereinigten Staaten sind dafür andere Arten sozialer Lebensfürsorge, so die Lebensversicherung zugunsten von Familienangehörigen, gewisse Eigentumsrechte der Frauen etc. verbreiteter wie bei uns. Derartige Besonderheiten der Ausdehnung der Lebensfürsorge beruhen auf nationalen Eigentümlichkeiten und gestatten keinen Schluß auf den Stand der Kultur.

Welcher Art nun auch der Antrieb zu den einzelnen Kulturfortschritten gewesen sein mag, dieselben sind immer von einzelnen intelligenteren Individuen ausgegangen und wurden von der Masse nur übernommen. Der Besserbegabte und geistig Regsamere begnügt sich nicht so leicht damit, wie der intellektuell unter ihm Stehende, einen Zustand, der ihm das Leben erschwert, stumpfsinnig zu ertragen; er sinnt auf Abhilfe und findet auch leichter Mittel und Wege hiezu. Er beobachtet die Natur mit forschendem Auge und zieht aus seinen Wahrnehmungen Schlüsse; er macht Versuche und läßt sich durch Mißerfolge nicht abhalten, nach dem Ziele, das er sich gesteckt, weiter zu streben. Ob nun die Vorteile des errungenen Kulturfortschrittes größer oder geringer sind, die Masse ist nicht immer bereit, denselben anzunehmen und zu verwerten.

Wenn wir den Momenten nachgehen, welche zur Verbreitung der einzelnen Kulturelemente führten, so finden wir, daß unter denselben der Zwang eine ganz hervorragende Rolle spielte und noch spielt. In den ältesten Zeiten wurde dieser Zwang öfters in Form religiöser Vorschriften geübt, so z. B. in der mosaischen Gesetzgebung inbezug auf den Gebrauch von Bädern und Waschungen. Später wurde derselbe vorzugsweise durch einsichtsvolle weltliche Machthaber ausgeübt, und in neuerer Zeit haben in den konstitutionellen Staaten die gesetzgebenden Körperschaften den Hauptanteil an der Zwangsverwertung übernommen. Mit den Fortschritten der Kultur hat sich dieser Modus der Verbreitung von Kulturelementen nicht verringert, sondern sich mehr und mehr ausgedehnt, und wir sind uns des Umfanges, in welchem unser Kulturzustand durch Zwang erhalten wird, nur deshalb weniger bewußt, weil wir uns an denselben gewöhnt haben und derselbe auch zumeist unserer besseren Einsicht entspricht. Selbst die strenge allseitige Durchführung der wichtigsten Kulturfortschritte ist noch von staatlichem Zwange abhängig und würde, wenn man sich bezüglich derselben lediglich auf die Intelligenz der Bevölkerung verlassen wollte, alsbald ein Ende erreichen. Es sei hier zunächst nur an den Volksschulunterricht erinnert. Es zählt heutigen Tags in Deutschland zu den ganz seltenen und zufälligen Ausnahmen, daß geistig normale Kinder ohne Volksschulunterricht aufwachsen; die Zahl der Analphabeten ist bei uns eine verschwindend geringe. Man würde aber sich irren, wenn man glauben wollte, daß dieses Resultat durch die Einsicht der Bevölkerung allein, ohne den Druck des Gesetzes, das selbst kein vorübergehendes Schulversäumnis duldet, erreichbar gewesen wäre. In Italien besteht ebenfalls, aber eben nur auf dem Papier, gesetzlicher Schulzwang und doch wächst dort, insbesondere in Süditalien, ein großer Teil der schulpflichtigen Jugend ohne Unterricht auf, obwohl man der dortigen Bevölkerung die Einsicht in die Vorteile des Schulunterrichts wohl zutrauen darf.

Mit der Reinhaltung und Pflasterung unserer Städte ist es ähnlich bestellt. Im Mittelalter herrschten in dieser Beziehung nach unseren derzeitigen Begriffen grauenvolle Zustände, und wenn wir heutzutage wenigstens in den größeren Städten uns wohlgepflasterter und sauber gehaltener Straßen erfreuen, so ist dies keineswegs lediglich der Einsicht der Bevölkerung, sondern dem Eingreifen der Behörden zu verdanken, welche für Pflasterung sorgen und die Hausbesitzer zur Straßenreinigung verpflichten. Wo dieser Zwang fehlt, da finden wir auch vielfach bei uns, in kleineren Städten wie auf dem Lande, die traurigsten Straßenzustände.

Neben dem Zwange hat sich für die Verbreitung von Kulturelementen die Erkenntnis der mit denselben verknüpften Vorteile allzeit wirksam erwiesen, und es ist wahrscheinlich, daß in den primitiveren Kulturverhältnissen diese Erkenntnis die Hauptrolle spielte. Die Bedeutung eines jeden einzelnen Kulturfortschrittes war hier so einleuchtend und der Vorteil, der demselben anhaftete, so augenscheinlich, daß die Einzelindividuen im eigenen Interesse sich zur Übernahme desselben entschlossen. So bedurften die Züchtung von Nutzvieh, die Anfänge des Ackerbaues, das Anpflanzen von Fruchtbäumen, Gemüsezucht etc. zu ihrer Verbreitung, wo solche die Verhältnisse gestatteten, wohl keines Zwanges seitens religiöser oder weltlicher Gewalten. Auch in unseren Tagen konnte man sich überzeugen, daß irgend ein Kulturfortschritt, dessen Nutzen der Bevölkerung ohne weiteres klar ist, sich alsbald und ohne jede obrigkeitliche Intervention einbürgert. So haben die Benützung der Eisenbahn an Stelle des Fußwanderns oder des Reisens im Postwagen, der Ersatz des alten Steinfeuerzeugs durch Zündhölzer, der Ölbeleuchtung durch Gas oder elektrisches Licht, der Gebrauch von Telegraph und Telephon keiner gesetzlichen oder behördlichen Aufdrängung bedurft.

In einer dritten Reihe von Fällen ist weder Zwang noch die Erkenntnis des Nutzens für die Verbreitung gewisser Kulturelemente in Anspruch zu nehmen. Es handelt sich hier um die Nachahmung von Gebräuchen höherer Stände, welche der Befriedigung ästhetischer, ethischer oder religiöser Bedürfnisse dienen, zum Teil auch um Befriedigung derartiger Bedürfnisse bei den Massen. Hieher gehört alles, was dem Schmucke der Wohnungen dient, die Verfeinerung der Kleidung und deren Anpassung an verschiedene Witterungsverhältnisse etc. Die Verschönerung der Wohnräume durch bildliche Darstellungen und Ziergegenstände, künstlerische Gestaltung von Hausutensilien und dergl. entsprach ursprünglich jedenfalls einem ästhetischen Bedürfnisse, das sich nur bei den gebildeteren und wohlhabenderen Bevölkerungselementen fand. Heutzutage sehen wir jedoch, daß dieser Luxus in ausgedehntestem Maße vielfach auch von Leuten nachgeahmt wird, die keinerlei derartige ästhetische Bedürfnisse besitzen. Auf der anderen Seite finden wir aber auch, wenigstens in den Städten, in den bescheidensten Wohnungen einen gewissen Wand- und Fensterschmuck (durch Blumen), der nicht lediglich auf Nachahmung der Gebräuche Höherstehender, sondern jedenfalls zum Teil auf ästhetische und insbesondere religiöse Neigungen der Betreffenden zurückzuführen ist.

Für die raschere oder langsamere Verbreitung einzelner Kulturfortschritte und die Erhaltung eines gewissen Kulturzustandes ist aber auch die Intelligenz der in Betracht kommenden Bevölkerung von nicht untergeordneter Bedeutung. Hiefür hat die Neuzeit einige recht auffällige Beispiele geliefert. Japan hat in wenigen Dezennien sich die neueren Errungenschaften der europäischen Kultur in einer Weise angeeignet, daß ihm die Konkurrenz mit den europäischen Großmächten nicht nur auf militärischem und maritimem, sondern auch auf kommerziellem und industriellem Gebiete möglich wurde. Dagegen haben die Neger auf Haiti in dem Jahrhundert ihrer politischen Unabhängigkeit, obwohl denselben alle Segnungen der Kultur wie den Japanern zugänglich waren, es weder zu dauernden geordneten Zuständen, noch zur Annahme von mehr als bloßen Äußerlichkeiten der europäischen Kultur gebracht. Dieses verschiedene Verhalten ist offenbar nur auf Unterschiede in der geistigen Begabung der betreffenden Bevölkerungselemente zurückzuführen. Die Neger auf Haiti zeigen die ihrer Rasse zukommende intellektuelle Inferiorität, die sie verhindert, das Wesen der europäischen Kultur sich anzueignen und zu verwerten. Die Japaner andrerseits standen schon vor der Modernisierung ihres Staatswesens annähernd auf derselben intellektuellen Stufe wie die europäischen Kulturvölker, obwohl sie kulturell hinter diesen zurückstanden.

Wir ersehen aus dem Angeführten, daß aus einem gegebenen Kulturzustande nicht ohne weiteres auf die Intelligenz der Kulturträger sich Schlüsse ziehen lassen und ein bestimmtes Verhältnis zwischen Kultur und Intelligenz nicht besteht. Dies wird noch klarer werden, wenn wir den Einfluß einzelner Kulturelemente auf das geistige Leben einer Bevölkerung einer Prüfung unterziehen. Es kann keinem Zweifel unterliegen, daß die wichtigsten Kulturfortschritte der ältesten Zeiten einen sehr bedeutenden Einfluß auf die Denkoperationen der Menschen äußerten. Lippert hat in treffender Weise dargetan, wie mit der allmählichen Ausdehnung der Lebensfürsorge die geistige Tätigkeit und das geistige Vermögen des Menschen wachsen mußten. „Es müssen," bemerkt der Autor, „besondere Schwierigkeiten der Lebenserhaltung gewesen sein, welche den ersten Anstoß zu einer zeitlichen Erweiterung der Lebensfürsorge gaben. Eine Gliederung dieser Fortschritte können wir kaum vornehmen, ebensowenig aber lassen sich einige wesentliche Etappen derselben ganz übersehen. Einen solchen Abschnitt bildete die Bereitung von Werkzeugen und Waffen über den Gebrauch des natürlichen Steines und Stabes hinaus. Nicht nur, daß mit dem Gebrauche von Werkzeugen die ganze Denktätigkeit des Menschen eine neue Richtung erhalten mußte; vorzugsweise in der dem Gebrauche vorangehenden Bereitung derselben lag jenes Moment der Vorsorglichkeit über den Augenblick hinaus. Die Notwendigkeit, nach wechselnden Jahreszeiten mit merklicherem Abstande für den Schutz des Leibes zu sorgen, wurde die weitere Lehrmeisterin auf diesem Wege. Sorglos schwelgt der Naturmensch in dem Überflusse von Früchten in der kurzen Zeit ihrer Reife; auf einer höheren Stufe beginnt er Vorräte zu sammeln, Vorkehrungen für die Erhaltung der fruchttragenden Pflanzen zu treffen, aber noch liegt der mühsame Anbau solcher in weiter Ferne. Auch diese weit fortgeschrittene Sorge schreitet wieder mit den kleinsten Zeiträumen beginnend zur Umfassung immer größerer fort. Nur einjährige Früchte von kürzester Vegetationsdauer bilden die Versuchsgegenstände des ersten Anbaues; erst am andern Ende der fortschreitenden Reihe steht der Weinstock und der Obstbaum, der eine vorausberechnende Fürsorge von Jahren erheischt. Der Stolz des Griechen, der auf den Anbau des Ölbaumes wie auf eine große Kulturtat seines Volkes blickte, war berechtigt. Parallel läuft eine gleichmäßig fortschreitende Erstreckung der Fürsorge zur Gewinnung von Fleischnahrung. Der Natur der Dinge entsprechend wendet sich dieser Fortschritt nicht ebenso gleichmäßig der Schaffung von Vorräten zu. Nur die Schneefelder des äußersten Nordens haben den Eskimo die Eisbewahrung, der heiße Steingrund den Afrikaner die Fleischdörrung gelehrt. Der Indianer erschöpfte alle Fürsorge auf die Erbeutung des Fleisches, für dessen Bewahrung blieb ihm keine. Dagegen erstreckten Völker der alten Welt ihre Fürsorglichkeit über den Fund und die Jagd hinaus und erfanden die Hegung des lebenden Tieres, seine Nutzung zu vielfachen Zwecken. Jede dieser Stufen spannte die Kräfte des Menschen für eine immer längere Dauer vor das anfangs so leicht dann immer schwerer belastete Gefährt der Lebensfürsorge; das menschliche Denken wurde immer weiter ab von den Gegenständen des Augenblicks geleitet, immer gewohnter, in selbständiger Tätigkeit mit Fernliegendem sich zu beschäftigen, der Wille gewöhnt, dem Antriebe von Vorstellungen zu folgen. Der Mensch mußte von Stufe zu Stufe ein anderer werden, nicht nur nach der Summe der erworbenen Fertigkeiten, sondern auch nach der Häufung seiner geistigen Fähigkeiten."

Ähnlich wie die fortschreitende Ausdehnung der persönlichen, mußte die Erweiterung der sozialen Lebensfürsorge, der Übergang von dem hordenartigen Zusammenleben zur Organisation eines primitiven Staatswesens und dessen weitere Ausbildung auf die geistigen Fähigkeiten des Menschen wirken. Es liegt nun aber nahe, daß, nachdem eine gewisse Kulturstufe (feste Wohnsitze, Ackerbau, Viehzucht, Verfertigung verschiedener Werkzeuge etc.) erreicht und damit für die Denktätigkeit eine ständige und ergiebige Anregungsquelle gewonnen war, die weiteren Kulturfortschritte die intellektuelle Entwicklung des Menschen nicht mehr in gleichem Maße zu fördern vermochten. Diese Fortschritte knüpften zumeist an Vorhandenes an und konnten daher die Denktätigkeit nicht mehr in neue Richtungen zwängen und das Urteilsvermögen nicht wesentlich erweitern. Für ihre Aufnahme und Verwertung genügten die alten Denkgeleise, und so wird es verständlich, daß manche Erfindungen von größter Tragweite zunächst wenigstens ohne auffälligen Einfluß auf das geistige Leben der Massen blieben. Dies gilt beispielsweise für die Erfindung des Buchdrucks im 15., wie die des Telegraphs und Telephons im verflossenen Jahrhundert. Für diejenigen, welche die Kunst des Lesens sich angeeignet hatten, erheischte die Benützung gedruckter Bücher keine neuen Fertigkeiten und für die Masse blieb der Buchdruck lange ohne direkten Nutzen, weil dieselbe zum größten Teile ohne Schulunterricht aufwuchs. Ähnlich verhielt es sich mit dem Telegraphen und Telephon in unserer Zeit. Jeder Bauer und jeder

Arbeiter ist imstande, sich dieser so wichtigen Verkehrsmittel zu bedienen. Dies erheischt jedoch seitens der Betreffenden keine eigenartigen, ungewohnten Denkoperationen und konnte daher auch bisher auf die Intelligenz dieser Bevölkerungselemente keinen merklichen Einfluß ausüben.

Man darf nicht übersehen, daß wir geistig auf den Schultern unserer Vorfahren stehen und ohne die Kenntnisse, die von diesen überliefert wurden, die meisten Erfindungen und Entdeckungen nicht möglich gewesen wären, welche in neuerer Zeit zu Kulturfortschritten führten. Ähnlich verhielt es sich in früheren Jahrhunderten. Das gewaltige Anwachsen des Wissens in neuerer Zeit ist andrerseits eine natürliche Folge des Umstandes, daß die wissenschaftliche Beschäftigung eine ungeheuere Ausdehnung gewonnen und dabei die Arbeitsteilung immer größere Fortschritte gemacht hat. Während früher ein Gelehrter das gesamte Gebiet der Naturwissenschaft sich anzueignen vermochte, ist gegenwärtig der tüchtigste Kopf kaum mehr imstande, eine einzige naturwissenschaftliche Disziplin (Chemie, Physik etc.) in allen ihren Zweigen gleichmäßig zu beherrschen. Eine der Mehrung unseres Wissens entsprechende Steigerung unserer geistigen Fähigkeiten anzunehmen, hiefür besteht keinerlei Veranlassung.

Die Arbeitsteilung, welche in der Wissenschaft mehr und mehr zu einer Spezialisierung der Leistungen der Einzelindividuen führte, hat sich im Bereiche des Handwerks und der Industrie schon lange in weitgehendem Maße vollzogen. Mit den Fortschritten unserer Kultur auf technischem Gebiete hat die Großindustrie bekanntlich das Handwerk mehr und mehr absorbiert und eingeengt. Während der gewerbliche Arbeiter früher eine Mannigfalt von Gegenständen erzeugte, ist er jetzt schon häufig darauf beschränkt, einen einzelnen Artikel herzustellen und dem Fabrikarbeiter fällt oft nur die Herstellung eines Teiles eines Artikels zu. Dementsprechend sind auch die geistigen Operationen, welche die gewerbliche und industrielle Tätigkeit erheischt, in manchen Beziehungen begrenzter und einfacher geworden. Wenn wir weiter berücksichtigen, daß gegenwärtig nicht nur die Teilung der Arbeit, sondern auch die Vervollkommnung der Werkzeuge und des Materials dem Arbeiter manche geistige Anstrengung erspart und in Bergwerken und in industriellen Etablissements viele Tausende durch eine zwar überaus mühsame, aber zugleich durch ihre Einförmigkeit geisttötende Beschäftigung ihr Brot verdienen, so wird man zugeben müssen, daß die Fortschritte unserer Kultur auch ihre Schattenseiten haben und manches, was mit denselben zusammenhängt, statt geistig anregend zu wirken, eher geeignet ist, das intellektuelle Niveau gewisser Bevölkerungskreise herabzudrücken.

Außerdem kommt in Betracht, daß vieles von dem, was man zu den Fortschritten unserer Kultur zählt, eine Bedeutung für das geistige Leben nicht erlangen konnte. Hieher gehört alles, was lediglich der Erhöhung und Verfeinerung des Lebensgenusses dient und alles, was lediglich auf Konvenienz beruht, die ganze Fülle von Äußerlichkeiten unserer Kultur. Die bequemere und hübschere Gestaltung der einzelnen Teile einer Wohnungseinrichtung, die Polsterung der dem Sitzen und Liegen dienenden Möbel, die Vermehrung des Tafelgerätes, die Verbesserung der Speisenzubereitung und die größere Abwechslung in den Bestandteilen der einzelnen Mahlzeiten, die größere Mannigfaltigkeit der Kleidung beider Geschlechter, dies alles sind schätzenswerte Dinge, aber einen fördernden Einfluß auf die intellektuellen Vorgänge kann man denselben nicht zuschreiben. Es sei, um ein auffälliges Beispiel anzuführen, hier nur erwähnt, daß in Deutschland erst im 16. Jahrhundert der Gebrauch der Gabeln aufkam und man sich vorher beim Essen zumeist der Finger bediente, da auch der Besitz von Messern gering war, während wir gegenwärtig nicht nur bei den einzelnen Gängen einer Mahlzeit die Bestecke wechseln, sondern auch für die verschiedenen Speisen besonders geformte Bestecke und Löffel benützen. Man kann jedoch nicht behaupten, daß der Gebrauch dieser Mannigfalt von Tischgeräten einen die Intelligenz steigernden Einfluß ausübt, und das gleiche gilt für die Verschiedenartigkeit der Toiletten, welche die Damen und Herren unserer Gesellschaft bei verschiedenen Gelegenheiten tragen und auf die von vielen Seiten so großes Gewicht gelegt wird. Auch manche an sich bedeutungsvolle kulturelle Fortschritte auf sozialem Gebiete haben das intellektuelle Niveau der Massen unverändert gelassen, so die Kranken- und Unfallversicherung, die Vermehrung der Krankenanstalten und anderer charitativer Einrichtungen.

Wir ersehen auch aus dem Angeführten, wie wir schon an früherer Stelle bemerkten, daß man aus der Höhe einer Kultur nicht ohne weiteres Schlüsse auf die Intelligenz ihrer Träger ziehen darf. Die Fortschritte, welche die Kultur eines Volkes aufweist, beruhen nicht lediglich auf erhöhter geistiger Produktivtiät desselben — sie können auch von außen übernommen sein — und wirken andrerseits auch nicht immer förderlich auf das intellektuelle Niveau der Massen.

□

Wenn wir nun nach diesen etwas weit abseits führenden Darlegungen zur Erörterung der Frage übergehen, inwieweit der Kulturfortschritt von der Zeit der Pfahlbauten bis zur Gegenwart die Annahme eines intellektuellen Fortschrittes und damit einer Abnahme der Dummheit rechtfertigt, so ergibt sich Folgendes:

Schon in der jüngeren Steinzeit, welcher ein Teil der in Mitteleuropa aufgefundenen Pfahlbaureste angehört, waren die Anfänge unserer Kultur in allen wesentlichen Elementen vorhanden. Die Menschen lebten zum Teil wenigstens in aus mehreren Holzhütten bestehenden Siedelungen in Gewässern oder auf dem Lande (Anfänge staatlicher Organisation) und befriedigten ihre Nahrungsbedürfnisse nicht nur durch Jagd und Fischfang, sondern auch schon durch Getreidebau, Viehzucht, Sammeln wildwachsender Früchte und Kultur von Obstbäumen*). Ihre Kleidung fertigten sie aus Tierfellen und Flachsgeweben; Werkzeuge verschiedenster und zum Teil recht zweckmäßiger Art wurden aus Stein, Holz und Knochen, und Gefäße aus gebranntem Thon hergestellt. Auch an Schmuck für Männer und Frauen fehlte es nicht. Die Anfänge von Gewerbe und Handel waren ebenfalls gegeben; es wurden Steinwerkzeuge nicht nur für den eigenen Bedarf, sondern auch für den Tauschhandel verfertigt und das Material hiezu teilweise aus entfernten Gegenden bezogen. Diese Kulturanfänge fanden in der Bronzezeit eine bedeutende Weiterentwicklung, die Bevölkerung war durchaus seßhaft, lebte in Dörfern und Einzelgehöften und betrieb Ackerbau und Viehzucht in ausgedehntem Maße. Waffen und Geräte, aus Bronze hergestellt, wurden mannigfaltiger, vollkommener und zum Teil mit Ornamenten versehen; auch die Schmuckgegenstände wurden zahlreicher und feiner ausgeführt. Metallgegenstände wurden sowohl durch Hausindustrie, wie durch wandernde Gießer für den Handel hergestellt, welcher der Bevölkerung die Erzeugnisse des Kunstfleißes und

*) Siehe Driesmann: Der Mensch der Urzeit, Stuttgart 1907.

die Naturprodukte fremder Länder zuführte. Die Bestattungsart weist auf das Bestehen gewisser religiöser Vorstellungen hin. Wir sehen, die Leistungen jener vorgeschichtlichen Bevölkerung auf landwirtschaftlichem, gewerblichem und kommerziellem Gebiete waren bereits von einer Art, daß sie uns geradezu Respekt einflößen müssen; ganz besonders gilt dies für die Menschen der jüngeren Steinzeit. Wenn wir bedenken, welche Schwierigkeiten die Herstellung einer brauchbaren Steinaxt haben mußte und wie sauer bei dem Mangel einer Säge schon das Fällen eines Baumes und dann die weitere Verarbeitung des Holzes zu Bauten und Geräten mit Steinwerkzeugen werden mochte, dann müssen wir gestehen, daß die Menschen jener Periode nicht bloß eine bereits sehr entwickelte Intelligenz, sondern auch ein hohes Maß von Willensenergie besitzen mußten. Lassen wir ungefähr 2 Jahrtausende vorübergehen und betrachten wir die Kultur- und Lebensverhältnisse der bäuerlichen Bevölkerung Deutschlands etwa im 11. Jahrhundert, die damals den weitaus größten Teil der Einwohnerschaft bildete und sich kulturell und intellektuell von den agrikolen Elementen im übrigen Mitteleuropa wohl nicht wesentlich unterschied, so ergibt sich folgendes Bild: Grund und Boden waren zu einem sehr großen Teil Eigentum des Adels und der Kirche geworden und ein bedeutender Prozentsatz der freien germanischen Bauern hatte sich in Hörige verwandelt — eine Veränderung, welche für deren geistige Kultur keineswegs vorteilhaft war. Die Landwirtschaft hatte Fortschritte gemacht. Neben dem Getreidebau wurden Gemüse- und Obstzucht eifrig betrieben und dem Flachsbau erhöhte Aufmerksamkeit geschenkt. Wohnstätten und Kleider waren verbessert worden; an Stelle der rohgezimmerten, einen einzigen Raum für Menschen, Vieh und Vorräte enthaltenden Hütte war ein Holzbau mit mehreren Abteilungen getreten, Wohnhaus, Viehstall und Scheune. Bei den vornehmeren Grundbesitzern gab es neben dem Wohnhaus (Herrenhaus) eine ansehnliche Zahl von Nebengebäuden. Ackergeräte und Hausrat waren jedoch immer noch sehr einfach. Die landwirtschaftliche Produktion war für den damaligen Bevölkerungszustand keineswegs reichlich, so daß in Jahren des Mißwachses zahlreiche Menschen zugrunde gingen. Die Fortschritte in der materiellen Kultur, die wir bei der bäuerlichen Bevölkerung jener Zeit finden, waren ihrer Art nach nicht geeignet, an das Denkvermögen der einzelnen Individuen höhere Anforderungen zu stellen, als die Kultur der jüngeren Stein- und der Bronzezeit. Die religiösen Vorstellungen, die durch die Einführung des Christentums den Massen beigebracht wurden, waren auch nicht den alten heidnischen Anschauungen gegenüber so überlegen, daß man denselben eine Hebung der geistigen Fähigkeiten zuschreiben könnte, und so ergibt sich, daß für die Annahme eines ausgesprochenen intellektuellen Fortschrittes bei den Massen der Abstand zwischen der Kultur der Stein- und Bronzezeit und der des 11. Jahrhunderts nach Chr. keine genügende Grundlage liefert. Damit möchte ich jedoch nicht andeuten, daß inbezug auf die Intelligenz auf deutschem Boden innerhalb des in Frage stehenden mehrtausendjährigen Zeitraums alles beim gleichen geblieben war. Es gab wohl schon unter der Bevölkerung der jüngeren Stein- und Bronzezeit mehr und weniger intelligente Elemente, doch fehlt es uns an Anhaltspunkten für die Annahme, daß erstere an einzelnen Orten stärker vertreten waren. Im 11. Jahrhundert hat dagegen bereits eine Art territorialer Auslese und stärkere Anhäufung der intelligenteren Elemente an einzelnen Plätzen begonnen. Es waren die Klöster und die Städte, welche eine besondere Anziehungskraft auf die begabteren Individuen ausübten. In den Klöstern wurden Künste und Wissenschaften kultiviert, soweit kirchliche Obliegenheiten und Broterwerb es gestatteten. Sie waren die Bildungsstätten auch für jene, die nach höherer geistiger Kultur strebten, ohne sich dem geistlichen Stande zu widmen. In den Städten, deren Bewohner zum Teil noch der Landwirtschaft oblagen, gaben Handel, gewerbliche Tätigkeit und geselliger Verkehr Anstoß zu regerem Geistesleben. Wenn man diese Umstände berücksichtigt, darf man es wohl als wahrscheinlich bezeichnen, daß im 11. Jahrhundert bereits die Zahl der intellektuell höher stehenden Individuen nicht bloß absolut, sondern relativ gewachsen war, und unter diesen sich manche befanden, die an geistigen Fähigkeiten die Angehörigen der Stein- und Bronzezeit weit überragten*).

Werfen wir unseren Blick nunmehr auf die Gegenwart, so bedarf es wohl keiner besonderen Darlegung, um den Abstand der Kultur der breiten Massen unseres Volkes von der im 11. Jahrhundert und in den besprochenen prähistorischen Perioden klar zu stellen. Wir haben hier vor allem den Umstand zu berücksichtigen, daß die Landwirtschaft im Erwerbsleben unseres Volkes nicht mehr dieselbe Rolle spielt wie früher, da ein sehr großer Teil unserer Bevölkerung durch die Industrie ihren Unterhalt gewinnt. Das Gleiche gilt für unsere Nachbarstaaten. Wenn wir

*) So gering wir die Scholastik einzuschätzen vermögen, so ist doch die Annahme wohl gerechtfertigt, daß das Denkvermögen der bedeutenderen Scholastiker erheblich über dem der Masse der Stein- und Bronzezeitmenschen stand. Im 11. Jahrhundert begegnen wir aber schon mehreren hervorragenden Scholastikern: Anselm von Aosta, Erzbischof von Canterbury, Roscelin und Wilhelm von Champeaux.

nun die Tätigkeit unserer bäuerlichen Bevölkerung, welche der derzeitige Stand der Landwirtschaft erheischt, einer Prüfung unterziehen, so ergeben sich keine Anhaltspunkte dafür, daß dieselbe ein erheblich höheres Maß von geistigen Kräften beansprucht, als die Beschäftigungen, denen die Bauern des Mittelalters und selbst die Menschen der jüngeren Stein- und Bronzezeit oblagen. Ziehen wir nur letztere in Betracht, so zeigt sich, daß ihre Beschäftigung eine mannigfaltigere war, als die der meisten Bauern der Gegenwart. Sie betrieben neben dem Getreidebau und der Viehzucht auch Jagd und Fischfang, was den bäuerlichen Grundbesitzern der Gegenwart nur selten möglich ist. Sie waren genötigt, sich Kleidungsstücke, Geräte und Werkzeuge selbst herzustellen, die der Landmann der Gegenwart zum größten Teile durch Kauf erwirbt. Sie mußten auch mancherlei Gefahren (wilde Tiere, feindliche Stämme) Rechnung tragen, die der heutige Bauer nicht kennt. Dieser ist dagegen genötigt, bei der Beschränktheit des Eigentums den Ertrag seines Grundbesitzes möglichst zu steigern, und wenn er nicht zu Schaden kommen will, sich um den lokalen Bedarf an landwirtschaftlichen Produkten und den Preis dieser zu kümmern, was jedoch keine schwierigen geistigen Prozesse erheischt. Das Plus und das Minus an intellektuellen Leistungen dürften im vorliegenden Falle sich ausgleichen. Trotzdem können wir uns nicht zu der Annahme verstehen, daß der Bauer der Gegenwart noch völlig auf gleichem intellektuellen Niveau mit seinen mittelalterlichen und prähistorischen Vorfahren sich befinde. Der intellektuelle Fortschritt, der bei ihm zutage tritt, steht jedoch, wie ausdrücklich hervorgehoben werden muß, in gar keinem Verhältnisse zu dem Fortschritte unserer Kultur seit den in Frage stehenden Perioden und ist in anderen Umständen als seiner Tätigkeit begründet. Der Landmann genießt gegenwärtig wie der Städter einen Volksschulunterricht, den seine mittelalterlichen Vorfahren nicht kannten. Der Dienst im Heere erweitert seinen Gesichtskreis; die Bedürfnisse der Gemeinde, der er angehört, die Steuern und Abgaben, die er für Kreis und Staat zu entrichten hat, veranlassen ihn, sich auch mit öffentlichen Angelegenheiten zu beschäftigen. Mehr noch als alle diese Umstände spricht eine andere Tatsache für einen gewissen intellektuellen Fortschritt der ländlichen Bevölkerung. Ein großer Teil der intelligenteren Elemente der städtischen Bevölkerung ist bäuerlichen Ursprungs, und nicht selten sehen wir direkt aus dem Bauernstande bedeutende Künstler, Gelehrte und treffliche Beamte hervorgehen. Es weist dies darauf hin, daß die intelligenteren Elemente in der Landbevölkerung zugenommen haben, wenn auch der intellektuelle Fortschritt, den diese im großen und ganzen aufweist, nur gering sein mag.

Wenn wir die geistigen, mit der Beschäftigung verknüpften Leistungen der gewerblichen, Industrie- und Bergwerksarbeiter der Gegenwart demselben Vergleiche unterziehen, wie die der bäuerlichen Bevölkerung, so kommen wir zu keinem wesentlich verschiedenen Resultate. Es ist wohl nicht zu leugnen, daß einzelne Gewerbe, z. B. Mechanik, Uhrmacherei, Kunstschlosserei, zum Teil wenigstens kompliziertere geistige Tätigkeiten erheischen als die Arbeit, welche der Pfahlbauer verrichtete; bei anderen gewerblichen und einem großen Teile der Industriearbeiter ist eher das Gegenteil der Fall, und wenn wir trotzdem bei der Arbeiterklasse einen gewissen intellektuellen Fortschritt nicht in Abrede stellen können, so sind hiefür dieselben Gründe maßgebend, wie bei der bäuerlichen Bevölkerung. Bei den Arbeitern kommt noch in Betracht, daß ein großer Teil derselben in Städten lebt und den anregenden Einflüssen der Stadt unterliegt, sowie, daß bei denselben die stetig wachsende Anteilnahme an Organisationen sich als ein die geistige Kultur wesentlich förderndes Moment erwiesen hat. Ferner darf nicht unberücksichtigt bleiben, daß ein erheblicher Teil der intelligentesten Elemente der städtischen Bevölkerung auch aus dem Arbeiterstande hervorging und insbesondere manche der tüchtigsten Köpfe in den industriellen Kreisen ihre Laufbahn als einfache Arbeiter begannen.

□

Auch die Entwicklung der deutschen Sprache, welche uns Friedr. Kluge in seinem etymologischen Wörterbuche trefflich veranschaulicht, spricht für einen Fortschritt der Intelligenz der mitteleuropäischen Bevölkerung im Laufe der letzten Jahrtausende. Wenn wir uns fragen, was unter Intelligenz zu verstehen ist, so finden wir als das Wesentliche den Besitz einer Anzahl von Begriffen und die Fähigkeit, mit denselben zu operieren. Der Reichtum an Begriffen, den ein Individuum besitzt, ist nicht für den Grad seiner intellektuellen Begabung maßgebend, da der Erwerb von Begriffen von den äußeren Verhältnissen, in welchen das Individuum lebt, abhängt. Ein sehr beschränkter Städter kann daher eine Anzahl von Begriffen besitzen, die dem in einem abgelegenen Dorfe Aufgewachsenen fehlen; letzterer mag jedoch seinen geringeren Begriffsschatz in einer Weise verwerten, die dem Städter unmöglich ist, und sich diesem intellektuell überlegen zeigen. Der Begriffsschatz eines Volkes gibt dagegen einen gewissen Index für die intellektuelle Entwicklung desselben ab, da er das Produkt der Denktätigkeit einer

Masse darstellt. Die Bestandteile einer Sprache sind lediglich konventionelle Lautsymbole für vorhandene Begriffe, und wir können daher aus dem Wortschatze einer gewissen Zeitperiode gewisse Schlüsse auf den Stand der Intelligenz ziehen. Es darf dabei allerdings nicht übersehen werden, daß der Wortschatz einer gewissen Zeit nicht Eigentum eines jeden Einzelindividuums ist. Man hat z. B. berechnet, daß ein englischer Holzarbeiter für seine sprachliche Betätigung nur 500 Wörter braucht, eine höchst geringe Zahl im Vergleiche zu dem Wortreichtum der englischen Sprache. Allein wenn auch nur die intelligentesten Elemente der Bevölkerung über den ganzen Wortschatz ihrer Zeit verfügen, kann dieser immerhin noch als ein gewisser Index für die Intelligenzstufe derselben betrachtet werden. Wenn wir die Entwicklung der deutschen Sprache verfolgen, finden wir eine stetige Zunahme des Wortschatzes vom Indogermanischen bis zum Neuhochdeutschen, eine Zunahme, die nicht lediglich auf autochthonen Worterzeugnissen, sondern zum Teil auf Entlehnungen aus fremden Sprachen beruht. Kluge weist insbesondere auf die bedeutende Bereicherung hin, welche der deutsche Wortschatz durch die Berührung der Germanen mit der römischen Kultur erfahren hat. Indes wenn auch die Bereicherung des Wortschatzes auf eine Erweiterung des geistigen Horizontes hinweist, so darf der hiedurch erzielte intellektuelle Gewinn doch nicht allzu hoch veranschlagt werden. Die Fortschritte auf dem Gebiete der Technik und des Verkehrswesens haben in neuerer Zeit zur Bildung einer Menge von Begriffen mit entsprechenden Bezeichnungen geführt, denen man einen Einfluß auf das intellektuelle Niveau der Massen nicht zuschreiben kann. Für die Sprache als Kulturfaktor gilt, was für die Kultur im allgemeinen hervorgehoben werden mußte: Wenn wir auch aus ihrer Entwicklung vom Indogermanischen bis zur Gegenwart auf einen intellektuellen Fortschritt schließen dürfen, so haben wir doch keine Berechtigung zu der Annahme, daß letzterer, soweit die Massen in Betracht kommen, in einem gewissen Verhältnisse zur Entwicklung der Sprache steht. Es geht dies schon aus dem Umstande hervor, daß den Massen nur ein beschränkter Teil des in unserer Sprache enthaltenen Wortschatzes zu Gebote steht.

□

Als ein Argument, welches ebenfalls für ein allmähliches Anwachsen der Intelligenz sprechen soll, wurde von Buschan*) das Ergebnis vergleichender Untersuchungen des Binnenraumes von Schädeln aus verschiedenen Zeiträumen von der jüngeren Steinzeit bis zur Gegenwart angeführt. Der Schädelbinnenraum entspricht dem Volumen des Gehirns und man darf, wie Buschan mit Recht betont, annehmen, daß dieses Organ wie andere Organe erhöhten funktionellen Anforderungen, die an dasselbe gestellt werden, sich mehr und mehr akkommodiert. Dies geschieht durch Wachstum und Verfeinerung der Organisation. Wenn auch bei dem Einzelindividuum der Einfluß vermehrter geistiger Tätigkeit auf die Beschaffenheit, speziell den Umfang des Gehirns nur ein sehr geringer sein kann**), so ist doch der Gedanke nicht abzuweisen, daß eine höhere Anspannung der Geisteskräfte, durch eine lange Reihe von Generationen fortgesetzt, allmählich zu einer

---

*) Buschan: „Gehirn und Kultur," Wiesbaden 1905. Grenzfragen des Nerven- und Seelenlebens Nr. XLIV.

**) Da das Schädelwachstum beim Menschen mit dem 21. Lebensjahre abgeschlossen ist, ist eine Zunahme des Gehirnumfangs infolge erhöhter geistiger Tätigkeit nach dieser Zeit ebenfalls nur in sehr geringem Maße möglich.

ausgeprägten Volumenzunahme führen mußte, die in der Größe des Schädelbinnenraumes ihren Ausdruck fand. Gegen diese Auffassung wurde allerdings die Theorie, daß erworbene Eigenschaften nicht vererbt werden können, von einzelnen Seiten geltend gemacht. Diese Theorie ist jedoch schon lange durch eine Reihe von Beobachtungen, insbesondere solche auf pathologischem Gebiete widerlegt, und wir werden an späterer Stelle sehen, daß die Annahme, welche in der geistigen Tätigkeit die Haupttriebkraft für die Fortschritte der Gehirnentwicklung vom Urmenschen bis zum Kulturmenschen der Gegenwart erblickt, ungleich mehr für sich hat, als die Hypothesen, die man derselben entgegenstellte.

Vergleichende Untersuchungen über aus verschiedenen Epochen stammende Schädel einer bestimmten Bevölkerung wurden zuerst von Broca und Topinard unternommen. Broca benützte das Schädelmaterial aus Pariser Kirchhöfen und verglich eine Reihe von Schädeln aus einer Grabstätte, die dem 13. Jahrhundert angehörte, mit solchen, die aus einem Kirchhofe des 19. Jahrhunderts entnommen waren Er glaubte aus seinen Befunden schließen zu dürfen, daß im Laufe der Jahrhunderte der Schädelinhalt, d. h. das Gehirn der Pariser Bevölkerung erheblich zugenommen habe. Die mittlere Kapazität der untersuchten neuzeitlichen Schädel war um 35,55 ccm größer als die der mittelalterlichen. Topinard, der Brocas Untersuchungen fortsetzte, kam zu ähnlichen Resultaten. Beide Beobachter wollten das Anwachsen des Schädelbinnenraumes auf Zunahme der Intelligenz und Kultur der Pariser Bevölkerung zurückführen.

Umfassendere, hieher gehörige Untersuchungen, die auch nach einer zuverlässigeren Methode ausgeführt wurden, hat Buschan vorgenommen. Der Autor stellte sich als Aufgabe, zunächst für die französische Bevölkerung zu ermitteln, ob von der jüngeren Steinzeit, aus der namentlich in Frankreich zahlreiche Schädel erhalten sind, bis zur Gegenwart eine Zunahme des Schädelbinnenraumes stattgefunden hat, die sich als eine Folge fortschreitender Kultur deuten ließe. Zu diesem Zwecke trug er aus der Literatur die Kapazitätszahl neolithischer Schädel Frankreichs zusammen und verglich diese Ziffern mit den von Broca gefundenen entsprechenden Werten von Schädeln des Mittelalters und der modernen Pariser Bevölkerung. Der Autor glaubte hiemit „der Forderung, auf einer geographisch möglichst umgrenzten und gleichzeitig im allgemeinen homogenen Bevölkerung seine Untersuchungen aufgebaut zu haben, möglichst Rechnung zu tragen“.

Das Ergebnis stellt sich nun für Frankreich folgendermaßen: Bei den 188 neolithischen Schädeln fällt die höchste Anzahl (30 %) auf die Gruppe 1301—1400 ccm, bei den Parisern des 12. Jahrhunderts (37 %) auf die nächst höhere Gruppe 1401—1500 ccm und bei den modernen Parisern wird der höchste Prozentsatz (47 %) noch weiter nach oben verschoben, nämlich in die Gruppe 1501—1600 ccm. Unter 1200 ccm Kapazität waren bei den Steinzeitschädeln 17 %, unter 1300 ccm 21 % anzutreffen; hingegen war kein Schädel der beiden weiteren Abteilungen an einer so niedrigen Ziffer beteiligt. Umgekehrt ging über 1700 ccm kein neolithischer Schädel hinaus, über 1800 kein Schädel des 12. Jahrhunderts, wohl aber noch 5 % der modernen Pariser Bevölkerung. Buschan hat seine Untersuchung auch auf rheinländische Schädel ausgedehnt und dabei als Material aus der neolithischen Zeit 33 Schädel des Wormser Paulus-Museums, 36 Schädel aus den ersten Jahrhunderten nach Chr., 390 Schädel des 10. bis 12. Jahrhunderts und 429 Schädel der modernsten Zeit, alle im Rheingebiet gefunden, verwertet. Das Resultat stimmt nicht mit dem überein, was die Prüfung der französischen Schädel ergeben hatte. „Einen Horizontalumfang über 515 mm wiesen unter den Schädeln der jüngeren Steinzeit 45%, aus der Zeit nach Christus 61%, des 10. bis 12. Jahrhunderts 44%, des Mittelalters 54% und der Neuzeit 52,1% auf; für die Maße unter 515 mm lauten die entsprechenden Zahlen 54,6%, 38,3%, 55,8%, 45,9% und 47,9%. Hieraus wäre zu folgern, daß im ganzen die Schädelkapazität von der jüngeren Steinzeit bis zur Gegenwart nur sehr wenig zugenommen hat, während einzelner Perioden innerhalb dieses Zeitraums zurückging und daß die barbarischen Germanen um die Zeit von Christi Geburt größere Schädel besaßen, als die Rheinländer der Gegenwart.

Gegen die Folgerungen, welche Buschan aus den angeführten Befunden zieht, „daß zunehmende Kultur das Hirnvolumen vermehrt und den Menschen durch Steigerung seiner geistigen Fähigkeiten auf eine höhere Intelligenzstufe erhebt", sind von Röse*) und Woltmann gewichtige Einwände erhoben worden. Beide Autoren bestreiten, daß die Kultur das Gehirn vergrößert und die Zunahme sich auf die Nachkommenschaft vererbt. Woltmann will aber damit keineswegs leugnen, „daß in einer kulturell hochdifferenzierten Gesellschaft die Gehirne größer sind, als in einer weniger entwickelten". Aber dies hat nach seiner Ansicht seine Ursache in Keimvariationen und Auslese und darauf beruhender erblicher Steigerung von Gehirnvariationen. Diese Gehirne sind es, welche nach seiner Meinung die Kultur schaffen und erhöhen. Belege für diese Behauptungen

---

*) Röse, Archiv für Rassen- und Geschlechtsbiologie 1905, S. 746 u. f.

Woltmann, Politisch-anthropologische Revue, 5. Jahrgang, S. 401.

werden jedoch von dem Autor nicht beigebracht. Gegen die Buschansche Annahme, daß bei der französischen Bevölkerung der Binnenraum des Schädels, d. h. das Gehirnvolumen unter dem Einfluß der Kulturentwicklung zugenommen habe, macht Woltmann geltend, daß die zum Vergleiche herangezogenen neolithischen, mittelalterlichen und neuzeitlichen Schädel verschiedenen Rassen angehörten, daß speziell die Zunahme des Schädelbinnenraumes vom Mittelalter bis in die Neuzeit auf die Kreuzung der langköpfigen mit der kurzköpfigen, alpinen Rasse zurückzuführen sei und mit den Fortschritten der Kultur nichts zu tun habe. Eine gewisse Stütze erfährt diese Annahme durch die Angabe Kollmanns, daß die heute bestehenden Menschenrassen innerhalb der letzt verflossenen 5000 Jahre in ihrer äußeren Gestalt keine nennenswerte Veränderung erfahren haben und eine solche auch an Schädeln und Skeletten der jüngeren Steinzeit kaum nachweisbar ist.

Auch Müller de la Fuente*) erklärt, „daß man nicht angeben könne, ob in historischer Zeit, also etwa innerhalb der letzten 10000 Jahre beim männlichen Gehirne sich meßbare Fortschritte gezeigt haben, da sich die Schädel der ältesten Epoche nicht bloß der historischen, sondern auch der prähistorischen jüngeren Steinzeit bezüglich ihrer Kapazität gegen die der jetzigen wenig oder nicht geändert haben**).

Die Einwände, welche Woltmann gegen die Ansicht Buschans erhob, daß die Zunahme der Schädelkapazi-

*) Müller de la Fuente: „Die Vorgeschichte der Menschheit." Wiesbaden 1906, S. 131.

**) Die Fassung obigen Satzes kann nicht als ganz einwandfrei bezeichnet werden. Der Autor wollte wohl sagen, daß sich die Schädel der neueren Zeit gegen die der ältesten Epoche wenig oder nicht geändert haben.

tät in Frankreich von der jüngeren Steinzeit bis zur Neuzeit mit den Fortschritten der Kultur in Zusammenhang steht, können nicht als ganz unstichhaltig bezeichnet werden. Die Möglichkeit, daß die verglichenen Schädel der verschiedenen Perioden nicht lediglich von Angehörigen ein und derselben Rasse stammen, ist nicht ganz auszuschließen. Die bei der rheinländischen Bevölkerung ermittelten Tatsachen sprechen auch keineswegs dafür, daß die Schädelkapazität entsprechend der Höhe der Kultur zunimmt. Dagegen erweist sich die Auffassung Woltmanns, die auch von Roese und Müller de la Fuente geteilt wird, daß die Fortschritte der Gehirnentwicklung lediglich auf Keimvariationen beruhen und eine erbliche Übertragung erworbener Eigenschaften hiebei nicht in Frage kommt, bei näherer Prüfung als völlig haltlos. Wenn auch durch Keimvariationen eine Zunahme des Gehirns zufälligerweise zustande kommen mochte, ist doch nicht anzunehmen, daß diese im einzelnen Falle erheblich war. Die geringe Volumenzunahme des Gehirns und die sie begleitende Intelligenzsteigerung konnte auf dem Wege der Vererbung auf Nachkommen übergehen und den betreffenden Individuen eine Überlegenheit im Kampfe ums Dasein verschaffen, die zu einer Art Auslese führte. Diese Möglichkeiten müssen zugegeben werden, allein es ist keineswegs sicher, daß das fragliche Resultat der Keimvariationen bezüglich des Gehirns sich dauernd erhalten konnte, wenn dasselbe nicht durch Vererbung erworbener Eigenschaften gestützt wurde. Bei Ausfall des letzteren Momentes mußte jeder weitere Fortschritt der Gehirnentwicklung von einer zufälligen neuen Keimvariation abhängen und bei Festhaltung dieser Annahme ließe sich der Schluß nicht abweisen, daß lediglich eine unübersehbare Kette von Zufälligkeiten der Keimvariation den Menschen auf die Höhe der gegenwärtigen Gehirn-

und Geistesentwicklung gebracht hat. Es bedarf keiner langen Ausführung, die Schwächen dieser Auffassung darzutun. Wir wollen nicht in Abrede stellen, daß Zufälligkeiten der Keimvariationen bei den Fortschritten der Gehirnentwicklung vom Urmenschen bis zum Kulturmenschen der Gegenwart eine Rolle gespielt haben mögen. Diese Variationen aber als ausschließliche Ursachen der Weiterentwicklung des Gehirns zu betrachten und der geistigen Arbeit der Einzelindividuen jeden Einfluß hierauf abzusprechen, hiefür besteht keinerlei Berechtigung. Wir wissen, daß wie Einzelindividuen, auch Familien, Stämme, Völker sich nicht bloß durch allgemeine intellektuelle Begabung, sondern auch durch die Entwicklung einzelner besonderer Anlagen (Musik, Tanz, Kunstfertigkeiten, Handel etc.) auch durch Charaktereigentümlichkeiten unterscheiden. Diese Differenzen können aber niemals durch Zufälligkeiten der Keimvariation, sondern nur durch Vererbung erworbener Eigenschaften erklärt werden.

Für den von Dubois auf Java entdeckten Schädelrest des Pithecanthropus erectus, der nach der Ansicht vieler Forscher eine Übergangsform vom Affen zum Menschen bildet, wurde eine Kapazität von annähernd 1000 ccm berechnet, für die Schädel der ältesten Einwohner Europas eine solche von ungefähr 1200 ccm. Unter den französischen Schädeln aus der jüngeren Steinzeit entfiel dagegen, wie wir sahen, der größte Prozentsatz auf die Kapazität von 1300—1400 und einzelne erreichten eine solche bis zu 1700. Wenn man die Größe dieser Abstände berücksichtigt, wird man der Übertragung erworbener Eigenschaften, einem Faktor, der sich kontinuierlich geltend machen konnte, einen weit größeren Anteil an der Überbrückung derselben zuerkennen müssen, als den Zufälligkeiten der Keimvariationen, über deren Tragweite und Wiederholung wir völlig im Unklaren sind.

Man könnte nun fragen, wie es kommt, daß in den Jahrtausenden seit der jüngeren Steinzeit das Gehirn des Europäers keine erhebliche Volumenzunahme erfahren haben soll, wenn wir doch allen Grund zu der Annahme haben, daß die geistige Arbeit die Weiterentwicklung des Gehirns fördert. Auf diese Frage ist zunächst zu bemerken, daß wenn auch die Masse des Gehirns bei den Kulturvölkern seit der jüngeren Steinzeit keine auffällige Zunahme erfahren hat, daraus noch keineswegs zu folgern ist, daß das Gehirn auf der gleichen Stufe der Entwicklung verblieben ist. Man darf, wie wir schon an früherer Stelle betonten, die Bedeutung der Masse des Gehirns für die geistige Leistungsfähigkeit nicht überschätzen. Für diese kommt auch die feinere Organisation des Gehirns wesentlich in Betracht, und es ist wenigstens sehr wahrscheinlich, daß letztere seit der jüngeren Steinzeit eine Vervollkommnung erfahren hat, die sich allerdings nicht genauer nachweisen läßt. Außerdem ist zu berücksichtigen, daß der Fortschritt inbezug auf Kultur und Intelligenz vom Neanderthaler*) zum Pfahlbauern weit größer ist und dementsprechend auch viel bedeutendere Zeiträume erheischte, als der von letzterem zum bäuerlichen Kulturmenschen der Gegenwart. Penk berechnete die Dauer der paläolithischen Periode (ältere Steinzeit), die von der jüngeren durch die mesolithische getrennt ist, auf 200 000 Jahre. Die Ansichten über die Dauer der jüngeren Steinzeit schwanken; man kann nur sagen, daß sich dieselbe vom 2. Jahrtausend vor Chr. über eine Mehrzahl von (5—8) Jahrtausenden, also einen im Vergleiche zur paläolithischen Periode kurzen Zeitraum erstreckte.

Der Neanderthaler wohnte ausschließlich in Höhlen; er besaß zwar schon einige Geräte und Waffen aus

*) Vergl. S. 210.

Stein und Holz, doch ist es fraglich, ob er schon eine Bekleidung auch nur aus Tierfellen besaß. Was dagegen der Pfahlbauer in der jüngeren Steinzeit, noch mehr in der Bronzezeit erreicht und geleistet hat, haben wir gesehen, und ich glaube, daß dieses tüchtige Geschlecht, wenn es wieder aufleben könnte, sich auch den derzeitigen Kulturverhältnissen wohl anpassen und in seinen Leistungen hinter den Bauern der Gegenwart nicht erheblich zurückstehen würde.

Wir haben uns im Vorhergehenden mit den Tatsachen beschäftigt, welche für eine Zunahme der Intelligenz der Massen sprechen oder wenigstens in diesem Sinne gedeutet wurden. Daneben mangelt es jedoch, wie wir schon an früherer Stelle bemerkten, nicht an Umständen, welche darauf hinzuweisen scheinen, daß das intellektuelle Niveau der Massen wenigstens seit einer Reihe von Jahrhunderten sich nicht wesentlich geändert hat. In erster Linie kommen hier die Lebensgewohnheiten des größeren Teils unserer und überhaupt der mitteleuropäischen Bevölkerung in Betracht. In der Art und Weise, wie der Einzelne seinem Berufe obliegt — wir haben hier speziell die Landwirtschaft und das Gewerbe im Auge —, zeigt sich wohl der Einfluß einer vorgeschrittenen Kultur bald in größerem, bald in geringerem Maße. Allein wir haben bereits gesehen, daß die Beschäftigung des Landmannes wie die des gewerblichen und industriellen Arbeiters im Großen und Ganzen auf eine Hebung des intellektuellen Niveaus nicht schließen läßt. Es erheischt ja beispielsweise kein höheres Maß von Verstandestätigkeit, wenn der Landmann unserer Tage eine Dreschmaschine gebraucht und der Handwerker mit verbesserten Arbeitsgeräten seine Erzeugnisse herstellt. Eine Beschäftigung, die nicht dem Erwerb oder der Erhaltung des Erworbenen dient, ein Streben nach höheren Genüssen, nach

Bildung um dieser selbst willen, finden wir dagegen bei dem überwiegenden Teile der unteren Volksschichten, besonders bei der ländlichen Bevölkerung noch immer wenig verbreitet. Wir müssen hier dahingestellt sein lassen, inwieweit dieser Übelstand mit unseren wirtschaftlichen Verhältnissen zusammenhängt. Es will mir aber nicht scheinen, daß speziell die Art und Weise, in welcher der größere Teil unserer Landbevölkerung noch seine Sonn- und Feiertage feiert — Essen und Trinken spielen hier neben dem Kirchgang noch die Hauptrolle, insbesondere das Trinken — durch mißliche wirtschaftliche Zustände bedingt ist. Auch bei der städtischen Arbeiterbevölkerung ist nicht in Abrede zu stellen, daß das, was dieselbe für geistige Genüsse aufwendet, in keinem Verhältnis zu dem steht, was dem Götzen Alkohol geopfert wird, und dies ist um so bedauerlicher, als fast um den Preis eines Seidels Bier heutzutage bedeutende Werke unserer und der ausländischen Literatur erworben werden können.

Auch die Verbreitung, welche der Wunderglaube, d. h. der Glaube an die Möglichkeit eines den Naturgesetzen nicht entsprechenden Geschehens durch Eingreifen übernatürlicher Mächte heutzutage noch besitzt, spricht gegen einen intellektuellen Fortschritt der Massen. Unter den religiösen Vorstellungen der alten Germanen spielte der Wunderglaube keine hervortretende Rolle, wenn sie auch geisterhafte Wesen annahmen, die, zwischen Menschen und Göttern stehend und mit übermenschlichen Kräften ausgestattet, wohl imstande waren, Wunder zu vollbringen (Elfen, Riesen, Kobolde etc.). Durch die Einführung des Christentums, welche den Heiligen- und Reliquienkultus mit sich brachte, wurde die Ausbreitung des Wunderglaubens mächtig gefördert. Die Reliquienverehrung erreichte einen Grad, daß sich ein schwunghafter und sehr lukrativer Handel mit solchen Objekten entwickelte und sich lange Zeit erhalten konnte. Neben den Reliquien wurden aber auch den verschiedensten anderen Objekten, die geweiht worden waren oder von bestimmten Orten herrührten, Wunderkräfte zugeschrieben. Auch viele höhere geistliche Würdenträger und weltliche Machthaber (die Könige von Frankreich und England) standen im Rufe der Wundertätigkeit. Hat sich der Wunderglaube in diesem Umfange auch nicht erhalten, so ist doch nicht zu verkennen, daß er in der Psyche des Volkes noch immer tiefe Wurzeln besitzt und sich zum Teil in Formen äußert, wie im antiken Heidentum*). Im Museo nationale in Neapel findet sich im Souterrain ein Schrank, welcher die in den Tempeln von Pompeji gefundenen Votivgaben enthält. Wir sehen da die verschiedenen Körperteile in Ton abgebildet, Hände und Füße, Arme und Beine, Brüste, Köpfe und wachsstockartige Gebilde, welche, wie man mir sagte, den Uterus darstellen sollten. Ähnliche Abbildungen verschiedener Körperteile, zumeist aus Wachs gefertigt, fand ich als Votivgaben in verschiedenen Wallfahrts-

*) Ich möchte nicht mißverstanden werden. Da der Wunderglaube allen positiven Religionen angehört, läßt sich aus dessen Bestehen allein noch kein Schluß auf die Intelligenz des Individuums ziehen. Ein Mensch, welcher theoretisch das Wunder für möglich hält, kann sich jedoch dem einzelnen Faktum gegenüber sehr skeptisch verhalten, und selbst die höchsten katholischen Kirchenbehörden sind in der Annahme von Wundern in neuerer Zeit sehr zurückhaltend geworden. Was wir als gegen einen Fortschritt der Intelligenz sprechend erachten, ist nicht die Fortexistenz des Wunderglaubens an sich, sondern die weitverbreitete Leichtgläubigkeit und Kritiklosigkeit, mit welcher Wunder auch in Fällen angenommen werden, in welchen eine natürliche Erklärung des Sachverhaltes völlig ausreicht, oder das in Frage stehende Faktum überhaupt nicht stattgefunden hat, wie bei den meisten Wunderheilungen.

kirchen in Bayern und Tirol; nur waren daneben in letzteren auch die Krücken zahlreich vertreten, die ich unter den pompejanischen Votivgaben vermißte. Denjenigen, welche einzuwenden bereit sind, daß sich der Wunderglaube auf Gegenden mit rückständiger katholischer Bevölkerung beschränke, müssen wir erklären, daß sie sich in einem Irrtum befinden. Der Wunderglaube ist auch in den Ländern mit vorwaltend protestantischer Bevölkerung, wenn auch hier in etwas weniger naiven Formen, noch sehr verbreitet. Die Anhängerschaft, welche die Gebetsheilungen in Amerika, England und der Schweiz besitzen und die Revivals*) in Amerika, die zeitweilig einen epidemischen Charakter annahmen, sprechen hiefür zur Genüge, ebenso die Erörterungen über das „Wunder" in Björnsons**) Schauspiel „Über unsere Kraft", in welchen sich die durch einen Zufall in Sangs Haus geratene Gesellschaft von Geistlichen unter dem Vorsitze eines Bischofs ergeht.

An den Wunderglauben schließt sich der Aberglaube verschiedenster Art an, welcher ebenfalls unter den Massen heutzutage noch große Verbreitung besitzt und, wie wir gesehen haben, auf dem Boden der Beschränktheit in besonderem Maße gedeiht. Endlich

---

*) Unter „Revival" (englisch wörtlich: Wiederaufleben) ist eine Bekehrungsversammlung zu verstehen; solche Versammlungen werden in Amerika sowohl in Kirchen, wie im Freien (camps meetings) abgehalten. S. Weiteres in meinem Werke: „Hypnotismus", Handbuch der Lehre von der Hypnose und Suggestion S. 479.

**) Björnson: „Über unsere Kraft" S. 82.

Kröjer: „Ich habe es mir so gedacht: Das Übernatürliche ist in dem Grade ein ererbtes Bedürfnis in dem Menschen geworden, daß, wenn wir ihm auf die eine Weise wiederstehen —."

Blank: „So kommt es auf eine andere: Wie ich es mir gedacht habe."

kommt in Betracht, daß die religiösen Vorstellungen eines Teils der römisch- und griechisch-katholischen Bevölkerung sich in intellektueller Hinsicht nicht über den antiken Götterkultus erheben.

Wenn wir die im Vorstehenden angeführten zwei Reihen von Tatsachen einer Prüfung unterziehen, so müssen wir zu der Auffassung gelangen, daß wir noch keine Ursache haben, auf den Fortschritt der Intelligenz, i. e. die Abnahme der Dummheit der Massen im Laufe der letzten Jahrtausende besonders stolz zu sein. Wir wollen eine gewisse Hebung des intellektuellen Niveaus der Masse unserer Bevölkerung keineswegs leugnen, allein diese Hebung ist weder so bedeutend, noch so verbreitet, als man vielfach anzunehmen geneigt ist. Der Fortschritt, der im Laufe der Jahrtausende in Deutschland und Mitteleuropa sich vollzogen hat, ist weniger in einer Steigerung der geistigen Fähigkeiten der Gesamtbevölkerung, als in dem Anwachsen der intelligenteren Kreise innerhalb derselben zu suchen. Vergleichen wir die gegenwärtige Verteilung der Einwohnerschaft Deutschlands auf Stadt und Land und die einzelnen Berufskreise und das Verhältnis der Kopfarbeiter zu den Handarbeitern mit den Zuständen im Mittelalter, so ergibt sich wenigstens mit größter Wahrscheinlichkeit, daß der besser begabte und gebildete Teil der Bevölkerung nicht bloß absolut, sondern auch relativ bedeutend angewachsen ist. Dies ist in erster Linie auf die Mehrung und größere Ausdehnung der Städte seit dem Mittelalter zurückzuführen, in welchen kommerzielle, gewerbliche und künstlerische Tätigkeit ein höheres Maß geistiger Regsamkeit erheischen; des weiteren auf die fortschreitende Ausbildung der staatlichen Organisation und des Heerwesens, die eine Vermehrung der Beamten und die Entwicklung eines besonderen

Offizierstandes zur Folge hatte; endlich auch und nicht zum geringsten Teile auf die Hebung des gesamten Unterrichtswesens, insbesondere im 18. und 19. Jahrhundert, durch welche höhere Bildung einer ungleich größeren Zahl von Individuen zugänglich gemacht wurde als früher. Die Veränderungen, welche die Kultur und das Erwerbsleben in den Jahrhunderten nach dem Mittelalter erfuhren, hatten einen erhöhten Bedarf an besser begabten Arbeitskräften zur Folge — im Kampfe ums Dasein siegte ja nicht mehr die rohe Gewalt, sondern der überlegene Verstand — und diesem Bedarf wurde nicht nur durch Einwandern intelligenterer Elemente vom Lande in die Städte, sondern auch dadurch Genüge geleistet, daß die Städter ihrer eigenen geistigen Kultur und der ihrer Nachkommen größere Sorgfalt zuwandten und auch bei der Gattenwahl das intellektuelle Verhalten nicht ganz unberücksichtigt ließen. So mußte es, da in den Städten nicht nur Handel, Gewerbe und Industrie sich mehr und mehr entwickelten, sondern auch die höheren Unterrichtsanstalten (Mittelschulen und Universitäten) ausschließlich ihren Sitz hatten, zu einer stetigen Mehrung der intelligenteren Elemente in den Städten kommen. Die Städte wurden Zentren der Intelligenz im Reiche und die Bürgerschaft in denselben, womit aber keineswegs die Bourgoisie im engeren Sinne gemeint sein soll, Hauptträger der Kultur.

◻

Denjenigen, welche etwa geneigt sein sollten, darüber in Erstaunen zu geraten, daß wir im Verlaufe von 2000 und vielleicht noch mehr Jahren so geringe intellektuelle Fortschritte gemacht haben sollen, obwohl doch damals schon in Europa und Asien eine hochentwickelte Kultur bestand und auf hellenischem Boden die Kunst eine Blüte erreicht hatte, die uns heute noch mit Bewunderung erfüllt — allen diesen können wir bemerken, daß Erstaunen hier durchaus nicht am Platze ist. Wenn wir die Geschichte verfolgen, so stoßen wir auf die höchst bemerkenswerte Tatsache, daß es, von vereinzelten Ausnahmen abgesehen, bis in das verflossene Jahrhundert den Machthabern in den europäischen Ländern niemals eingefallen ist, auf eine systematische geistige Hebung der Volksmassen hinzuwirken. Zwar haben einzelne Fürsten, von Karl dem Großen anfangend, im Laufe der Jahrhunderte sich die Förderung einer gewissen Bildung durch Errichtung von Schulen, Gründung von Universitäten, Bibliotheken usw. angelegen sein lassen. Diese Maßnahmen kamen jedoch gewöhnlich nur einem kleineren Teile der Bevölkerung zugute. Die Erkenntnis, daß von oben herab etwas zur Hebung des intellektuellen Niveaus der Massen und zur Verbreitung gewisser Kenntnisse unter denselben geschehen müsse, fehlte fast allenthalben. Erst mit der Einführung des obligatorischen Schulbesuches war der erste Schritt zu einer zielbewußten, systematischen Bekämpfung der Dummheit getan. Wenn wir gewissenhaft prüfen, was bis vor Beginn des vorigen Jahrhunderts von staatlicher und kirchlicher Seite für die Intelligenz der Massen geschah, so läßt sich nicht verkennen, daß der Einfluß, der ausgeübt wurde, mehr in der Richtung der Verdummung als der geistigen Förderung lag. Den absolutistischen Regierungssystemen, die wir, abgesehen von England, überall finden, war eine größere geistige Regsamkeit der Massen unbequem; man brauchte gefügige, wenig denkende, keine Kritik übende Untertanen, welche die Maßnahmen der Regierung, wie drückend sie auch sein mochten, geduldig, als von der von Gott eingesetzten Obrigkeit kommend, hinnahmen. Die Diener der Kirche, resp. der Kirchen waren zwar überall eifrigst für das Seelenheil ihrer Schäflein, d. h. deren Heil im Jenseits besorgt, aber dies jenseitige Heil konnte nach ihrer Meinung zu leicht durch einen geweckten Verstand gefährdet werden, und deshalb war man mehr auf Erhaltung einer gewissen frommen Einfalt, als auf Förderung geistiger Regsamkeit bedacht. Weltliche und geistliche Gewalten waren gleich eifrig bemüht und unterstützten sich wechselseitig, soweit es galt, die Glaubensreinheit und die Beschränktheit des Untertanenverstandes zu erhalten. Der Ketzer wurde zwar von den geistlichen Gerichten verurteilt, zur weiteren Behandlung jedoch dem weltlichen Arme überantwortet, der für den Scheiterhaufen zu sorgen hatte. Wie schwer das absolutistische, von der Kirche unterstützte und zugleich ihr dienende System auf den Geistern lastete, dies hat Schiller in den Worten des Marquis Posa in lapidarer Weise zum Ausdruck gebracht:

„Ein Federzug von dieser Hand und neuerschaffen wird die Erde. Geben Sie Gedankenfreiheit!"

Je weiter wir zurückgehen, um so mehr stoßen wir auf Momente, welche der Ausbildung und Verwertung der geistigen Fähigkeiten der Massen hinderlich waren: die scharfe Sonderung der Stände, welche speziell bei den Angehörigen des Bauernstandes zur Einengung ihres geistigen Horizontes beitragen mußte, die Hörigkeit eines erheblichen Teiles der ländlichen Bevölkerung, die häufigen Kriege mit ihrem Gefolge von Verwüstungen und Verrohung, die Rechtsunsicherheit, der Mangel bildungsfördernder Mittel jeder Art (von Schulen, Büchern etc.), häufige wirtschaftliche Notlagen, welche den Geist stumpfsinnig und zu jeder anderen Bestrebung als der Fürsorge für das tägliche Brot unfähig machten, die Verbreitung abergläubischer Vorstellungen (speziell inbezug auf Hexerei und

Zauberei) durch den Klerus, die Beseitigung der Anteilnahme des Volkes an der Rechtspflege, wie sie durch Einführung des römischen Rechtes in der zweiten Hälfte des 15. Jahrhunderts geschah.

Wenn man alle diese Umstände berücksichtigt, wird man es begreiflich finden, daß es mit dem intellektuellen Fortschritt der Massen bisher dürftig bestellt war. Der geistige Druck, der auf dem Volke viele Jahrhunderte hindurch lastete, war zu schwer und das, was zur geistigen Förderung der Massen geschah, viel zu unbedeutend, um eine intellektuelle Weiterentwicklung zuzulassen. Das, was von einer solchen überhaupt zu konstatieren ist, dürfte im Wesentlichen den ausgiebigen Veranstaltungen für Bildungszwecke, die seit etwa einem Jahrhundert von staatlicher und privater Seite getroffen wurden, sowie den in dieser Periode eingetretenen politischen und wirtschaftlichen Veränderungen zuzuschreiben sein.

□

Es erübrigt uns, nun noch zuzusehen, was ein Vergleich der Kultur des klassischen (griechisch-römischen) Altertums mit der der Gegenwart inbezug auf die uns hier beschäftigende Frage ergibt. Wir haben im Vorhergehenden hauptsächlich das geistige Verhalten der Massen berücksichtigt. Man könnte nun daran denken, daß, wenn bei diesen auch die geistigen Fähigkeiten seit Jahrtausenden nur wenig zugenommen haben, dennoch die intellektuellen Leistungen der Gegenwart die des klassischen Altertums so erheblich überragen, daß man wenigstens für die begabteren Kreise der Bevölkerung einen bedeutenden intellektuellen Fortschritt annehmen müßte. Es wird sich jedoch zeigen, daß zu einer derartigen Annahme keine genügende Berechtigung besteht. Der Vergleich, den wir hier unternehmen wollen, kann selbstverständlich nur einige der hervorstechendsten Züge beider Kulturen kurz in Betracht ziehen und in der Art einer Stichprobe geschehen, da eine eingehendere Behandlung des Gegenstandes ein größeres Werk erheischen würde.

Zunächst erscheint es aber wünschenswert, daß wir einen kurzen Blick auf den Gang der Entwicklung der modernen europäischen Kultur werfen. Die Völker, welche den Untergang des weströmischen Reiches herbeiführten und damit auch der antiken (griechisch-römischen) Kultur den Todesstoß versetzten, waren Barbaren und konnten deshalb das, was sie vernichteten, nur durch einen Zustand von Barbarei ersetzen. Aus diesem entwickelte sich im Laufe einer Reihe von Jahrhunderten die Kultur des Mittelalters, für deren Gestaltung in erster Linie die Macht der Kirche, in untergeordnetem Maße auch übernommene Elemente der antiken und der arabischen Kultur bestimmend waren. Wie traurig sich der Zustand der Wissenschaft und der allgemeinen Volksbildung hiebei gestaltete, ist schon oft zur Genüge betont worden. Dies änderte sich erst, als von Italien aus die eingehendere Bekanntschaft mit den Schätzen der alten klassischen Literatur sich in Europa verbreitete. Man war zwar in der letzten Periode des Mittelalters dahin gekommen, nach einer Befreiung des Denkens von den Fesseln des Kirchenglaubens und des scholastischen Systems zu streben, aber es mangelte an führenden Geistern, die dem Denken und Forschen die Bahnen anwiesen. Die umfassendere Wiedererschließung der klassischen Literatur brachte die Vorbilder, deren man bedurfte, und zwar nicht bloß für die künstlerische und wissenschaftliche Tätigkeit, sondern auch für jede höhere Geistesbildung (den Humanismus). „Hatte man im Mittelalter", bemerkt Weber*), „den Alten nur die Gesetze des Denkens entlehnt, den Inhalt ihres Denkens aber ängstlich ferne gehalten, so nahm man jetzt den antiken Geist in sich auf. Man idealisierte das Altertum, fing an, die Klassiker als Lehrer idealer Weisheit, als ewig gültige Vorbilder edlen Geschmackes und reiner Schönheit zu empfinden, man lernte an den antiken Baudenkmälern eine neue Baukunst, man genoß staunend die ebenmäßige Schönheit der aus dem Schutte herausgegrabenen Marmorstatuen und nahm sie als Muster einer neuen Plastik. Jahrhunderte lang ist seitdem das Studium des Altertums Grundlage höherer wissenschaftlicher und künstlerischer Bildung geblieben und ein unvergänglicher Bestandteil moderner Kultur geworden, ohne den nationalen Charakter zu schädigen."

In erster Linie wollen wir hier einige Urteile einer gewiß kompetenten Persönlichkeit, nämlich Goethes über die Geisteskultur der Griechen und speziell ihre Leistungen auf dem Gebiete der Kunst anführen: „Wir Deutschen sind von gestern. Wir haben zwar seit einem Jahrhundert ganz tüchtig kultiviert, allein es können noch ein paar Jahrhunderte hingehen, ehe bei unseren Landsleuten so viel Geist und höhere Kultur eindringt, und allgemein werde, daß sie gleich den Griechen der Schönheit huldigen, daß sie sich für ein hübsches Lied begeistern und daß man von ihnen wird sagen können, es sei lange her, daß sie Barbaren gewesen."

„Wir müssen nicht denken, das Chinesische wäre es oder das Serbische, oder Calderon oder die Nibelungen, sondern im Bedürfnis von etwas Musterhaften müssen wir immer zu den alten Griechen zurückkehren, in deren Werken stets der schöne Mensch dargestellt ist. Alles

*) Weber: „Lehr- und Handbuch der Weltgeschichte". 21. Aufl. 3. Bd. S. 27.

Übrige müssen wir nur historisch betrachten und das Gute, so weit es gehen will, uns daraus aneignen."

„Wir bewundern die Tragödien der alten Griechen; allein recht besehen, sollten wir mehr die Zeit und die Nation bewundern, in der sie möglich waren, als die einzelnen Verfasser. Denn wenn auch diese Stücke unter sich wenig verschieden und wenn auch der eine dieser Poeten ein wenig größer und vollendeter erscheint als der andere, so trägt doch, im Großen und Ganzen betrachtet, alles nur einen einzigen durchgehenden Charakter des Großartigen, des Tüchtigen, des Gesunden, des Menschlich-Vollendeten, der erhabenen Denkungsweise, der rein kräftigen Anschauung und welche Eigenschaften man noch sonst aufzählen könnte. Finden sich nun aber alle diese Eigenschaften nicht bloß in den auf uns gekommenen dramatischen, sondern auch in den lyrischen und epischen Werken, finden wir sie ferner bei den Philosophen, Rhetoren und Geschichtsschreibern und in gleich hohem Grade in den auf uns gekommenen Werken der bildenden Kunst, so muß man sich wohl überzeugen, daß solche Eigenschaften nicht bloß einzelnen Personen anhafteten, sondern daß sie der Nation und der ganzen Zeit angehören und in ihr in Kurs waren" *).

Für das Urteil Goethes über die Griechen waren wohl in erster Linie die Werke ihrer großen Dichter bestimmend. Was die Leistungen der Griechen in den bildenden Künsten, speziell der Plastik, anbelangt, ist das Urteil hierüber in der Gegenwart wie in der Vergangenheit so einhellig wie kaum über einen anderen Gegenstand. Die Schöpfungen der großen griechischen Bildhauer, eines Phidias, eines Praxiteles sind (selbst in ihren Nachbildungen) nicht nur für die

*) Siehe Eckermann: „Gespräche mit Goethe."

Künstler der antiken Welt Vorbilder geworden, sie stellen bis heute unübertroffene Glanzstücke der europäischen Museen dar.

Die Leistungen der Griechen in den Wissenschaften stehen nicht auf derselben Höhe, wie die in der Kunst, doch geben die verhältnismäßig spärlichen Reste ihrer wissenschaftlichen Arbeiten, die sich bis auf unsere Zeit erhalten haben, genügendes Zeugnis für die Größe ihrer Begabung auch in dieser Richtung. Ist auch der Fond von gesicherten wissenschaftlichen Tatsachen, den uns die Griechen überlieferten, im Verhältnis zu dem, was die neuere und neueste Zeit hinzugefügt hat gering, so haben sie doch für eine Reihe von Wissenschaften die Grundlagen geschaffen, auf denen die Späteren weiterzubauen vermochten, und zum Teil auch die Methoden ausgebildet, die eine systematische wissenschaftliche Tätigkeit erfordert. Dies gilt für die Natur- wie für die Geisteswissenschaften. Berücksichtigt man die Schwierigkeiten, mit welchen die Denker und Forscher des griechischen Altertums zu kämpfen hatten, die Dürftigkeit der Literatur, auf welche sie sich stützen konnten, die Beschränktheit der Hilfsmittel für wissenschaftliche Untersuchungen und Beobachtungen, den Mangel staatlicher Institute und Sammlungen für wissenschaftliche Zwecke *), so muß man zugeben, daß ihre Leistungen auf wissenschaftlichem Gebiete kein geringeres Maß von Geisteskräften erheischten, als die neuzeitlichen. Zum Belege mögen hier folgende Urteile dienen:

Kuno Fischer äußert sich in seiner „Geschichte der neueren Philosophie" über die griechische Philosophie folgendermaßen: „Die griechische Philosophie ist in der Ausbildung und Reihenfolge ihrer Probleme ein

*) Eine Ausnahme in dieser Beziehung machte nur Alexandrien.

bewunderungswürdiges und unvergleichliches Beispiel einer tiefsinnigen und zugleich höchst naturgemäßen und einfachen Entwicklung. Nichts ist hier gewaltsam erkünstelt, nirgends findet sich in dem fortschreitenden Ideengange ein Sprung, überall sind die verknüpfenden Mittelglieder durchdacht und ausgeprägt, ein Zusammenhang der lebendigsten Art verbindet die Glieder dieser weit ausgedehnten Reihe zu einem Ganzen, in dessen großartigen Formen wir den bildnerischen Geist der klassischen Kunst wiedererkennen. Diesen Eindruck macht nur die griechische Philosophie. Sie hat ihre Gedankenwelt aus einem Volke, aus einer Sprache geboren und darum nichts von der Zerstücklung solcher philosophischer Zeitalter, in deren Ausbildung verschiedene Völker zusammenwirken. Und welche inhaltsvolle und reiche Entwicklung erlebt die griechische Philosophie! In ihren Anfängen berührt sie noch die kosmogonischen Dichtungen der Naturreligion, in ihrem Ende finden wir sie dem Christentum gegenüber, welches sie nicht bloß als ein wesentlicher Faktor miterzeugen, sondern als ein wesentliches Bildungsmittel miterziehen hilft."

Über die Leistungen der Griechen in der Mathematik bemerkt Sturm in seiner „Geschichte der Mathematik": „Thales, Pythagoras, Plato, Anaxagoras, Eudoxius u. a. brachten mathematisches Wissen aus dem geheimnisvollen Lande der Pharaonen in die Heimat. Mit instinktivem Feingefühl erkannten diese Männer rasch die eigentliche Bedeutung und den wissenschaftlichen Charakter der Mathematik und unter ihren Händen erstand das vollendete Gebäude der antiken Geometrie, dem, was Gedankenstrenge anbelangt, kaum ein anderes Menschenwerk an die Seite gesetzt werden kann.

Ähnlich lautet das Urteil Dannemanns: („Grundriß einer Geschichte der Naturwissenschaften"): „Einige

Jahrhunderte unausgesetzter Pflege dieser Wissenschaft, mit der sich auch die hervorragendsten unter den Philosophen, wie Plato und Aristoteles, beschäftigten, genügten nämlich, um in den Werken des Apollonios und des Archimedes Leistungen heranreifen zu lassen, welche noch heute Bewunderung erregen. Zumal in der Hand des letzteren wurde die Mathematik zu einem Werkzeug, mit welchem die Bewältigung physikalischer Aufgaben gelang."

Der gleiche Autor bemerkt über die Leistungen der Alten, speziell der Griechen, in den Naturwissenschaften: „Nachdem sich die ersten Regungen des mathematischen Denkens gezeigt, wurden die Fragen nach Gestalt und Größe der Erde, sowie ihrer Beziehung zu den übrigen Weltkörpern aufgeworfen und in solchem Umfange der Lösung entgegengeführt, daß damit die Grundlage für jede weitere geographische und astronomische Erkenntnis geschaffen war. Unter den physikalischen Leistungen der Alten nehmen die bewunderungswürdigen Arbeiten des Archimedes, des Schöpfers der Mechanik, die erste Stelle ein. Ferner werden wichtige Probleme der Optik und Akustik in Angriff genommen. Bei Aristoteles begegnet uns sogar die Ansicht, daß das Licht wie der Schall auf die Bewegung eines zwischen dem empfindenden Auge und dem leuchtenden Körper befindlichen Mediums zurückzuführen sei. In einer späteren Zeit stellt man Versuche über die Wirkung durch Wärme erzeugter Dämpfe an. Selbst die Grunderscheinungen des Magnetismus und der Reibungselektrizität werden beobachtet und zu erklären gesucht. Auch die Wurzeln der chemischen Wissenschaft haben wir im Altertum zu suchen."

Es sei hier ferner erwähnt, daß Aristoteles durch seine „Tierkunde" Begründer der Zoologie, sein Schüler Theophrast durch seine „Naturgeschichte der Gewächse"

Begründer der Botanik wurde, und daß der geniale Astronom Aristarch schon ein und einhalb Jahrtausende vor Kopernikus die heliozentrische Theorie klar aussprach.

□

Die Römer zeigten sich, was bei ihrem eminent auf das Praktische gerichteten Geiste nicht befremdlich erscheint, den Künsten und Wissenschaften wenig hold, bis der Einfluß griechischer Bildung durch regeren Verkehr mit Griechenland und Einwanderung griechischer Gelehrter sich bei ihnen geltend machte. Die griechische Philosophie begegnete, wenn auch von einzelnen hervorragenden Männern gepflegt, doch in den leitenden Kreisen Roms einer Geringschätzung und Opposition*), welche zeitweilig zur Ausweisung der Philosophen führte, und konnte erst im zweiten Jahrhundert n. Chr. die ihr gebührende Anerkennung neben den einheimischen praktisch-wissenschaftlichen Disziplinen erlangen. Unter diesen ist eine, die in Rom besonders gepflegt wurde und einen Grad der Ausbildung erreichte, der noch heute als unübertroffen erachtet wird, die Rechtswissenschaft. Es genügt, wenn wir zum Belege die Ansicht eines der hervorragendsten deutschen Rechtslehrer, des verstorbenen Professors Windscheid anführen**). „Auch abgesehen von einer irgendwelchen früheren oder gegenwärtigen gesetzlichen Geltung hat das römische Recht eine nicht hoch genug anzuschlagende Bedeutung für ganz Europa, ja für die

---

*) Vergl. Theodor Loewenfeld: „Inästimabilität und Honorierung der artes liberales nach römischen Recht.“ Separatausgabe aus der Festschrift zum Doktorjubiläum des Geh. R. Prof. Plank, München 1887.

**) Windscheid, Lehrbuch des Pandektenrechts. 1. Bd. 8. Aufl.

ganze zivilisierte Welt. Und zwar aus einem doppelten Grunde. Einmal deswegen, weil sein Inhalt zu einem großen Teil nicht auf der Besonderheit gerade des römischen Volksgeistes beruht, sondern nichts ist, als der Ausdruck allgemein menschlicher Auffassungen, allgemein menschlicher Verhältnisse, nur mit einer Meisterschaft entwickelt, welche keine Jurisprudenz und keine Gesetzgebungskunst seitdem zu erreichen verstanden hat — daher unmittelbar verwertbar, wo zivilisierte Menschen zusammenleben. Sodann deswegen, weil ganz abgesehen von seinem Inhalt, das römische Recht durch seine formale Ausbildung berufen ist, Muster und Schule des juristischen Denkens und juristischen Schaffens zu sein."

Was die Künste anbelangt, haben die Römer ihre frühere Geringschätzung derselben in der Kaiserzeit wenigstens äußerlich dadurch ausgeglichen, daß sie ihre öffentlichen Plätze und Bauten mit den aus allen Provinzen des Reiches zusammengeschleppten Kunstschätzen in verschwenderischer Weise schmückten und die Besitzer großer Vermögen in der künstlerischen Ausstattung ihrer Häuser den größten Luxus entfalteten. Diese Gepflogenheiten verbreiteten sich über alle Provinzstädte, ein gewisses Bedürfnis für Kunsterzeugnisse drang in alle Stände und führte zu einem beispiellosen Aufschwung des Kunstgewerbes. Während die Römer in den bildenden Künsten im Wesentlichen Nachahmer der Griechen blieben, haben sie in der Baukunst selbständig Werke von einer Großartigkeit und Kühnheit geschaffen, daß deren Reste uns heute noch Bewunderung einflößen. Besonders Hervorragendes haben sie in Bauten für praktische und Vergnügungszwecke, Wasserleitungen, öffentlichen Bädern, Brücken, Zirkus- und Theatergebäuden geschaffen, wie die in Rom und anderen Städten Italiens und Frankreichs erhaltenen Reste zur Genüge zeigen. Was die Römer außerdem auf anderen praktischen Gebieten, in der Kriegs- und Staatskunst, im Vermessungs- und Verkehrswesen und der Technik geleistet haben, ist so bekannt, daß es hier keiner weiteren Ausführung bedarf. Um die Höhe, welche die Kultur in Rom erreichte, zu beleuchten und einen zutreffenden Vergleich derselben mit dem derzeitigen Stande der Kultur in Europa zu erleichtern, seien hier noch folgende Tatsachen erwähnt: Das alte Rom besaß eine musterhafte Wasserversorgung, welche durch zwei über viele Meilen ausgedehnte Wasserleitungen mit äußerst praktischen und kunstvollen Einrichtungen zur Klärung und Verteilung des Wassers bewerkstelligt wurde, daneben aber auch ein Kanalisationssystem zur Entwässerung des Bodens und Abfuhr des Unrats, dessen Hauptkanal, die Cloaca maxima, noch heute erhalten ist*). Es ist einigermaßen beschämend, wenn wir bedenken, wie traurig es noch im verflossenen Jahrhundert in vielen Städten Deutschlands inbezug auf Wasserversorgung und Kanalisation bestellt war, ja zum Teil noch heute ist. Nach statistischen Mitteilungen aus dem 4. und 5. Jahrhundert, die Federn**) mitteilt, besaß Rom 423 Tempel, 1352 Brunnen und Bassins, 28 Bibliotheken, Theater, unter diesen eines mit 22888 Sitzplätzen, den Zirkus Maximus mit 385000 Sitzplätzen und 867 öffentliche Bäder. Es besaß auch, was noch besondere Erwähnung verdient, eine abgekürzte Schrift, ähnlich unserer gegenwärtigen Stenographie.

Überblicken und prüfen wir das im Vorstehenden Angeführte, so müssen wir gestehen, daß die Kultur,

---

*) Ähnliche Einrichtungen besaßen auch andere Städte Italiens.

**) Karl Federn: Dante 1889.

welche in dem Jahrtausend von 500 v. bis 500 n. Chr. auf griechischem und römischem Boden ohne Dampfkraft und Elektrizität, ohne die Errungenschaften der modernen Technik und Chemie geschaffen wurde — die Kultur des klassischen Altertums — kein geringeres Maß von Geisteskräften erheischte, als unsere gegenwärtige. Die Werke, welche diese Kultur hervorbrachte, sind, wie wir gesehen haben, zum Teil heute noch unübertroffen und bilden eine der wichtigsten Grundlagen unserer Geistesbildung. Wenn man daher die Frage des intellektuellen Fortschritts ganz allgegemein, d. h. ohne Beziehung zu irgend einer bestimmten Nation und Bevölkerung stellt, so kann die Antwort nur dahin lauten, daß keines der Kulturvölker der Gegenwart sich einer Überlegenheit über das klassische Altertum rühmen kann. Nichts von unseren kulturellen Leistungen berechtigt uns zu der Annahme, daß der Verstand der alten Griechen und Römer nicht ausgereicht hätte, unter den gleichen Bedingungen das zu schaffen, was die Neuzeit geleistet. So ergibt die Zusammenfassung aller unserer Ausführungen den Schluß, daß, wenn auch eine gewisse Hebung des intellektuellen Niveaus der großen Massen in neuerer Zeit nicht in Abrede zu stellen ist, eine Steigerung der geistigen Fähigkeiten der begabteren Bevölkerungselemente in Europa und somit ein tatsächlicher intellektueller Fortschritt gegenüber dem Altertum nicht angenommen werden kann.

□ □ □

B. Der Kampf gegen die Dummheit.

□

Wenn wir nunmehr zusehen, welche Schlüsse sich aus dem bisherigen Gange der intellektuellen Entwicklung der mitteleuropäischen Bevölkerung für die Zukunft ziehen lassen, so bedarf es nach dem im Vorhergehenden Dargelegten keiner langen Ausführung, daß wir zwar zu einem besonderen Optimismus keine Veranlassung haben, jedoch ebensowenig die Hoffnung auf weiteren intellektuellen Fortschritt der Massen aufgeben dürfen. Darauf können wir allerdings nicht rechnen, daß der gewaltige Faktor der Auslese durch Vernichtung der intellektuell Niederstehenden und Überleben der Intelligenteren, der in vergangenen Jahrtausenden für den intellektuellen Fortschritt von so großer Bedeutung war, in Zukunft in ähnlicher Weise wirksam sein wird. Die Bestrebungen, die intellektuell Schwächeren gegen die Stärkeren zu schützen, nehmen in allen Kulturländern stetig zu, und obwohl auch gegenwärtig noch im Kampf ums ökonomische Dasein die überlegene Intelligenz gewöhnlich obsiegt, ist es doch sehr wahrscheinlich, daß die intelligenteren Elemente der Bevölkerung weniger zunehmen, als die Minderbegabten, da erstere zumeist auf Beschränkung der Kinderzahl bedacht sind, was bei den letzteren viel seltener der Fall ist. Wir dürfen auch nicht erwarten, daß auf dem Wege der Rassenzüchtung ein intellektueller Fortschritt zu erreichen ist. Ich muß gestehen, daß ich alle Rassenzüchtungsideen, so wohlgemeint und fein ausgeklügelt sie auch sein mögen, doch nur als Utopien betrachten kann. Unter den sich Verheiratenden ist die Zahl derjenigen, die bei ihrer Gattenwahl sich durch den Gedanken von Rassenzüchtung oder Veredlung allein leiten lassen, so gering und wird wohl auch noch lange Zeit so gering bleiben, daß sie nicht ernsthaft in Betracht kommen kann*).

Bei dieser Sachlage drängt sich zunächst die Frage auf: Ist unsere Hoffnung auf einen intellektuellen Fortschritt der Massen in absehbarer Zeit überhaupt begründet und läßt sich zur Herbeiführung desselben und damit zur wirksamen Bekämpfung der Dummheit etwas tun? In erster Linie haben wir hier zu berücksichtigen, daß auch, wenn wir eine Steigerung der intellektuellen Fähigkeiten auf dem Wege der Vererbung erworbener Eigenschaften für möglich halten, dieselbe doch nur im Laufe einer längeren Reihe von Generationen zustande kommen kann. Wir dürfen deshalb auf diesen Faktor unsere Hoffnungen auf einen intellektuellen Fortschritt der Massen nicht stützen. Dieser kann vorerst nur von einer allseitigen Ausbildung der vorhandenen geistigen Fähigkeiten durch Anregung und Übung, sowie der Beseitigung aller entgegengesetzt wirkenden — verdummenden — Einflüsse erwartet werden. Die Berechtigung dieser Annahme ergibt sich aus zwei Reihen von Tatsachen.

So wenig befriedigend im Großen und Ganzen das geistige Verhalten der Massen gegenwärtig ist, so weisen doch manche Vorkommnisse darauf hin,

---

*) Damit soll jedoch keineswegs behauptet werden, daß die Bestrebungen, der Rassenentartung durch geeignete Maßnahmen entgegenzuwirken, überflüssig oder zwecklos sind; das in dieser Richtung Wünschenswerte wird an späterer Stelle dargelegt werden.

daß in denselben etwas mehr Intelligenz vorhanden ist, als man nach ihrem Alltagsleben und Treiben vermuten möchte. Seit einer Reihe von Jahren führt die Bevölkerung verschiedener bayerischer und tirolischer Dörfer Theaterstücke auf, und manche dieser ländlichen Schauspielergesellschaften haben sich durch ihr natürliches und verständnisvolles Spiel einen Ruf erworben (so insbesondere die Schlierseer und Tegernseer). In den Städten ist es ebenfalls keine Seltenheit, daß in Arbeitervereinen das Theaterspielen kultiviert wird und dabei verhältnismäßig gute Leistungen zustande kommen. Bei dem Passionsspiel in Oberammergau, das sich einen Weltruf erworben hat, gehören die Mitwirkenden ebenfalls zum größten Teil dem Arbeiterstande an. Die intellektuellen Prozesse, welche die Einstudierung und Durchführung irgend einer dramatischen Rolle erheischt, sind wesentlich verschieden von den geistigen Leistungen, welche die Alltagsbeschäftigung des Bauern, des Handwerkers und des Industriearbeiters erfordert. Wenn auch der Bauer nur auf dem ihm naheliegenden Gebiete des ländlichen Volksstückes Gutes zu leisten vermag und der städtische Arbeiter ebenfalls nur in gewissen Stücken mit einfacher Handlung den Anforderungen der Darstellung in gewissem Maße gerecht werden kann, so zeigen doch diese Beispiele, daß in den Massen Fähigkeiten vorhanden sind, die in ihrem Alltagsleben sich nicht offenbaren, weil es an Gelegenheit zur Betätigung derselben fehlt. Auch manche andere Anzeichen, die Benützung von Volksbibliotheken, das Interesse für belehrende Vorträge und Konzerte, die Beteiligung an Fortbildungskursen, an wirtschaftlichen und politischen Organisationen etc. sprechen dafür, daß in den Massen Geisteskräfte schlummern, die geweckt werden können und gewiß geweckt zu werden verdienen.

Neben dem Angeführten haben wir zu berücksichtigen, daß wir trotz der Ausdehnung, welche die der Volksbildung dienenden Maßnahmen und Einrichtungen im verflossenen Jahrhundert erfahren haben, über die ersten Anfänge in der großen Arbeit doch nicht hinaus gekommen sind, welche die Ausbildung der in der Masse vorhandenen Fähigkeiten und damit eine wirksame Bekämpfung der Dummheit erheischt. In den staatlichen Institutionen, Gesetzen und Gebräuchen, der äußeren Lebensführung, in Handel und Industrie eines Volkes können, wie uns Japan zeigt, in wenigen Dezennien gewaltige Veränderungen in der Richtung des Fortschritts herbeigeführt werden. Die Hebung der intellektuellen Leistungsfähigkeit eines Volkes, die Erweiterung seines geistigen Horizontes, die Beseitigung von altersher überkommener irrtümlicher und abergläubischer Vorstellungen erheischt dagegen viel längere Zeiträume und das Zusammenwirken einer großen Reihe günstiger Faktoren.

Bevor wir uns mit diesen beschäftigen, können wir die Frage, die manchen seltsam anmuten mag, nicht ganz unberührt lassen, ob denn der Kampf gegen die Dummheit dem Volkswohle auch wirklich dient. Erasmus von Rotterdam hat in seiner Schrift „Eucomium moriae" (das Lob der Torheit) sich bemüht, zu zeigen, daß alles Glück auf Erden lediglich der Torheit zuzuschreiben sei, die Weisheit dagegen nur Ungemach im Gefolge habe. Die scherzhaften, zum Teil recht bissigen, aber auch durch ihre Weitschweifigkeit ermüdenden Ausführungen des gelehrten Autors enthalten ein Körnchen Wahrheit. Es unterliegt keinem Zweifel, daß die Beschränktheit die Menschen mit ihrem Lose zufriedener macht und ihnen sogar ein Glücksgefühl ermöglicht, welches ihnen bei höherer Begabung bei sonst gleichen Verhältnissen fehlen würde. Der Beschränkte verzichtet vielfach wegen seiner mangelhaften Begabung auf höhere Ziele und Genüsse, bescheidet sich mit einer untergeordneten Stellung, die einen sicheren Boden verschafft, und fühlt sich dabei behaglich. Der beschränkte arme Teufel ist auch weniger in der Lage, infolge der Einengung seines geistigen Horizontes die Kümmerlichkeit seiner Existenz durch Vergleich mit dem Lose Anderer sich zum Bewußtsein zu bringen. Er ist auch leichter imstande, sich durch Trostgründe, welche die Religion bietet, über die Misère seines Daseins zu beruhigen, zumal das Christentum den Armen im Geiste die ewige Seligkeit für ihr Defizit in diesem Leben in Aussicht stellt. Der begüterte Beschränkte andrerseits begnügt sich mit den materiellen Genüssen, welche seine Verhältnisse ihm gestatten, und erfreut sich seines Besitzes täglich von neuem, in dem Gedanken, daß ihm ein besseres Los beschieden, als vielen anderen. Der Intelligente lädt sich dagegen Sorgen und Mühen auf, um seine materielle Existenz möglichst günstig zu gestalten, zum Teil aber auch nur um rein ideelle Vorteile zu erlangen. Zufriedenheit findet sich selten in seinen Kreisen, Glücksgefühl noch seltener.

Die Ansicht, welche Erasmus von Rotterdam in satirischem Sinne vertrat, hat gegenwärtig in konservativen und klerikalen, auch in den gouvernementalen Kreisen noch zahlreiche Anhänger. Wenn man auch die Angehörigen der unteren Volksklassen nicht ohne jeglichen Unterricht aufwachsen lassen will, so hält man doch alle die Bestrebungen, welche darauf abzielen, Aufklärung unter den Massen zu verbreiten, nicht nur für unnütz, sondern geradezu für schädlich. Man glaubt, daß das Volk hiedurch unzufrieden mit seinem Lose gemacht, der Festigkeit seines Glaubens beraubt und dem Sozialismus in die Arme getrieben wird. Es ist ja auch nicht zu leugnen, daß der aufgeklärte Arbeiter weniger geneigt ist, um kümmerlichen Lohn sein Tagewerk zu verrichten und das wirtschaftliche System, welches ihm nur ein armseliges Auskommen gewährt, als die von Gott gewollte Ordnung anzusehen, und auch das aufgeklärte Bäuerlein ist weniger bereit, sich als gefügiges Werkzeug in den Händen des Klerus bei Wahlen und anderen Gelegenheiten gebrauchen zu lassen. Für die Gouvernementalen kommt in Betracht, daß die intelligenteren Elemente der Arbeiterbevölkerung zumeist der Sozialdemokratie angehören und eine über ein gewisses Maß hinausgehende Bildung der Massen nur die Not vermehren würde, die man ohnedies schon mit den Sozialisten hat. Die hier erwähnte Auffassung geht, wie ersichtlich, zumeist nicht von höheren Gesichtspunkten, sondern von rein egoistischen Motiven aus. Während man das Volkswohl vorschützt, verfolgt man persönliche Interessen, mit welchen die Aufklärung der Massen schlecht vereinbar ist. Die unbefangen Urteilenden in allen Kreisen haben trotz der nicht ganz zu bestreitenden Vorteile, welche die Beschränktheit in gewissen Beziehungen mit sich bringt, seit langem schon eingesehen, daß dem Wohl des Volkes und des Staates nicht damit gedient ist, daß man die Massen in geistiger Stagnation beläßt.

Die Kriege der Jetztzeit werden nicht mehr durch rohe Gewalt, sondern durch die Intelligenz der Führer wie der Truppen entschieden. In dem friedlichen Wettkampf der Nationen auf kommerziellem und industriellem Gebiete siegt ebenfalls die höhere Intelligenz. Die Land- und Forstwirtschaft bedürfen, wenn sie dem Grundeigentümer befriedigende Erträgnisse liefern sollen, eines rationellen Betriebes. So erweist sich eine größere intellektuelle Leistungsfähigkeit als ein überaus wichtiger Faktor im politischen und wirtschaftlichen Leben der

Völker, und der Kampf gegen die Dummheit somit als eine Forderung der Staatsraison ebensowohl als der sozialen Fürsorge für die wirtschaftlich Schwächeren.

□

Der Kampf gegen die Dummheit erheischt eine Reihe von Maßnahmen, die dem Gebiete der Hygiene, des Volksbildungswesens, der Politik und der Volkswirtschaft angehören, deren eingehende Würdigung in dem Rahmen dieses Buches nicht erfolgen kann. Wir müssen uns hier auf kurze Berührung der wichtigsten Punkte beschränken, jener Punkte, welche die Richtlinien für die in Betracht kommenden Bestrebungen andeuten.

□

A. Hygienische Maßnahmen. Die Vorkehrungen, welche auf Hebung des intellektuellen Niveaus der Massen abzielen, müssen, soweit sie das hygienische Gebiet betreffen, den Verhältnissen Rechnung tragen, welche vor der Geburt, ja selbst vor der Zeugung des Einzelindividuums von bestimmendem Einfluß für seine geistige und leibliche Beschaffenheit sind. Man spricht heutzutage sehr viel von Rassenhygiene, von jenen Maßnahmen, die erforderlich sind, die körperliche und geistige Leistungsfähigkeit der Rasse zu bewahren und zu fördern und die in entgegengesetzter Richtumg wirksamen Einflüsse auszuschalten. Während die Erkenntnis der Wichtigkeit dieser Maßnahmen sich in den Kreisen der Gebildeten wenigstens mehr und mehr Bahn bricht und sich auch der Beachtung der Regierungen nicht mehr entzieht, können wir von einer Berücksichtigung rassenhygienischer Forderungen seitens der Einzelindividuen bei der Gattenwahl noch sehr wenig wahrnehmen. Es sind hauptsächlich zwei Momente, welche sich hier als Hindernisse geltend machen: Die überwiegende Berücksichtigung der materiellen Verhältnisse und der körperlichen Vorzüge des Wahlobjektes. Von den sozial höchststehenden Kreisen bis in die untersten Volksschichten herab macht sich der Einfluß dieser Momente geltend, und speziell bei unserer Landbevölkerung spielt die Mitgift, resp. der Besitz des Wahlobjektes ungemein häufig die ausschlaggebende Rolle. Nun ist zwar nicht in Abrede zu stellen, daß bei der Gattenwahl die Berücksichtigung der Vermögenslage, der sozialen Stellung und der körperlichen Eigenschaften eine entschiedene Berechtigung hat. Allein die Rücksicht auf die Nachkommenschaft sollte dazu führen, daß neben diesen Momenten auch die intellektuellen Qualitäten des Wahlobjektes in Betracht gezogen werden. Die Erfahrung lehrt jedoch, daß von männlicher Seite nicht selten Gattinen gewählt werden, die besser von der Anteilnahme an der Fortpflanzung der Rasse ausgeschlossen blieben. Höhere Intelligenz der Eltern verbürgt zwar keineswegs die gleiche Begabung seitens der Nachkommenschaft, da in dem Keimplasma nicht lediglich die intellektuellen Qualitäten der Erzeuger, sondern auch die einer Reihe weiterer Vorfahren in der Anlage gegeben sind. Allein wir wissen doch auch andrerseits, daß, wie in manchen Familien das Talent, in anderen sich die Dummheit fortvererbt und daß ein Kind, das von wohlbegabten Eltern stammt, ungleich mehr Aussicht auf bessere Begabung hat, als der Sprößling eines Paares, von welchem ein Teil oder beide intellektuell minderwertig sind. Die Nichtberücksichtigung der intellektuellen Qualitäten bei der Gattenwahl wird noch durch den Stand unserer Gesetzgebung und Rechtspraxis begünstigt. Nach dem bürgerlichen

Gesetzbuche dürfen Schwachsinnige heiraten, soferne sie die Zustimmung ihres Kurators erhalten. Letzteres dürfte nicht allzu häufig der Fall sein. Allein das Heiraten schwachsinniger Personen ist trotzdem durchaus keine Seltenheit und zwar aus dem einfachen Grunde, weil ein sehr großer, wahrscheinlich der überwiegende Teil der Schwachsinnigen der Entmündigung entgeht. Bei den den untersten Volksschichten angehörenden Schwachsinnigen fehlt zumeist ein Vermögen, dessen Sicherung eine Entmündigung erheischen würde, und in den wirtschaftlich besser situierten Klassen wird die Herbeiführung der Entmündigung namentlich bei Töchtern aus Familienrücksichten vermieden, und man glaubt, bei der Verheiratung in dem Manne den bestgeeigneten Vormund für die Tochter zu gewinnen. Daß es Eltern gibt, welche trotz Erkenntnis der intellektuellen Minderwertigkeit ihrer Töchter kein Bedenken tragen, dieselben zu verheiraten, ist ebenso bedauerlich wie die Tatsache, daß sich Männer finden, welche, ohne sich über die intellektuelle Qualität der Betreffenden zu täuschen, des lieben Geldes halber eine Schwachsinnige heiraten. Allein zur Bekämpfung dieses Mißstandes bietet unsere derzeitige Gesetzgebung keine Handhabe. Würde der wohlbegründete Vorschlag, der von verschiedenen Seiten bereits gemacht wurde, von den gesetzgebenden Faktoren angenommen werden — der Vorschlag, daß die Heiratslizenz von dem Ergebnis einer ärztlichen Untersuchung der Brautleute abhängig gemacht werden soll —, so könnte der erwähnte Mißstand beseitigt und einer wichtigen rassenhygienischen Forderung Rechnung getragen werden.

Es entgeht mir nicht, daß mancher Bierphilister bei dem Gedanken sich eines Lächelns nicht erwehren mag, daß die Verlobten, bevor ihnen der staatliche Heiratskonsens zuteil wird, einer ärztlichen Untersuchung unterzogen werden sollen, wobei auch ihre geistigen Fähigkeiten Berücksichtigung zu finden haben. Dem Bierphilister würde vor ungefähr 60 Jahren so manches, was heutzutage bereits staatliche Einrichtung geworden ist, als ungeheuerliche Forderung vorgekommen sein, so die Freizügigkeit, die Gewerbefreiheit und noch so manches andere unserer sozialen Gesetzgebung. Das Lächeln und Achselzucken, dem der in Frage stehende Vorschlag begegnen mag, ändert an dessen hygienischer Berechtigung nicht das Geringste, und wir dürfen wohl auch hoffen, daß er im Laufe der Zeit von den gesetzgebenden Faktoren in Erwägung gezogen wird. Weitere gesetzliche Maßnahmen zur Verhütung der Verheiratung Schwachsinniger sind nicht nur deshalb nötig, weil die betreffenden Individuen ihre intellektuelle Minderwertigkeit auf ihre Nachkommen übertragen können, sondern auch weil sie unfähig sind, die Erziehung der letzteren richtig zu leiten; insbesondere kommt hier der Einfluß der Mütter in Betracht, weil diesen zumeist der Hauptanteil an der Erziehung der Kinder, wenigstens bis zu einem gewissen Alter, zufällt.

□

Unter den hygienischen Maßnahmen, welche die Hebung des intellektuellen Niveaus der Massen erheischt, spielt der Kampf gegen den Alkoholismus eine Hauptrolle. Es ist eine längst bekannte Erfahrung, daß die Kinder trunksüchtiger Eltern zum großen Teile körperlich und geistig minderwertig, auch mit schweren Nerven- und Geisteskrankheiten behaftet sind. Allein nicht nur die chronische, auch die vorübergehende Alkoholvergiftung, der Rausch der Erzeuger oder eines derselben, erweist sich für die geistige Qualität der Nachkommenschaft oft verhängnisvoll, da er ebenfalls häufig Schwachsinn bei derselben zur Folge hat. Nachforschungen in der Schweiz für die Jahre 1880—1890 haben ergeben, daß in der Fastnachtszeit die Erzeugung Schwachsinniger eine auffällige Steigerung aufwies. Das gleiche ließ sich für den Oktober konstatieren, was z. T. mit der Weinlese zusammenhängt*). Während darüber kein Zweifel besteht, daß schwere Alkoholintoxikation das Keimplasma schädigen und dadurch die erwähnten Folgen für die Nachkommenschaft bringen kann, ist man z. Z. darüber noch nicht ganz im Klaren, wieweit der habituelle, sog. mäßige Alkoholgenuß die geistige Qualität der Nachkommenschaft beeinflußt. Man darf hier nicht unberücksichtigt lassen, daß das, was man als mäßigen Alkoholgenuß bezeichnet, lediglich die Vermeidung häufigerer Berauschungen oder des habituellen Konsums sehr großer Alkoholquantitäten bedeutet. Der sog. mäßige Alkoholgenuß schließt zweifellos noch den Konsum von Alkoholquantitäten in sich, die das Individuum im Laufe der Zeit in der einen oder anderen Richtung je nach der Widerstandsfähigkeit seiner Organe schädigen können. In unserer

---

*) Bayerthal in Worms (Psychiatrisch-neurologische Wochenschrift. 9. Jahrg. Nr. 43/44), der sich mit der Erforschung der Ätiologie des Schwachsinns besonders beschäftigte, betont, daß neben der Erblichkeit und dem Alkoholismus alle übrigen Einflüsse, welche für das Zustandekommen des Schwachsinns von Bedeutung sind, in den Hintergrund treten. So konnte er konstatieren, daß bei 8 unter 10 Kindern, die im Schuljahre 1906/07 zur Aufnahme in die Hilfsklasse in Worms gelangten, chronischer oder vorübergehender Alkoholismus des Vaters z. Z. der Zeugung des schwachsinnigen Kindes bestand.

Der Autor weist ferner darauf hin, daß der Alkoholismus des Vaters auch indirekt zum Schwachsinn der Kinder führen kann, sofern derselbe schwere gemütliche Erregungen der Mutter während der Schwangerschaft herbeiführt.

biertrinkenden Bevölkerung erachten sich Leute, die täglich 5—6 Seidel Bier zu sich nehmen, gewöhnlich für überaus mäßig, obwohl dieser Konsum bei ihnen häufig, wie die Folgen zeigen, nicht ohne gesundheitliche Nachteile bleibt. Des weiteren kommt in Betracht, daß auch die sog. mäßigen Trinker häufig gelegentlich Exzesse begehen und der Zustand des Angeheitertsein mit einer Steigerung der Libido verknüpft ist, welche häufig zum geschlechtlichen Verkehre führt. Man wird bei Erwägung dieser Umstände sich der Überzeugung nicht verschließen können, daß auch der sog. mäßige Alkoholgenuß der Erzeuger für die Nachkommenschaft nicht gleichgültig ist, da derselbe andauernd oder vorübergehend zu einer Schädigung des Keimplasmas führen mag, welche sich in einer Störung der Gehirnentwicklung kundgibt.

Der Kampf gegen die Dummheit schließt demnach als ein wesentliches Moment den Kampf gegen den Alkoholismus und die Trinkgewohnheiten unserer Bevölkerung in sich. Die Antialkoholbewegung hat zwar bei uns schon manche schöne Erfolge aufzuweisen, wird aber leider noch von einem großen Teile unserer Gebildeten als eine überflüssige oder über das Ziel hinausschießende Schwärmerei erachtet. Bedauerlicherweise sind auch die Ansichten der Ärzte über die gesundheitlichen Folgen mäßigen Alkoholgenusses noch geteilt, was von den Gegnern der Antialkoholbewegung reichlich ausgenützt wird.

□

B. Maßnahmen auf dem Gebiete des Volksbildungswesens. Der Unterricht an unseren Volksschulen hat nicht nur den Zweck (resp. soll nicht nur den Zweck haben), den Kindern gewisse Kenntnisse beizubringen, sondern dieselben auch zur Übung und damit zur Ausbildung ihrer geistigen Kräfte zu veranlassen. Unter allen Maßnahmen, welche auf die Hebung des intellektuellen Niveaus der Gesamtbevölkerung abzielen, muß dem obligatorischen Schulunterricht die direkteste und erheblichste Wirkung zuerkannt werden. Dies zeigt sehr deutlich das intellektuelle Verhalten der unteren Volksschichten in jenen Ländern, in welchen von einem obligatorischen Schulunterricht noch keine Rede ist, wie z. B. in Rußland. Man ist bei uns sehr allmählich daran gegangen, das Maß der Jugendbildung, das man als den Erfordernissen des bürgerlichen Lebens entsprechend erachtet, zu steigern. Den sechs Schuljahren wurde ein 7. und in neuerer Zeit in den Städten ein 8. hinzugefügt. Dazu kam die Einrichtung von Feiertags- und Fortbildungsschulen. Es kann nun hier nicht der Platz sein, Vorschläge zu machen, in welcher Richtung unser Volksschulwesen der Verbesserung bedürftig ist. Die Wege, auf welchen das Ziel des Volksschulunterrichts zu erreichen ist — die Technik des Schulbetriebs — sind fortwährend Gegenstand fachmännischen Studiums, das in den letzten Jahren zu manchen zweifellos wertvollen Neuerungen geführt hat. Auch die Ärzte haben dem Schulbetrieb ein erhöhtes Interesse zugewendet und durch das Institut der Schulärzte einen Einfluß auf den Schulbetrieb gewonnen, der für die Erzielung und Durchführung schulhygienischer Maßnahmen sich als von großem Nutzen erweisen wird. Eine sehr wertvolle Neuerung ist auch die seit einer Reihe von Jahren in deutschen Städten durchgeführte Einrichtung von Hilfsklassen für besonders schwach befähigte (schwachsinnige) Kinder, durch welche bei diesen Unterrichtsresultate erreichbar werden, die sich in den gewöhnlichen Schulklassen, deren Lehrmethoden für normale Begabung berechnet sind, nicht erzielen lassen.

Wir müssen uns hier darauf beschränken, einige Gesichtspunkte darzulegen, die wir für den Ausbau unseres Volksschulwesens als besonders wichtig erachten.

Unsere Gesetze erkennen, wie wir schon erwähnten, dem Individuum die Volljährigkeit, d. h. die volle bürgerliche Handlungsfähigkeit erst mit der Erreichung des 21. Lebensjahres zu; die volle Strafmündigkeit beginnt erst mit dem 18. Lebensjahre. Die Pflicht des Volksschulbesuches erstreckt sich dagegen nur bis zum 13. resp. 14., die Feiertagsschulpflicht bis zum 16. Lebensjahre. Die frühzeitige Beendigung des Schulunterrichtes hat nicht nur die Folge, daß ein Teil der erworbenen Kenntnisse, oft ein sehr erheblicher, vergessen, sondern auch die Übung der geistigen Fähigkeiten schon in einer Zeit unterbrochen wird, in welcher dieselbe im Interesse der geistigen Entwicklung des Individuums ergiebig fortgesetzt werden sollte. Die wirtschaftlichen Verhältnisse eines großen Teiles unserer Bevölkerung erschweren zweifellos die Ausdehnung des Volksschulunterrichtes über das 14. Lebensjahr; sie würden es aber nicht verhindern, den aus der Schule Entlassenen bis zum 18. Lebensjahre einen Unterricht angedeihen zu lassen, der die bis zum 14. Lebensjahre erworbenen Kenntnisse befestigt und in gewissen Richtungen erweitert und zugleich geistig anregend auf das Individuum wirkt. Die Ausdehnung dieses Sekundärunterrichtes bis zum 18. Lebensjahre ist m. E. unbedingt nötig, und zwar auch, wenn man den betreffenden Unterricht nicht auf die Feiertage beschränkt, sondern dafür auch Abendstunden an Wochentagen heranzieht. Die vorliegende Aufgabe, dem Volke ein höheres Maß von Bildung wie bisher beizubringen, mag schwer zu lösen sein. Sie ist aber von solch eminenter Wichtigkeit für das Volkswohl, daß die für die Durchführung derselben erforderlichen Opfer sich sicher nicht weniger lohnen werden, als der Aufwand für Heer und Flotte.

Eine andere minder wichtige, aber doch sehr beachtenswerte Forderung betrifft die Schulaufsicht; dieselbe sollte ausschließlich Fachmännern, nicht, wie bei uns, zum größten Teile Geistlichen überlassen werden, die nicht selten auf die kirchliche Gesinnung des Lehrers mehr Gewicht legen, als auf die Art seiner Lehrtätigkeit.

Mit der größeren Ausdehnung des Schulunterrichtes ist indes noch lange nicht das getan, was die Hebung der Volksbildung inbezug auf didaktische Maßnahmen erheischt. Vereine sowohl als einzelne Personen haben es sich bisher schon angelegen sein lassen, die Verbreitung nützlicher Kenntnisse und die Aufklärung über wichtige Fragen von allgemeinem Interesse zu fördern. Es geschieht dies vorzugsweise durch öffentliche Vorträge, durch die Abhaltung von Kursen, Veranstaltung von Ausstellungen zur Belehrung über besondere wichtige Gegenstände (Arbeitermuseum, hygienische Ausstellungen etc.). Große Verdienste haben sich in dieser Richtung die Volksbildungs- und insbesondere die Volkshochschulvereine bisher schon erworben, welch letztere durch äußerst niedrige Bemessung der Eintrittspreise den Arbeitern den Besuch der von ihnen veranstalteten Vorträge ermöglichen. Dieses Entgegenkommen hat in den Arbeiterkreisen auch gebührende Würdigung gefunden. Der Besuch der Volkshochschulvorträge seitens der Arbeiter ist ein sehr reger, und die Arbeiter zählen auch nach dem Zeugnis der Dozenten zu den aufmerksamsten Zuhörern und bekunden ihr Interesse und Verständnis für das Vorgetragene vielfach durch Fragen. Auch die Vereine für Volkshygiene, sowie die zur Bekämpfung der Geschlechtskrankheiten und des Alkoholmißbrauches haben in neuerer Zeit zur Aufklärung der Massen auf hygienischem Gebiete durch Vorträge manches beigetragen. Die Bestrebungen, die sich in dieser Hinsicht bisher geltend machten, müssen jedoch, wenn sie dem vorhandenen Bedürfnis einigermaßen gerecht werden sollen, erheblich weiter ausgedehnt und in ein gewisses System gebracht werden. Ähnlich wie die charitativen Vereine in den größeren Städten durch Anschluß aneinander und wechselseitige Unterstützung ihre Leistungsfähigkeit entschieden gesteigert haben, sollten alle Vereine, welche die Aufklärung der Massen in irgend einer Hinsicht zu fördern wünschen, sich zu einer Art Syndikat aneinander schließen. Hiedurch würde es möglich, die Aufgabe, welche die einzelnen Vereine zu übernehmen geeignet sind, in einer Weise zu gestalten, daß kein Gebiet, über welches Belehrung der Massen wünschenswert ist, vernachlässigt wird. Die Vereinigung könnte auch dahin wirken, daß die Vorträge zum größeren Teile nicht lediglich dem Verständnis und Interesse der Gebildeten, sondern auch dem der breiteren Volkschichten angepaßt werden*).

---

*) Eine derartige Organisation aller auf Hebung der Volksbildung abzielenden Bestrebungen wurde bereits vor einer Reihe von Jahren in Frankfurt a. M. angebahnt. In Professor E. Schultzes Schrift, „Volkshochschulen und Universitäts-Ausdehnungs-Bewegung." Leipzig 1897 wird hierüber berichtet:

„Als außerordentlich wichtig erscheint es mir, daß der Ausschuß für Volksvorlesungen auf dem Zusammenwirken der gelehrten Kreise mit den Vertretern der Arbeiterkorporationen beruht und außerdem mit den Vertretern derjenigen Veranstaltungen in Verbindung steht, welche in der Lage sind, seine Bestrebungen zu fördern. Die Delegierten der Arbeitervereine nahmen an den Sitzungen des Ausschusses teil, und damit wird gewährleistet, daß dessen Arbeit im Einklange bleibt mit den Wünschen und Anschauungen der Bevölkerungsschichten, denen sie in erster Linie zu dienen bestimmt ist."

Eine wichtige Aufgabe ist auch die Ausdehnung der belehrenden Vorträge auf die kleineren Städte und das flache Land. Die ersten Anfänge in dieser Richtung sind bereits geschehen. Von staatlicher Seite ist durch Wanderlehrer die Aufklärung der Landbevölkerung über rationelleren Betrieb gewisser Zweige der Landwirtschaft in Angriff genommen worden, und die Volkshochschulvereine haben schon da und dort durch Entsendung von Dozenten an kleinere Orte die Abhaltung von Vorträgen über Fragen von allgemeinem Interesse veranstaltet*). Daß es an Interesse für belehrende Vorträge, wenn in der richtigen Form gehalten, auch in den kleinen Provinzstädten und auf dem Lande nicht mangelt, hiefür sprechen die bisherigen Versuche und mancherlei Anzeichen, so die noch zu erwähnenden Erfahrungen, die man mit den Volksbibliotheken auf dem Lande gemacht hat.

Eine Einrichtung, die in den Vereinigten Staaten schon seit langer Zeit besteht und sich dort als sehr nützlich erwiesen hat, ließe sich auch bei uns, wenigstens in den Städten, einführen und würde zweifellos eine segensreiche Wirkung entfalten: es sind dies die Sonntagsschulen, in welchen Erwachsenen gewöhnlich durch unbezahlte Lehrkräfte unentgeltlich Unterricht in verschiedenen Lehrgegenständen (Sprachen, Buchführung, Rechnen, Stenographie etc.) erteilt wird. Es fehlt bei uns auch außerhalb der Lehrerkreise zweifellos nicht an Persönlichkeiten, die befähigt sind und sich wohl bereit finden würden, derartigen Unterricht zu erteilen. Man darf deshalb annehmen, daß die Einrichtung von Sonntags-

*) In Österreich sind derartige Versuche insbesondere von Wien aus, auf Veranlassung von Professor Ludwig Hartmann unternommen worden. In Dänemark und Schweden ist man bereits daran gegangen, auf die Bauern durch belehrende Vorträge einzuwirken.

schulen, wenn hiefür das erforderliche Interesse besteht, kaum auf ernsthafte Schwierigkeiten stoßen wird, zumal man doch erwarten darf, daß ein derartiges Unternehmen auch von kommunaler und staatlicher Seite unterstützt wird.

In Großstädten ist in neuerer Zeit manches geschehen, um den Sinn für geistige Genüsse in den unteren Volksschichten anzuregen, und es ist in hohem Maße wünschenswert, daß diese Bestrebungen durch Opferwilligkeit gemeinnützig denkender, wohlsituierter Personen größere Ausdehnung erfahren. Der Besuch von guten Konzerten und Theaterstücken, insbesondere der klassischen Dramen, sowie deklamatorischer Vorträge, sollte, was bisher nur in sehr beschränktem Maße geschehen, auch Arbeitern und Dienstboten an Sonn- und Feiertagen durch äußerst ermäßigte Preise öfters ermöglicht werden.

Wenn man den ungeheueren Aufschwung berücksichtigt, welchen die Tagespresse im verflossenen Jahrhundert genommen, und die Verbreitung, welche dieselbe erlangt hat, so sollte man glauben, daß sie auf den Bildungsstand des Volkes einen bedeutenden Einfluß ausgeübt haben müßte. Hievon ist jedoch bei uns wenigstens nichts wahrzunehmen, und man kann sich hierüber auch nicht wundern, wenn man die Verhältnisse unserer Tagespresse etwas näher in's Auge faßt. Die größeren, gut geleiteten Zeitungen dringen wegen ihres Preises und Umfanges nicht in die unteren Volksschichten und die Geistesnahrung, welche diesen von den billigen Blättern gereicht wird, ist zumeist zu dürftig und infolge parteipolitischer Tendenzen zu einseitig und gefärbt, um den Gesichtskreis der Leser zu erweitern und ihre Urteilsfähigkeit zu mehren. Manche dieser kleinen Blätter wirken sogar entschieden verdummend, indem sie Aberglauben und Vorurteile durch die albernsten Erzählungen nähren und die auf Hebung der Volksbildung gerichteten Unternehmen als Angriffe auf die Religion hinstellen und die Anhänger und Förderer der Volksaufklärung möglichst zu verunglimpfen trachten. Besonders betrübend ist, daß sich nicht ersehen läßt, wie diese Sachlage in absehbarer Zeit geändert werden soll. Wollte man den unteren Volksschichten für geringes Geld Zeitungen verschaffen, die imstande sind, einen günstigen Einfluß auf deren Geistesbildung auszuüben, so würde dies vor allem ungeheuere Geldmittel erfordern, an deren Aufbringung vorerst nicht zu denken ist. Mehr als von der Tagespresse ist für die Förderung der Volksbildung von den der Unterhaltung und Belehrung gewidmeten Zeitschriften zu erwarten, die nur zur Zeit bedauerlicherweise ebenfalls zum größten Teile zu teuer sind, um in den unteren Volksklassen größere Verbreitung zu erlangen. Doch könnte auf diesem Gebiete durch Volksbildungsvereine und Organisationen, die sich die Aufklärung der Massen angelegen sein lassen (Monistenbund, Vereine für ethische Kultur etc.), sehr viel Gutes geschehen, wenn man die Herausgabe von Zeitschriften, die lediglich Bildungszwecke ohne jede Parteitendenz verfolgen und in gemeinverständlicher Form Belehrung über alle wichtigen Tagesfragen bieten, in größerem Umfange in die Hand nehmen wollte. Wenn dieser Sache von den in Frage stehenden Vereinen und gemeinnützig denkenden, bemittelten Privatpersonen Opfer gebracht würden, so ließe sich der Preis derartiger Zeitschriften in einer Weise ermäßigen, daß dieselben, ähnlich den von manchen Gewerkschaften herausgegebenen Schriften, auch von Leuten mit sehr bescheidenem Verdienste gehalten werden könnten.

Daß es eine der wichtigsten Aufgaben der Volksbildung ist, die Massen mit den Schätzen unserer

Literatur bekannt zu machen, wurde schon lange erkannt und einzelne Verleger sowohl als Vereine haben sich auch bisher schon bemüht, durch Herstellung sehr billiger Ausgaben dieser Aufgabe Rechnung zu tragen. Bisher war jedoch die Verbreitung dieser unter der ländlichen Bevölkerung dadurch erschwert, daß dieselben gewöhnlich nur in Buchhandlungen zu bekommen sind; es sollte dafür gesorgt werden, daß in jeder Ortschaft das eine oder andere Geschäft, ebenso wie Ansichtskarten und Schreibutensilien, eine Auswahl speziell als Volkslektüre gegeigneter Werke feilhält. Bezüglich der Auswahl den betreffenden Geschäftsleuten an die Hand zu gehen, dürften sich die Volksbildungsvereine angelegen sein lassen*).

Auch durch Gründung von Volksbibliotheken in Städten wie auf dem Lande wurde die erwähnte Aufgabe in Angriff genommen und einzelne Vereine haben sich in dieser Richtung besondere Verdienste erworben. Die Zahl der Dorfbibliotheken, die vor 1895 1000 betrug, ist nach Dr. Ernst Schultze**) heute auf 5—6000 gestiegen, doch verteilt sich diese Zahl sehr ungleich auf die einzelnen Teile des Reiches. In Bayern, Elsaß-Lothringen und Mecklenburg scheint von ländlichen Bibliotheken noch sehr wenig, am meisten in den Königreichen Sachsen und Württemberg und den preußischen Provinzen Brandenburg und Schleswig-Holstein vorhanden zu sein. In Preußen hat man auch durch staatliche Zuschüsse die Errichtung von Dorfbibliotheken insbesondere in den östlichen Pro-

*) Es ist zwar zu befürchten, daß die Durchführung dieses Vorschlags auf Opposition in gewissen klerikalen Kreisen stoßen wird, dies dürfte jedoch nicht hindern, die Sache ernsthaft in die Hand zu nehmen.

**) Siehe Beilage der Münchener Neuesten Nachrichten Nr. 44, 1908, S. 415.

vinzen zu fördern gesucht. Unter den Vereinen, welche sich die Errichtung und Unterstützung ländlicher Bibliotheken angelegen sein lassen, ist in erster Linie die „Gesellschaft für Verbreitung von Volksbildung in Berlin“ zu nennen, die im letzten Berichtsjahr 89 620 Bände an 4191 Volksbibliotheken lieferte. Auch die „Deutsche Dichter-Gedächtnis-Stiftung“ in Hamburg, „die hervorragenden Dichtern durch Verbreitung ihrer Werke ein Denkmal im Herzen des deutschen Volkes setzen will“, hat Bedeutendes in der Unterstützung ländlicher Bibliotheken durch literarisch wertvolle Werke geleistet.

Daß auf dem Gebiete des Volksbibliothekenwesens noch ungemein viel zu tun ist und hier für gemeinnützige Vereine und wohlhabende Private ein reiches Feld zu ersprießlicher Tätigkeit besteht, erhellt schon aus der verhältnismäßig geringen Zahl der z. Z. vorhandenen ländlichen Bibliotheken, deren Mehrung schon deshalb höchst wünschenswert ist, weil die bäuerlichen Bevölkerungselemente im Allgemeinen weniger zu Ausgaben für die Lektüre geneigt sind, als die Arbeiterklassen.

□

Der Einfluß, welchen die politischen Institutionen eines Landes auf das intellektuelle Niveau der Massen äußern, erhellt in markanter Weise aus den derzeitigen Verhältnissen in Rußland. Wir haben bereits gesehen, daß die Regierenden dort allen Bestrebungen feindlich entgegentreten, die auf Hebung der Volksbildung abzielen, da sie in der geistigen Unkultur und dem Stumpfsinn des Volkes eine Grundlage für den Bestand ihrer Willkürherrschaft erblicken. Die hochherzigen Männer, die dort seit Jahren für die Rechte des Volkes Gut und Blut einsetzen, führen zugleich einen Kampf gegen die Dummheit, und es ist sicher zu erwarten, daß mit dem Tage, der dem russischen Volke politische Freiheit bringt, auch ein mächtiger Fortschritt in seiner Geisteskultur einsetzen wird.

Bei uns liegen die Dinge erfreulicherweise nicht so, daß man unsere politischen Einrichtungen als einen Hemmschuh für die geistige Kultur des Volkes betrachten muß. Was von staatlicher Seite für die geistige Hebung der Massen geschehen kann, liegt in der Hauptsache auf wirtschaftlichem Gebiete (Steuerpolitik, Unterstützung der Arbeiterorganisationen im Kampfe gegen den Kapitalismus etc.).

Für die Arbeiterklasse hat sich die Beteiligung an Organisationen mehr und mehr als ein sehr wertvolles geistiges Ferment erwiesen und es wäre deshalb sehr zu wünschen, daß dieselbe ähnlich der Krankenversicherung für alle Arbeiter obligatorisch gemacht würde. Schon die Beratungen und Diskussionen in den Vereinsversammlungen, in denen lediglich berufliche Interessen erörtert werden, wirken auf die Beteiligten geistig anregend. Indes haben sich in neuerer Zeit sowohl die Gewerkschaften wie die sozialdemokratischen Vereine neben der Wahrung der materiellen Interessen ihrer Mitglieder auch die Förderung ihrer Bildung zum Ziel gesetzt und in dieser Richtung bereits eine Reihe sehr anerkennenswerter Schritte unternommen. So wurde in München von den Gewerkschaften und dem sozialdemokratischen Vereine gemeinschaftlich der Arbeiterbildungsverein „Vorwärts" gegründet, der seinen Mitgliedern für den bescheidenen Monatsbeitrag von 20 Pfennig eine bedeutende Bibliothek, ein Lesesimmer, in dem neben allen Gewerkschaftspublikationen die bedeutendsten Tageszeitungen Deutschlands aufliegen, zur Verfügung stellt. Der Verein sorgt ferner für regelmäßige Abhaltung von Vorträgen über juristische, nationalökonomische und geschichtliche Themata durch tüchtige Kräfte und Abhaltung von Kursen, die den Mitgliedern die Möglichkeit bieten, ihre in der Schule erworbenen Kenntnisse zu erweitern. Die erwähnten Organisationen haben außerdem eine besondere Kunstkommission eingesetzt, welche ihren Mitgliedern alljährlich den Besuch einer Anzahl von guten Theaterstücken und Konzerten zu einem sehr geringen Preise ermöglicht, eine Einrichtung, welche von den Arbeitern in ausgiebigster Weise benützt wird. Man sieht, daß hier eine Anzahl erfreulicher Bestrebungen zutage tritt, die vom Volkshochschulverein in sehr anerkennenswerter Weise unterstützt werden, dagegen bezeichnenderweise seitens der Arbeitgeber bisher noch keine Förderung erfahren haben.

□

Der Kampf gegen die Dummheit erheischt last not least eine Besserung der materiellen Verhältnisse der unteren Volksklassen. Wie übel es mit diesen bestellt ist und wie sehr die geistige Hebung der Massen hiedurch erschwert wird, bedarf keiner langen Ausführung. Wenn wir wünschen, daß der Arbeiter Interesse für geistige Genüsse gewinnt, eine gewisse Bildung sich aneignet und seine geistigen Fähigkeiten in ausgedehnterem Maße als bisher verwertet, wird dies nur dadurch ermöglicht, daß er mehr als das zur Erhaltung des Lebens Nötige verdient. Wieviel auch künftig für die Förderung der Volksbildung von Vereinen, privater und staatlicher Seite geschehen mag, der Arbeiter muß selbst in der Lage sein, etwas für die Befriedigung seiner geistigen Bedürfnisse zu tun, und seine Beschäftigung darf nicht durch ihre Dauer ein Maß von Ermüdung herbeiführen, das ihn zu intellektueller Betätigung unfähig macht. Ich zähle nicht zu denjenigen, welche die Erreichung dieser Ziele ohne eine völlige Beseitigung unseres gegenwärtigen wirtschaftlichen Systems für ausgeschlossen erachten. Nach meiner Ansicht, die ich schon a. O.*) dargelegt habe, ist noch im Rahmen dieses Systems eine bedeutende Besserung der materiellen Lage der unteren Klassen erreichbar, wenn der Staat die ihm zu Gebote stehenden Mittel in ergiebigem Maße gebraucht, die Macht des Kapitalismus, die er bisher nur unterstützt hat, einzudämmen und der schrankenlosen Ausbeutung der Notlage der wirtschaftlich Schwächeren durch denselben ein Ende zu machen. Zu befriedigender Gestaltung der Lohnverhältnisse und Versicherung gegen Arbeitslosigkeit muß sich der Achtstundenarbeitstag gesellen, damit der Arbeiter Zeit und Lust behält, nach der Tagesbeschäftigung sich geistigen Interessen zu widmen. Soll jedoch die anzustrebende Änderung in den materiellen Verhältnissen die geistige Hebung des Arbeiterstandes in dem wünschenswerten Maße fördern, so muß dieselbe mit der Einschränkung des Genusses geistiger Getränke einhergehen. Alle diejenigen, denen die Besserung des Loses der Arbeiter am Herzen liegt, sollten auch ihre ganze Kraft daransetzen, die in der Arbeiterbevölkerung bestehenden Trinkgewohnheiten zu bekämpfen, durch die nicht nur die wirtschaftliche Lage der Einzelnen und ihrer Familien verschlechtert, sondern auch der Geist abgestumpft und der Sinn für höhere Interessen herabgesetzt wird. Von den drei Milliarden, die im deutschen Reiche für geistige Getränke jährlich verausgabt werden, entfällt mindestens ein Drittel (wahrscheinlich mehr) auf den Arbeiterstand, und welcher wahrhafte Volksfreund kann sich eines bitteren Gefühls erwehren, wenn er bedenkt, wie gering der Nutzen

*) Loewenfeld: „Über das eheliche Glück", Wiesbaden 1906 S. 314.

im Verhältnis zu dem Schaden ist, der durch diesen ungeheueren Aufwand entsteht. Dieser Aufwand ist aber zugleich ein lapidarer Beleg dafür, wie sehr die große Masse noch weiterer Aufklärung darüber bedarf, was ihr leiblich und geistig nottut.

□

Wenn wir im Vorstehenden bei Besprechung der Wege, welche die Bekämpfung der Dummheit einzuschlagen hat, soweit es sich nicht um hygienische Maßnahmen handelt, lediglich die unteren Volksklassen, die große Masse, berücksichtigten, so geschah dies, weil diese allein Gegenstand öffentlicher, resp. gemeinnütziger Fürsorge sind. Jenes Maß geistiger Hebung der unteren Klassen, das angestrebt werden muß, kann durch diese allein nicht erreicht werden; es erheischt die Mitwirkung und Unterstützung des Staates und der Kommunen, gemeinnütziger Vereine und aller Personen, denen das Volkswohl am Herzen liegt.

Die Bekämpfung der Dummheit in den übrigen Klassen der Bevölkerung ist natürlich ebenso nötig, wie in den unteren Volksschichten; sie kann und muß jedoch im Wesentlichen den Familien und Schulen überlassen bleiben, da diese imstande sind, das Erforderliche zu tun. Durch sorgfältige Erziehung und der individuellen Geistesart angepaßte Lehrmethoden werden in diesen Kreisen auch oft bei Schwachbegabten recht befriedigende Resultate erzielt.

□ □ □

Schlußbemerkungen.

□

Wir sind am Schlusse unserer, wenn auch etwas flüchtigen, doch nicht ganz mühelosen Umschau angelangt. Wir haben dabei unsere Blicke in die Vergangenheit wie in die Zukunft schweifen lassen und nichts entdeckt, was uns zu besonderem Stolze auf den derzeitigen Stand unserer Kultur und Intelligenz berechtigen könnte. Im geistigen Leben der Völker begegnen wir ähnlichen Entwicklungsschwankungen, wie in dem der Individuen: Frühreife auf der einen Seite und auffälliges Zurückbleiben auf der anderen. Unter den Völkern des Altertums wiesen die Griechen und Römer einen Zustand geistiger Frühreife auf, der, wie so oft bei den Individuen, sich nicht mit den Bedingungen einer längeren Lebensdauer verknüpfte. Der Prozeß geistiger Frühreife hat sich bei keinem der europäischen Völker der Gegenwart wiederholt. Die Geisteskultur, die wir bei denselben finden, ist das Produkt einer Evolution, die sich nur sehr allmählich vollzog, und vielleicht liegt hierin eine Bürgschaft gegen einen Rückfall in Barbarei. Wenn wir die intellektuelle Entwicklung des Menschen vom Urmenschen bis zum homo sapiens und von diesem bis zum Kulturmenschen der Gegenwart, soweit dies möglich ist, verfolgen, läßt sich kein Grund für die Annahme finden, daß die Geisteskräfte des Menschen einer weiteren Steigerung nicht fähig wären. Dieses Wachsen der Geisteskräfte vollzieht sich aber nach den Erfahrungen, welche uns die Vergangenheit an die Hand gibt, ungemein langsam. Die wenigen Jahrtausende menschlicher Geschichte, auf die wir zurückblicken können, verschwinden beinahe gegenüber den ungeheuren Zeiträumen, welche die prähistorische Entwicklung des Menschen in Anspruch nahm. Auf Maßnahmen irgendwelcher Art, welche die Zunahme der menschlichen Geisteskräfte beschleunigen könnten, ist nicht zu rechnen. Wenn wir trotzdem einen intellektuellen Fortschritt unserer Bevölkerung in nicht zu ferner Zukunft für möglich halten, so stützt sich diese Annahme auf den Umstand, daß die gegenwärtigen Lebensverhältnisse die Massen nicht in den Stand setzen, ihre geistigen Fähigkeiten voll und ganz zu entfalten und auszunützen. Wir haben die Mittel und Wege kurz angedeutet, welche geeignet sind, diesen Mißstand zu beseitigen; doch geben wir uns noch keineswegs der Illusion hin, daß damit schon in Bälde viel erreicht werden wird. Zur Zeit sind offenbar noch mächtige und weit verzweigte Strömungen vorhanden, welche die Bildung als das Reservatrecht gewisser Kreise erhalten wollen und den Bestrebungen, die geistige Kluft zwischen Gebildeten und Ungebildeten zu verringern, direkt oder indirekt hemmend entgegentreten. Erfreulicherweise mangelt es aber auch nicht an Anzeichen, welche darauf hinweisen, daß diese aus verschiedenen Quellen gespeisten Strömungen im Laufe der Zeit an Einfluß mehr und mehr verlieren werden. Am wichtigsten ist hier der Umstand, daß in den Arbeiterkreisen bereits ein gewisses Bildungsbedürfnis sich entwickelt hat, das nach Befriedigung drängt und durch keine weltliche oder geistliche Macht mehr unterdrückt werden kann. Und von den Arbeiterkreisen wird sich früher oder später das Bildungsbedürfnis auf die ländliche Bevölkerung ausbreiten, und man wird Mittel und Wege finden müssen, auch dieser jene Bildungsmittel zugänglich zu machen, welche dem Arbeiter in den Städten bereits zur Verfügung stehen. Dabei werden auch allmählich die

Vorurteile schwinden, die z. Z. noch so verbreitet sind, daß die Hebung der Volksbildung nur dazu führen kann, den unteren Ständen ihre ungünstige materielle Lage fühlbarer zu machen und die Klassengegensätze zu verschärfen.

Das Gegenteil ist das Wahrscheinlichere. Zwar werden mit dem Steigen der Volksbildung die Kämpfe auf wirtschaftlichem Gebiete, das Ringen der Arbeiter um höhere Löhne, nicht beseitigt werden. Allein diese Kämpfe werden sich in ruhigeren, angemesseneren Formen vollziehen, die Parteien werden mehr Achtung für einander an den Tag legen; für den Kapitalisten wird der Arbeiter, der ihm an Bildung näher steht, nicht mehr lediglich Material oder Maschine, für den Arbeiter der Kapitalist nicht mehr lediglich Ausbeuter sein. Ich glaube nicht, daß ich mich mit dieser Annahme einer Utopie hingebe; nur scheint mir zur Verwirklichung derselben erforderlich, daß die Besitzenden mehr und mehr ihrer sozialen Pflicht, an der geistigen Hebung der Massen mitzuarbeiten, sich bewußt werden und derselben durch eigene Tätigkeit oder materielle Zuwendungen Genüge leisten.

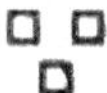

Zusätze.

Zu Abschnitt I, Seite 9.

Nach Tredgold (Mental Deficiency, S. 141) sind die dummen (dull und backward) Kinder die am wenigsten Begabten unter der normalen Bevölkerung; sie sind eine zahlreiche Gruppe und das Perzentverhältnis derselben schwankt an verschiedenen Orten. In einigen Teilen Somersetshire's fand Tredgold 5%, in andern 15 bis 20% unter den die Schule besuchenden Kindern. Tredgold glaubt, daß sie zahlreicher in ländlichen als in städtischen Bezirken sind.

Zu Abschnitt III, Seite 103.

Über die Beeinflussung der Intelligenz durch das Lebensalter sind in jüngster Zeit sehr abweichende Ansichten laut geworden. Professor Osler (Oxford) äußerte sich dahin, daß schon vom 40. Lebensjahre an die Intelligenz eine Abnahme erfahre und daß, wenn alle Werke, die nach dieser Zeit geschaffen wurden, verschwinden würden, der Verlust für die Menschheit nur gering wäre. Dieser Auffassung gegenüber wurde mit Recht geltend gemacht, daß eine ganze Reihe genialer Persönlichkeiten hervorragende Werke noch im höheren Alter geschaffen hat. Der Widerstreit der Ansichten über die erwähnte Frage veranlaßte den „Matin" zu einer Umfrage bei Pariser Gelehrten (Lannelongue, Delbert, Huchard, Metschnikow), die jedoch nur wieder abweichende Meinungen zutage förderte (S. Polit. Anthrop. Revue, 7. Jahrg., Nr. 10, S. 564). Meines Erachtens können die großartigen künstlerischen und wissenschaftlichen Leistungen, die eine Reihe genialer Männer in den 60er, 70er und selbst noch in den 80er Jahren zustande brachte, nicht als Beweis gegen die Abnahme der Geisteskräfte im höheren Alter betrachtet werden. Diese Abnahme ist nur, wie wir schon bemerkten, in den einzelnen Fällen außerordentlich verschieden und äußert sich je nach dem ursprünglichen Begabungsgrade mehr oder weniger. Ein mehrfacher Millionär, der einige Hunderttausende verliert, bleibt noch immer ein sehr reicher Mann; ebenso bleibt ein Mann von ganz hervorragender Begabung im Alter, auch wenn seine Geisteskräfte einen gewissen Rückgang erfahren haben, dem Durchschnitte noch immer weit überlegen und zu bedeutenden Leistungen befähigt. Nicht selten ist aber, und zwar auch bei hochbegabten Menschen, die Abnahme der Geisteskräfte im höheren Alter so erheblich, daß man von Geistesschwäche sprechen kann. Diese Unterschiede hängen wahrscheinlich, soweit hier nicht lokalisierte Gehirnerkrankungen in Betracht kommen, von dem Grade und der Ausdehnung der Altersveränderungen der Gehirngefäße (Arteriosklerose) ab.

Zu Abschnitt III B, Seite 105.

Schwalbe (Lehrbuch der Neurologie, 1881) hat darauf hingewiesen, daß das geringere Gehirngewicht der Frau mit deren geringerem Körpergewicht und kleinerer Statur zusammenhängen mag und deshalb nicht als Ausdruck geringerer Intelligenz aufzufassen sei. Das relative Hirngewicht der Frau dürfte nach Schwalbe nicht hinter dem des Mannes zurückstehen. Zu einer ähnlichen Anschauung wie Schwalbe gelangte in neuerer Zeit Marchand (Über das Hirngewicht des Menschen. Biolog. Zentralblatt 1902). Dieser Autor kam zu dem Schlusse, daß das geringere Gehirngewicht des Weibes Ausdruck einer anderen Organisation des weiblichen Körpers überhaupt ist, an der auch das Gehirn seinen Anteil hat.

Zu Abschnitt V C, Seite 211.

Ich habe von dem fraglichen, einer bayer. Medizinalbehörde zugeschriebenen Gutachten schon vor Jahren gesprächsweise Kenntnis erhalten und dasselbe auch wiederholt in Journalen erwähnt gefunden. Bei der außergewöhnlichen Widersinnigkeit der in dem Gutachten geäußerten Ansichten hielt ich eine Klärung des Sachverhaltes für wünschenswert und ließ deshalb durch eine mir befreundete Mittelsperson an verschiedene Staatsstellen, Staatsbibliothek, Reichsarchiv etc. Anfragen betreff des Schriftstückes stellen. Es ergab sich hierbei, daß eine Reihe von Personen von dem Gutachten Kenntnis hatte. Eine Aufklärung darüber, ob das Schriftstück, falls dasselbe überhaupt existiert hat, gegenwärtig noch vorhanden ist und wo dasselbe sich befindet, war jedoch nicht zu erlangen. Daß es sich, wie einzelne der befragten Herren glaubten, lediglich um eine Erfindung, einen schlechten Witz handle, ist mir deshalb noch nicht wahrscheinlich, weil auch in andern Ländern selbst von hochgebildeten Personen unglaublich bornierte Ansichten über die Eisenbahnen, als es sich um deren Einführung handelte, geäußert wurden.

Zu Abschnitt IX A, Seite 273.

Die Kultur der jüngeren Steinzeit erhielt sich an verschiedenen Orten verschieden lange. Nach den Mitteilungen des Katalogs des bayer. Nationalmuseums erstreckte sich die ältere Bronzezeit, die wahrscheinlich von der jüngeren Steinzeit durch eine kurze Periode des Kupfergebrauchs getrennt war, in Bayern von 1400 bis 1200 v. Chr. Man darf demnach annehmen, daß hier die jüngere Steinzeit mindestens bis um die Mitte des zweiten Jahrtausends v. Chr. sich erstreckte.

Zu Abschnitt IX B, Seite 311.

Das Glück der Dummheit hat auch Voltaire in der ihm eigenen satirischen Weise in einer kleinen Erzählung „l'histoire d'un bon Brahmin" behandelt. Ein sehr gelehrter und reicher indischer Brahmine wohnte in einem prächtigen Hause, in dessen Nähe sich die Hütte einer armen, alten und geistesschwachen Frau befand. Der Brahmine fühlte sich trotz seiner glänzenden äußeren Verhältnisse höchst unglücklich, weil die Ergebnisse seines 40jährigen philosophischen Grübelns ihm nichtig erschienen und er auf all die an ihn gerichteten Fragen über die Welt- und Lebensrätsel keine bestimmte Antwort zu geben wußte. Das alte Weib, das in seiner Nähe wohnte, hatte nie über eine der Fragen, mit welchen der Brahmine sich ständig abquälte, auch nur einen Augenblick nachgedacht. Sie glaubte von ganzem Herzen an die Verwandlungen des Wischnu, und wenn sie zuweilen etwas Gangeswasser zu Waschungen erhalten konnte, hielt sie sich für die glücklichste Frau der Welt. Als der Brahmine auf die Zufriedenheit seiner armen Nachbarin mit ihrer Lage und die Unbegründetheit seiner Verstimmung hingewiesen wurde, bemerkte er: „Ich habe mir schon tausendmal gesagt, daß ich glücklich sein könnte, wenn ich so dumm wäre, wie meine Nachbarin, und doch verzichte ich auf ein solches Glück."

Druck der Kgl. Universitätsdruckerei von H. Stürtz, Würzburg.

Verlag von J. F. Bergmann in Wiesbaden.

Sexualleben und Nervenleiden.

Die nervösen Störungen sexuellen Ursprungs.

Von

Dr. Leopold Loewenfeld
Spezialarzt für Nervenkrankheiten
in München.

Vierte, völlig umgearbeitete und sehr vermehrte Auflage.

Preis M. 7.—. Gebunden M. 8.—.

Aus Besprechungen:

Medizinische Werke aus der Feder von Autoren, die nicht Krankenhausleiter, sondern Ärzte mit ausgedehnter Privatpraxis sind, tun uns durchaus not. Das „klinische" Material ist einseitig, und weil die meisten Publikationen darauf fussen, so ist mit ihnen im konkreten Falle oft erstaunlich wenig anzufangen. Man braucht nur Namen wie Moebius und Oppenheim zu nennen, um anzudeuten, was Ärzte ohne Krankenhausmaterial uns geleistet haben. Das grosse Gebiet der psychopatischen Erscheinungen aber lässt sich in der Hauptsache überhaupt nur in Sprechzimmer studieren. Und so wird man eine Studie über „Sexualleben und Nervenleiden", die ja doch einen sehr bedeutsamen Teil der Psychopathien heraushebt, gerade dann begrüssen, wenn ein Arzt von der ausgedehnten Erfahrung Loewenfelds sie uns darbietet. Dass sie in 4. Auflage vorliegt, spricht für ihre Brauchbarkeit mit. In der Tat bringt das Buch eine Fülle von Stoff in vortrefflicher Verteilung und angenehmer Formgebung. Das Kapitel über den Präventivverkehr ist wohl das ausgezeichnetste des ganzen Buches. Über die Ehe der Hypochonder spricht Loewenfeld sich sehr vernünftig aus, er geht nicht mit den Rassephantasten, die jeden mit der „Junggesellenneurose" Behafteten für einen fortpflanzungsunwürdigen Dégénéré ansehen. Freud kommt in dem Buche persönlich zu Wort. Der Abschnitt über die Perversität setzt sich mit den neuesten Auffassungen auseinander. Das Schlusskapitel (von der Prophylaxe und Behandlung der sexuellen Neurasthenie) sei dem Praktiker besonders ans Herz gelegt; denn es behandelt Dinge, mit denen mancher Arzt noch immer gänzlich auf dem Kriegsfusse steht. Im ganzen also: ein im „Wurf" gelungenes Buch, dessen fernerer Ausbau in einzelnen Punkten seinen Wert noch erhöhen wird. Die Gelegenheit zu solchem Ausbau ist bei der raschen Folge der Auflagen dem emsigen Autor ja in der deutsten Weise gegeben. *Hellpach i. d. „Medizinischen Klinik".*

Reprint Publishing

Für Menschen, Die Auf Originale Stehen.

Bei diesem Buch handelt es sich um einen Faksimile-Nachdruck der Originalausgabe. Unter einem Faksimile versteht man die mit einem Original in Größe und Ausführung genau übereinstimmende Nachbildung als fotografische oder gescannte Reproduktion.

Faksimile-Ausgaben eröffnen uns die Möglichkeit, in die Bibliothek der geschichtlichen, kulturellen und wissenschaftlichen Vergangenheit der Menschheit einzutreten und neu zu entdecken.

Die Bücher der Faksimile-Edition können Gebrauchsspuren, Anmerkungen, Marginalien und andere Randbemerkungen aufweisen sowie fehlerhafte Seiten, die im Originalband enthalten sind. Diese Spuren der Vergangenheit verweisen auf die historische Reise, die das Buch zurückgelegt hat.

ISBN 978-3-95940-160-9

Faksimile-Nachdruck der Originalausgabe

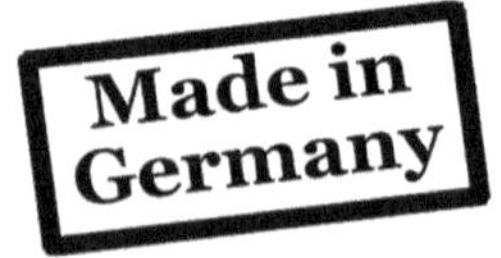

www.reprintpublishing.com

www.ingramcontent.com/pod-product-compliance
Lightning Source LLC
Chambersburg PA
CBHW060319200326
41519CB00011BA/1772

9783959401609